選擇中醫。

【對生命與健康的深入觀察】

董洪濤◎著

目錄

選擇中醫。

【對生命與健康的深入觀察】

第二章　防病之道

第三章　養生之道

第四章　治療之方

代序　大病難病靠中醫

二〇〇九年四月，與洪濤兄別於京城，院落裡的櫻花已是繽紛落英，而桃花卻開得正好。時洪濤兄方新婚燕爾，攜美眷共赴歐倫，一起去行走中醫的天下。機場小聚，不過數小時而已，敘多年契闊，話平生志，洪濤兄從行囊中取出《選擇中醫》的書稿，希望我能寫一篇序言。我本中醫後學，十分不適合為別人的書寫序，但洪濤兄有命，又憶起多年來與洪濤兄醫文相契，覺得應該寫點文字，亦借此抒發一下我們這代青年中醫的情懷。

光陰真如刀，秋去春來間與洪濤兄相識竟十七年了。十七年前，洪濤兄是高我兩屆的學長，同系，同專業。他那時是學校的明星，成績好，學生會主席，運動場上的中長跑冠軍，而且風神雋秀，為人快意爽朗。這是我對洪濤兄大學時代的印象。那時候大學還是一個象牙塔，學子們可以安靜地讀書，在自己和同學的身上練習針灸，搖頭晃腦地背誦中醫經典。想來，那真是一段美好的時光，那時候的死功夫，是我們這一代中醫人的幸運吧。

洪濤兄本科畢業的當年順利考取了南京中醫藥大學的研究所，我見到他也是在兩年之後了。同樣是同系、同專業的研究生。洪濤兄依然是學校的明星、研究生會主席、中長跑冠軍，而且是電腦高手。那時候還不能上網，也沒有這麼多培訓學校，洪濤兄硬是將電腦的軟硬體研究得很精通。洪濤兄就是這樣一個人，不僅天資穎悟，而且肯下工夫，做什麼事情總要做到第一流方休。

碩士畢業後洪濤兄在南京中醫藥大學執教，同時又考取了上海中醫藥大學的博士班，後來又到東南大學做博士後研究，其間，不時有高品質的學術論文見諸雜誌，翻譯了多本中醫藥專著。其時，洪濤兄已經在中醫學術界漸露頭角。在事業日隆的時候，記得是二〇〇四年，洪濤兄毅然報名參加了國家西部支持計畫，離開南京，來到他認為更能夠發揮自己才華的南寧市。洪濤兄就是這樣一個人，他認為應該去做的，就義無反顧地去做。

之後與洪濤兄便遠隔關山了。直到有一天，洪濤兄打電話來問我：「樹劍，你上不上傷寒論壇呢？」傷寒論壇我是頭一次聽說，說實話，雖然自己摯愛中醫，但當時並沒有入得中醫的門徑，竟漸漸失去臨床的熱情。洪濤兄的電話，現在想來，是我事業的一個轉角，是我對中醫重拾信心的開始。猶記得，洪濤兄電話裡的聲音很興奮，說通過傷寒論壇，與諸多中醫同道切磋，對中醫、針灸的認識大大不同，真正對中醫有了領悟。與此相應，在南寧的門診量大增，來自全國各地慕名求治的患者很多。當地知名醫院經常請洪濤兄會診危重患者，而他往往不辱使命。「救人性命」是每一位醫學從業者的至高理想，我在羨慕的同時，也從心底為洪濤兄高興。洪濤兄那天說的一句話日後經常在耳邊縈繞，也是促使我堅定地在中醫的道路上前行的動力：大病難病靠中醫！

後來我知道，洪濤兄放棄了令許多人羨慕的廣西中醫學院國教院副院長的職位，去了廣西崇左市人民醫院，專心致志地從事中醫臨床。洪濤兄終於找到一生堅守的目標，那就是堅守中醫的臨床，成為臨床家。在讀大學、學中醫十餘年後，堅定地走上中醫臨床之路，這一過程雖然有些漫長，但不失為一種化蝶之前的孵育過程。寶劍飽經磨礪，方能閃耀出炫目光芒。

此後，我與洪濤兄的交流主要是中醫本身，討論病案、方藥、針灸。我在南京，洪濤兄遠在廣西，有時候晚上電話交流，問難之間，竟不知東方之既白。一聊六、七個小時，直到手機的電池用完，聽筒發燙。「獨學而無友，則孤陋而寡聞。」有志趣相投的良友，真是一件幸福的事，雖然對某些問題不免有異見，豈知對異見的爭論亦是那般酣暢。

中醫就是這樣的有魅力，如果你與之若即若離，它永遠不肯除去那層神祕的面紗，讓你覺得中醫的理論虛無空缈，不切實際，甚至發出中醫不科學的論調。然而，當你與它坦誠相待，全身心地投入中醫理論研究與臨床實踐中，你會發現，中醫是那樣的樸素真實，悠悠千年，與我們的生活息息相關，真實得無處不在。中醫理論與中國人的社會風土、思維方式及生活態度互相交織，融為一體。甚至可以說，我們的生活其實就是中醫的生活。我想，洪濤兄與我的感悟應當差相彷彿吧。我們心甘情願地沉醉在中醫這一張無邊的網中，越陷越深，無法自拔。

去年，有機會與洪濤兄一起在奧地利的因斯布魯克市工作了四個月。在這短短四個月裡，我們無暇欣賞阿爾卑斯山的美景與薩爾斯堡的音樂，診餘餐後，一同漫步在溪流潺潺的山林之間，討論疑難的病例，偶爾以詩詞相和。夕陽餘暉披在那些彩色的小木屋屋頂，洪濤兄的眼中閃耀著堅定的光彩。

洪濤兄是一個執著的人，執著得甚至有些不近人情，但唯其執著才令其功力日益精純。現在的洪濤兄算得上廣西的一方名醫了，其門診一號難求，但洪濤兄從未以名醫自處，每天門診時間都要延長，直到最後一名患者看完，尤其是對外地來的患者，無論再晚也要仔細地診完，將注意事項反覆交代。無論是高官還是農民，對洪濤兄而言都是一樣，診病態度並無不同，而且一律是按順序排隊就診。一開始的時候，有些官員不習慣，時間久了，也對洪濤兄肅然起敬。

這就是我認識的洪濤兄，一位固執於中醫的行者。《選擇中醫》這個書名也許有語帶雙關的意味吧，一方面是對患者說的，天佑中華有中醫，得病了有中醫西醫可以選擇，是我們中華民族的幸運；另一方面是對自己說的吧，此生選擇了中醫，就執著於它，而且越是執著越能領略到它的魅力。

張樹劍於南京揚子江畔，二〇〇九年八月四日

引言 了解一點中醫

第一節　為什麼選擇中醫？

中醫，是我們祖宗流傳下來的寶藏，作為一種自然療法，隨著時代發展，越來越顯示出其強大的生命力，並在世界上廣為傳播。

但自西醫在醫療事業取得主導地位後，中醫越來越被醫患兩方輕視了。患者往往先求治於西醫，治療無效後才抱著試試看的想法找中醫碰碰運氣。其實，對許多病的診斷治療，中醫的方法更準確有效。甚至許多被西醫定為疑難絕症的疾病，中醫若能辨證準確、用藥恰當，都會達到令人滿意的療效。但中醫真正的治病原理，卻很難被現代人所理解，甚至很多學中醫的人也是停留於用西醫理論理解中醫的淺表層面。

中醫的獨特與高明之處在於：四診八綱的辯證方法、六經六氣的對應原則、陰陽升降的平衡觀念、天人合一的整體認識、衛氣營血的循行規律、經絡臟腑的五行生剋屬性。這些共同構成了理法方藥一以貫之的治療體系。

中醫認為人體的健康狀況是辯證發展的。雖然有突發原因引起的疾病，如燒傷、跌打、蟲獸咬傷，但主要疾病是外界和自身的不良因素長期積累的結果。疾病在身體內的發展是由表及裡、由輕到重、由一臟轉至多臟的過程，治療是其發展的逆過程。

中醫認為人體積極地對應疾病，有其自身的警報和修復能力。疾病進入人體，正常人體會發出警報並開始修復，這時體內正邪兩種勢力劇烈相爭，一定會產生不適感，如發燒、睏倦等。這時正確做法是促進人體修復功能，而不是制止警報功能發揮作用。

中醫認為，人體與環境相應且共生。人不能生活在真空環境，身體外部和內部存有其他生物，有其相互的適應性，控制在某種範圍內不會引發疾病。若一味講求純潔，將是殺敵八千，自損一萬，得不償失。西醫的抗生素產生抗藥性，就說明抗生素是異體物質，會在體內集聚。輸血不如造血，直接干預體內微生物群的發展，不如調動體內積極抵抗。

現代中醫在用藥過程中想到的往往是西醫的檢查結果，迷惑於各種生化指數，卻忽略對患者症狀的觀察，甚至只用西醫的結論闡述相關病情。其實，若無中醫的辨證方法為依據和指導，即使用中藥治病，也不能算是真正的中醫。

中醫不被現代人了解，還表現在一些似是而非的認識。比如說中藥見效慢，然而高明的中醫用藥效如桴鼓，治療難症有時一劑而癒，是西醫難以想像的。比如說中藥沒有副作用吃不死人，然而若辨證失誤，用藥與病情相反，庸工殺人往往在反掌之間。比如說中藥治本，但若認錯病情、用反藥物，非但不能治本還會拔本。誤解中醫的後果，使中醫失去治療急症重症危症的市場，導致一些本來中醫可以治癒的疾病，至今仍被看成是絕症。

我所說的中醫是指真正懂得理法方藥的中醫，而不是以西醫診斷、中藥治病的中醫，更不是動輒以祖傳祕方欺世盜名的騙子。中醫典籍浩如煙海，方藥難以計數，真正的障礙在於不能正確理解，撥開迷霧。古人唯恐後人不解，反覆說明，剖心示範，怎會有什麼祕密呢？正是那些淺見之徒才會故弄玄虛，怕人學了他們所謂的祕方。試問：若論藥方，古往今來有能超越《傷寒論》的嗎？仲景早就公諸於世了。捨此不學，而在那些見不得人的祕方上用心，豈不讓人迷惑之極。見識已經差到這種地步，又怎會真正治病呢？

中醫治病的精髓在於「具體問題」、「具體分析」，是對病症、病因和病程綜合分析的結果。就算兩個人病的部位一樣，也有兩個人體質是否一樣、生活環境和習慣是否一樣、病因是否一致、疾病的發展和轉化是否一致等多種因素，所以會有千人千方。

客觀說來，近二十多年來，從癌症到高血壓、糖尿病、風濕病、腎炎等，我們周圍有幾個人沒有慢性病呢？我們食用的肉是荷爾蒙與抗生素生產出來的，菜是農藥與化肥催熟劑種出來的，治病用的也是一派寒涼的抗生素、荷爾蒙、各種降壓降脂降糖止痛藥物。想不生病，真的太難了。

近代以來，中醫失去市場，越來越不受歡迎。為什麼？人們重視西醫、輕視中醫是其一，根本問題在於中醫療效下降。當前中醫為什麼治病效果這麼差？濫用清熱寒涼藥是導致療效下降的重要原因。其表現的治療思路與西醫殊途同歸，西醫消炎，中藥就清熱。什麼病都清熱，什麼病都要滋陰，什麼病都用苦寒中藥，如此等等，都不是真正的中醫。中醫走了偏路，沒有效果了，也就沒有人相信中醫了。

中醫的獨特之處？

我為什麼力挺中醫，向廣大病患推薦中醫呢？因為中醫有其獨特之處。

一、中醫是自然療法

中醫治療主張順應人體的陽氣，主張按自然規律治病。中醫治病是增進機體的生機活力，讓機體以自身能力去消滅疾病。比如出現更年期症候群時，西醫主張用藥停止月經，月經一停，不適症狀自然消失了。但這樣一來，患者的生機也喪失了。因為婦女有月經是腎氣足，若以人為方式毀滅月經，就是毀滅腎氣，是一種愚蠢的治療行為。

二、中醫重視人體的正氣

中醫治病為什麼效果非常好，因為中醫是治療病的人，而西醫在治療人的病。正因如此，中醫更重視患者的身體狀況，即重視正氣的狀況。不管什麼病，若此時人體自身正氣仍舊充足，將邪氣趕出去，病就痊癒了。但多數情況下，患者正氣不足，也就是虛證（基本上每種慢性病都是虛證），說明這個疾病已經有些時日，人體正氣已經不是那麼強大了，只有先扶助人體正氣，然後才能驅除邪氣，或扶正袪邪同時實施，且以扶正為主。什麼時候正氣扶起來了，什麼時候邪氣才能趕出去，因此，有時需要調養很長一段時間，慢性病才能治。所以患者一定要有耐心。

三、中醫治病不慢

不少人不理解中醫，認為中醫治病慢、西醫治病快。我們來看看事實。不少感冒、咳嗽、發燒的患者，誤用抗生素，結果不咳嗽、燒也退了，卻出現急性心肌炎、急性腎炎。這是快嗎？多數慢性病患者，如高血壓、心臟病、慢性胃炎、關節炎、糖尿病等，一治就是一、二十年，仍在服西藥。血糖血壓沒有下降，反而越來越高，關節越來越腫脹。這是快嗎？腫瘤、尿毒症、肌肉萎縮等，越治越重，越治越沒有希望，是快嗎？小病不快，大病也不快，何來的西藥治病快之說呢？

四、中醫認為治病不能完全依賴醫療

許多患者有錯誤的觀念，認為病只要靠藥物就能完全治癒。有此觀念的人往往對藥物形成依賴。藥物只能幫助人體戰勝疾病，而不是藥物本身殺死疾病。真正治好你的病的是你自己的正氣！所謂「三分治、七分養」也是這個道理。藥物治療僅僅是從物質上治病，患者更要有開朗、樂觀、積極的心態與之配合。所以，治療疾病，一半在藥物，一半在人事。

明代名醫龔廷賢有「病家十要」，其旨精而其意顯，頗合於臨床。凡諸病患，皆要認真研讀再三，並信受奉行，方不致自誤也。

一擇明醫，於病有裨，不可不慎，生死相隨。
二肯服藥，諸病可卻，有等愚人，自家耽擱。
三宜早治，始則容易，履霜不謹，堅冰即至。
四絕空房，自然無疾，倘若犯之，神醫無術。

五戒惱怒，必須省悟，怒則火起，難以救護。
六息妄想，須當靜養，念慮一除，精神自爽。
七節飲食，調理有則，過則傷神，太飽難克。
八慎起居，交際當怯，稍苦勞役，元氣愈虛。
九莫信邪，信之則差，異端誑誘，惑亂人家。
十勿惜費，惜之何謂，請問君家，命財孰貴？

當前社會，疾病橫行，病家無奈，一心求醫。豈不知求醫不如求己，試看病家十要之四、五、六、七、八條，即是求己之法。若能以此十要為法，我相信即使是大病重病亦能得癒。若病家不能執此十法，即便是輕疾微恙，亦可能加重。

病家十要，是不得已而為之。若知道養生保健之法，遵照四、五、六、七、八條，久久行之，則天下必無生病之人了。如此方是蒼生之福，亦是醫者之福。

五、中醫不完全相信各種化驗指數

西醫大量應用機器診斷，患者迷惑於各種檢驗指數，卻忽略對自己症狀的觀察，甚至相信機器而不相信自己的身體。其實，機器提供的指數會誤導疾病的診斷與治療。

找中醫治病，就不要太理會西醫指數。治療大病的當務之急，是相信醫生，及時回饋訊息，以免錯過治病時機。治療過程，只要能吃能睡，兩便正常，身體總體感覺趨向好轉，就是好事。別被那些機器提供的指數所迷惑，執著於西醫指數，會影響中醫治療的方案，也影響患者的信心。例如，治療腎炎的過程，暫時尿蛋白增加是陽氣從內鼓動、驅邪於外的反應，即是病情出現吉兆。當然，治療過程中主要看症狀，但也不是不看西醫指數，指數最後再看，不同階段的指數變化性質不同，不可一概而論。

六、中醫不建議大量應用手術療法

中醫不主張手術治療，因為盲目的手術非但不能解決患者的痛苦，反而增加新的痛苦。很多時候中醫的保守治療比西醫手術治療更有價值。所以，患者即使選擇西醫療法，也要謹慎選擇手術治療。並不是每種病都只有手術才能解決，也不是手術都有利於康復。本來沒病的器官千萬不要盲目切除。例如慢性扁桃腺炎，西醫經常喜歡切除扁桃腺，理由是從此不會再得扁桃腺炎了。其實，扁桃腺炎根本就不是扁桃腺的病，是機體的陽氣不足，陰火向上，順腎經循經咽部，發為炎症。這是一種虛火，扶陽即能治癒，何勞手術之苦。再如，當前婦女乳腺囊腫、子宮肌瘤等病的發病率非常高，不少人聽信西醫，一刀切除囊腫、肌瘤，但幾個月或數年後，囊腫、肌瘤又出現了，只得再次手術。其實應該想一想為什麼腫瘤又長出來，而不是總想著切除。患者體內產生腫瘤，是陽氣不足、氣血瘀滯的表現，其病變並非只是乳腺、子宮，而是整體臟腑功能失調。一刀下去雖然切除了腫瘤，但患者機體產生腫瘤的體質並沒有改變。手術不但切除了正常器官，更破壞了機體的完整，會對未來的健康帶來不利的影響。

七、對腫瘤主張不濫用放療、化療

原發腫瘤若不影響生命，一般不需要手術，因為手術會導致繼發腫瘤增長，而且嚴重影響中醫的療效。在中醫臨床，原發腫瘤容易治癒，而繼發腫瘤不容易康復。再如，當前治療腫瘤，放療、化療是西醫的主要療法，然而，放療、化療不僅沒有治好腫瘤，反而導致腫瘤復發。臨床常見經過放療、化療的患者大傷元氣，臉色蒼白，身體乏力，體重下降，精神壓力增大。結果是殺敵八千，自損一萬。雖然患者的正氣被放療、化療損傷到非常虛的程度，但中醫仍可幫助提高正氣。當然最好是不要放療、化療，採用天然的中醫治療法，照樣可以治好腫瘤。

筆者不勉強每個人都一定要相信中醫，但不妨給中醫一個機會，也算是給自己一個機會、一分希望。因此，身為患者，要學會選擇對自己生命有益的治療法。

草根樹皮如何產生療效？

我們知道，世界上有成千上萬種生物，這些生物構成一個生命圈，相生相剋，維持平衡發展。各種生物都有其生命循環，人類也有與其他生物一樣的循環規律。因此，地球上的生物圈其實是互生互剋的一個大循環，因為凡物皆有其偏性，有其偏，就有其有餘不足，於是造就了生物圈的穩定發展。而中醫就是這個生物圈中維護人類生命最自然的醫學體系。中醫憑什麼治病？就憑著生物圈的多樣性，憑凡物皆有其偏性。

人生病了，就是體內的陰陽氣血經絡平衡被打破，產生了偏頗。所謂生病，其實就是出偏，而治病就是糾偏。大偏產生大病，要大糾；小偏產生小病，要小糾。用什麼來糾偏？用中藥，尤其是草根樹皮等，因為它們有各自的偏性。以中藥之偏來糾正生命之偏，就是治病之道。問題是，如何知道生病之偏是偏在何處呢？這就需要中醫的辨證了。

第二節　何謂「辨證論治」？

中醫講辨證論治。什麼意思？就是依疾病表現出來的症狀與體癥來分析，總結出一個症候，而這個症候就是疾病的本質。然後，依其生病的本質用藥處方。若能精確地辨證論治，臨床效果會特別好，往往是「一劑知，二劑已」。醫聖張仲景就有這樣的本事，你看《傷寒雜病論》，就知道治療效果是如何神奇了。

辨證，就需要四診合參，要望聞問切。

望診，就是看患者的形態及身體各個部分的變化。古人稱：「望而知之謂之神。」極言望診的重要。臨床所驗，的確如此。無論何種疾病，都可在問診之前通過望診得到資訊。我非常重視面部和手部的望診，而且每個患者都能望出點東西來。例如患者來診腰痛，看患者的下巴尖細而蒼白，不用說，素體腎陽不充，必是腹部腎陽虛不能運化氣血所致，再診脈以幫助確診，十有八九已經找到正確的治療方案。再如頭暈，望其面略灰暗，診其手，見十個指頭肚紅而略暗，即是氣血瘀滯所致，患者需要好好休息，並要扶正氣，活血化瘀。不孕症見其掌根低陷，小指偏短，環唇蒼白，就知道先天腎氣不充，後天腎精失養。高血壓見大魚際（姆指下肉厚的部分）青暗無華，山根（兩眼睛中間部位）處有一橫紋，就可確定是心血瘀滯所引起。肥胖者拇指根粗壯有力，必是消化功能太強，減肥效果通常不夠理想。風濕性關節炎患者手指部位偏暗，即是陽虛，盡可扶陽為先。如此等等，皆在望而知之。

扁鵲望蔡桓公而知病變部位，張仲景望同事而知二十年後將眉落而死，這種記載很多，說明古代的不少名醫已經切實掌握望診技巧，並且應用得出神入化。現在需要我們努力繼承，千萬別以為只要有電腦斷層掃描、核磁共振造影、血液化驗等現代化的檢驗，就不需要中醫的望診了。

現代醫界流行一句話：「西醫診斷，中醫治療。」意思是說，診斷上要依賴西醫，但中醫的臨床效果也不錯。中醫真的不能診斷嗎？我認為，中醫的診斷極其精確，其意義遠遠超過儀器設備。中醫診斷是對於生命陰陽氣血的整體把握，而且可以提前預測將要發生的器質性病變，而機器只能在已經發生了器質性疾病時才能發現。而且中醫診斷是整體的，是關於人體經絡氣血陰陽的一整套變化規律，遠非西醫所能理解。那些妄自菲薄，只認機器設備而不認中醫的臨床大夫，不知道離開了西醫還能不能生存？

聞診與問診，比較簡單，有明確的原則與規程可以參考。

再說說切診。有人會問，切脈，切出的是什麼東西呀？我認為，切脈得出的是人體左右氣血陰陽的升降浮沉情況，是五臟六腑的虛實變化。其中精義，非臨證有經驗且深入摸索數年者，不能體會。舉例來說，患者劇烈腰痛，若不切脈當然會按經絡辨證，取太陽膀胱經、小腸經的穴位一般都有效果，用中藥則是開太陽、扶少陰、健脾運之類的方子。若治療無效或反覆發作呢？就需要憑脈來找到腰痛的本質。若脈弦緊，是肝氣鬱結，攻撐作痛，要取太衝、陰包才會有更好的效果，用藥也要加疏肝理氣之品。不管什麼病，都需要憑脈確認疾病的本質，同時了解體質情況，再對症治療，往往效若桴鼓。

中醫不但有治療疾病的中藥，更有一套符合自然規律的醫學理論，這套理論以陰陽五行為基礎，以臟腑經絡氣血為中心，形象生動，既貼切傳統文化與哲學，又不失其實用性。可以說，中醫是理論與實踐的完美結合，是中國傳統文化與生命及自然的完美結合。我們說中醫非常美，美在什麼地方呢？就美在它是自然的、文化的，而且是充滿生命力的。

中藥是什麼？

中醫的臨床基礎是中藥。中藥之所以能治病，關鍵是結合中藥之偏與人體生命之偏。因此，通過辨證，我們了解了人體疾病就是陰陽氣血的不平衡狀態，然後用具體相反偏性的中藥來糾正其不平衡。

很多人不理解中藥，認為只有在藥房裡擺著的、散發奇怪味道的那些草根樹皮才是中藥。其實，世界上的萬事萬物都有偏性，也都能因其自身的偏性而糾正人體疾病之偏性。因此，大自然中的任何東西都是藥。不但各種生物是藥，甚至各種礦物也都是藥。世界上沒有哪一種東西不能作藥來用。簡言之，大自然的生物多樣性讓我們的疾病有了康復的保證。

每種生物都是一個生命體，因其生長地域和環境不同而產生不同偏性。如黃耆性溫而補氣利水，芍藥性寒而收斂元氣，即是植物各自的偏性。石膏甘寒清熱，灶心土辛溫止血，也是礦物各自的偏性。麝香辛溫開竅啟閉，五靈脂甘溫活血祛瘀，是動物中藥的偏性。以上皆以其偏而治療人體疾病之偏。

從這個意義上來說，所謂中藥，就是自然界的萬物。中醫永遠離不開自然界，所以說中醫是最自然的（其治療原理符合自然的變化規律），且最貼近大自然的（中藥離不開自然界）一門醫學。中醫中藥能治病，這是大自然恩賜給我們人類的財富，完全不同於西醫西藥。若任意破壞大自然，世界上每消失一個物種，就意味著人類可能永遠失去治療某種疾病的一種特效藥物。等自然界的生物消滅得差不多了，人類也就活不了多長了。人類要想永遠生存在這個世界上，就離不開大自然，離不開中醫中藥。

第三節　中醫的基本術語和治病原理

要接受中醫，首先要了解基本術語及治病原理。

先說說中醫的生理。人體有五臟六腑，依其在軀幹部分的位置分為三個層次：上面是心與肺，還包括心包，都在膈膜以上，這是上焦；中間部分，在膈與肚臍之間的是中焦，包括脾胃胰膽等；肚臍以下屬下焦，包括腎、膀胱、大腸、小腸、子宮、卵巢等，而肝雖然位居中焦，但仍歸屬於下焦。

人能活著，因為有正氣，正氣就是元氣，包括：腎中的精氣、脾胃的中氣、肺中的宗氣。精氣是父母給我們的，關係著我們的壽命長短，精氣越足，活得越長，它就像樹根一樣。腎中有真火，是腎中的真陽，這個火慢慢地蒸騰氣化，維持臟腑的正常功能。所以，這個精氣可不能隨便耗傷。若腎精不足，就是樹根傷了，還會引起各種大病、重病、危病。因此治病千萬要重視腎，要顧護腎中的精氣。因此，中醫把腎稱為「先天之本」。往往腎氣足了，重病才可能恢復。否則，是完全沒有可能的。

中氣是由中焦脾胃消化吸收飲食而化生的，經絡脈管中的氣血即來源於中氣。中氣是後天生存的根本，稱為「後天之本」。人能活著，氣血津液要完成正常的生理，則離不開中焦的氣化功能。中氣需要陽氣來鼓動，陽氣充足是中氣充足的先決條件。現代人喜歡飲冷，耗傷了中陽，以致百病叢生。因此，治療大病，勿忘扶助中陽。

宗氣是由肺所呼吸的天氣與脾胃所運化的中氣合而化生的。

宗氣位置居高，司呼吸及全身的氣血運行。宗氣把人體與天聯繫起來，而中氣把人體與地聯繫起來。人居天地間，得天地之氣而生存。天氣變動產生節氣，易導致疾病發生，宗氣順應自然，可保人體順利度過節氣變化。

再者，中醫把人體由內向外分為三陰三陽，共六個層次，稱為六經。外面是陽經，包括太陽、陽明、少陽三個層次；裡面是陰經，包括太陰、少陰、厥陰三個層次。按照六經去辨證論治是非常高明的學問，不僅可治療外感病，還能治療瘟疫病和各種雜病。六經就像生病的六個層次，理解六經，也就理解病所在的層次。醫生要明白病在何經，患者也要明白這個道理。

太陽病證

太陽代表手足太陽經，包括肺、膀胱、小腸等臟腑，為一身之藩籬，是體表的第一個層次，也是邪氣進入身體的第一道大門。這個門是由陽氣所控制的，陽氣足了，門才能正常開關。比如感冒，其實就是外來邪氣進入太陽這道大門。任何邪氣（最常見的邪氣是風寒）在侵入機體之前，必須經過太陽這個層次。邪氣想繼續深入，但被太陽這個大門卡住了，正邪交爭，就出現感冒症狀，如頭痛、流鼻涕、發燒等。此時是驅邪外出的最佳時機，因為病在表層，邪氣尚不盛。治療太陽病，發汗是最重要的方法。毛孔一開，汗瀉了出去，邪氣也跟著出去了。但發汗需要機體的陽氣鼓動。因此，治太陽病，不外乎扶陽與解表發汗。明白這個道理，治療外感病非常容易，也不會導致邪氣內入而釀成大病。諸如感冒、咳嗽、發燒、急性腎炎、頸腰椎病、腰痛等都可能是太陽病。

陽明病證

陽明代表手足陽明經，包括胃與大腸。太陽病沒有治好，邪氣繼續向內，則會傳入陽明經，這個層次屬於陽經的裡層。此時外感之風寒邪氣會化成熱邪，邪熱內盛則導致高燒、面紅、口渴、心煩、喜飲涼水，甚至大便乾結等症狀。此時的治法就是清熱、通大便。諸如腦炎、腦膜炎、大葉性肺炎、腦溢血急性期等都可能是陽明病。

少陽病證

少陽代表手足少陽經，包括三焦、膽。這是一個樞紐，居於半表半裡，邪氣侵入到少陽，將影響這個樞紐的正常作用，出現口苦、咽乾、眼花、心煩、喜嘔、胸脅苦滿、寒熱往來等症狀。這個層次是關鍵，往往一樞轉，邪氣就出來了，病也就減輕了。否則，邪氣容易進入三陰經的層次。諸如肝炎、胃炎、瘧疾、感冒後期等都可能是少陽病。

太陰病證

太陰代表足太陰經，主要指脾。邪氣通過三陽經後繼續深入，此時因為機體陽氣非常虛弱，三陽經陽氣不足以祛邪，邪乃得進入陰經。進入太陰經的多為寒濕邪氣，會損傷脾陽，導致太陰病證，出現腹滿、全身沉重、腹瀉、腹痛、不欲飲食、喜溫喜按等虛寒症狀。這個層次邪在三陰，其治療關鍵是扶助中焦陽氣。中陽足了，邪氣才能轉出到三陽。諸如慢性胃炎、結腸炎、腸炎等都可能是太陰病。

少陰病證

少陰代表手足少陰經，包括心、腎。邪氣繼續深入，則進入少陰層次，此時機體陽氣嚴重不足。出現畏寒、蜷臥、四肢冰涼、嗜睡等症狀，同時因為陽虛引起虛火上炎，出現扁桃腺炎、低燒不退、頭昏、頭脹、口腔潰瘍等症狀。病在這個層次時主要是陽虛，其治療關鍵是扶助腎陽。當前不少人貪涼飲冷、夜半不休息、耗神太過，更兼濫用抗生素等，日久導致陽氣愈虛，不能制約虛火，出現不少陽虛及虛熱之症。諸如各種關節炎、高血壓、中風、咽喉炎、腎炎、尿毒症、腫瘤、各種腫塊、囊腫等病都可能是少陰病。可以說，少陰病囊括了目前多數的慢性病症。

厥陰病證

厥陰代表手足厥陰，包括心包、肝。若陽氣太虛，不能抗邪，邪氣一直進入厥陰經，則屬於比較危險的情況。此時不僅是陽虛，還包括厥熱往來的病症。厥是手腳均冷。凡厥熱往來，就要注意觀察陽氣的盛衰消長。凡冷時多，則病情惡化；若溫時久，則病情開始好轉。常見的症狀包括消渴、氣上沖心、縮陰症、飢不欲食、久病等症狀，甚至神志昏迷等重病多屬於厥陰階段。臨床多見少陰經陽氣嚴重不足，邪氣才得深入而成。諸如糖尿病、各種危症、慢性痢疾等都可能是厥陰病。

理論如此，但臨床常見邪氣直接從表入裡的情況。比如說，患者得了感冒，本來應該發汗治療，但濫用寒涼藥及抗生素等，導致邪氣入裡，或進入陽明經變成高燒，或直接進入少陰經變成急性心肌炎、急性腎炎等大病。再如，中風患者應該扶助陽氣以治本，但過用寒涼藥、注射點滴等，導致病情加重，邪入厥陰，而成死症。

總之，六經辨證不外乎「陰陽」兩字，三陽經病症多屬熱證，但其本還是陽氣與陰邪相爭的表現，邪氣尚在表層，一般病較淺、較輕、較易治。而三陰經病症多屬寒證，少有真正的熱證，其本是陽氣已虛，陰邪深入潛伏於三陰所引起的，一般病較深、較重、較難治。

第四節　何謂「六經體質」？

人類的體質是先天稟賦和後天環境影響而表現出來的個體特性。中醫把人分成不同的體質類型，依據卻各有不同。《黃帝內經》從五行道理來分，五行各五種。但我更傾向於按照「三陽三陰」六經的層次來區分不同的體質。

什麼是六經體質呢？所謂六經體質，就是把人群分為三陰三陽六種類型，每一種類型對於邪氣的抵抗程度不同，其所產生的病理變化及預後也有所不同。這樣便於醫生針對不同的體質類型進行治療，以便取得更明顯的效果。特別是對於外感雜病及各種慢性病的治療，有著積極的優勢。這種體質分類，可以更精確地預測疾病的轉歸，對於挽救垂危患者的生命也有重要意義。

首先來看邪氣侵入人體的過程。只要是有生命，就會有防病的能力。簡單來說，當邪氣侵入人體時，體內正氣勢必起來抗爭，而這個抵抗能力是體內元氣所產生。依邪勢和正氣的盛衰變化，出現各種複雜多變的證候。由於元氣狀態不同，其抵抗邪氣的過程與方式也不同，由此產生不同的抵抗特點。

傷寒六經，就是從整體出發，依所產生的各種證候特點、正氣強弱、受邪輕重、病位深淺，及病情緩急，進行分析歸納，組成六個不同的證候類型。而這六種抵抗類型是由不同體質所決定的，這些不同體質就是六經體質。

正氣是一身之氣相對邪氣時的稱謂。正氣的旺盛取決於人體氣、血、精、津、液的充沛和臟腑生理功能的正常與相互協調。臟腑、經絡、氣、血、精、津、液是六經體質的生理基礎，而六經體質的實質是由於臟腑、經絡、氣、血、精、津、液的盛衰而形成的個體特徵。因此，六經體質反映了正氣的盛衰，也決定於正氣的盛衰。由於個體的差異，對各種病邪有不同的反應性和易感性，其發病傾向也不相同。這關係到受邪後是否發病，及生病之後的發病傾向與證候。

不同體質的抵抗能力

簡單介紹六經體質的不同抵抗能力。

六經體質是對應於六經病而言的。一般來說，三陽體質者正氣較充實，抗病能力較強；三陰體質者正氣已衰，抗病機能減退。所以三陽體質者感受外邪生病後，病位多在表層，病證多為實證、熱證；而三陰體質者感受外邪生病後，病證多為虛證、寒證。另外，從發燒的程度也可判斷出體質類型。三陰體質者也會發燒，但一般是低燒不退，很難發成高燒。因為三陰體質者的元氣沒有足夠能力抵抗邪氣。而三陽體質者若發燒，往往是高燒。

一、太陽體質

太陽體質表現為元氣充足，抵抗力強。邪氣侵犯到太陽經的層面時，即遇到太陽經元氣的正面強烈抵抗，邪氣很難繼續深入。這種體質的患者，若受了邪氣，多患太陽病。

太陽病的症狀包括感冒、發燒（而且是高燒）、惡寒、頭痛、身痛、有汗或無汗、咳嗽、喘、乾嘔等。脈一般是浮緩或浮緊的，舌苔是正常的薄白苔。

太陽病的治療方式是解表法。包括發汗解表、調和營衛、解肌發表等。太陽體質者若患病，就是麻黃湯、桂枝湯、大小青龍湯之類的方子，效果明顯。中醫最喜歡治的就是這種體質的患者，因為太陽體質的患者非常容易康復，而且不容易變生其他病症。

太陽體質者通常健康程度相當不錯，往往感冒後很快痊癒，不容易導致心肌炎、腎炎、哮喘等。甚至邪氣稍強一些，太陽體質者也能充分發揮抵抗力，而且抵抗力恰到好處，這叫適度抵抗。按中醫說法，稱太陽傷寒證。

從未看過西醫的小孩及從不服西藥的部分成年人，屬於太陽體質。這種體質在現實中越來越少了。一般來說，治療外感病，即使是偏向於太陽體質的患者，也最好在麻黃湯中加黨參以護住正氣。這樣開表而不傷正，且能加強祛邪力度。

太陽體質者也不可能患的全是太陽病，若邪氣太強，人體元氣能力不足以完全排邪外出，將出現抵抗的斷斷續續，未能完成其任務，這叫太陽少陽證。至於太陽經的抵抗超越正常自衛的目的，邪氣機轉而激化，正氣為之擾亂，這時就稱太陽陽明證。也就是說，太陽體質者可能有三陽經兼證的發生。但不管如何，外邪一般進不了三陰層次。

太陽的底面是少陰。太陽體質者若不知持養，陽氣消耗太過，會直接轉為少陰體質。有些人本來感冒一下子就好了，但年紀大了，或經西藥、寒涼中藥治療之後，出現心腎炎症，這就是太陽的陽氣消耗過巨，邪氣直入少陰層面。這時就要既扶少陰陽氣，又開太陽之表。麻黃附子細辛湯正好是治療此類病症的實用方子。

二、少陽體質

少陽體質表現為元氣略顯不足，抵抗力不如太陽體質強。這時，邪氣入侵後，由於太陽經的抵抗不能完全把邪氣驅除，外邪可能通過太陽經後，進一步深入到少陽經的層次。這種體質若感受邪氣，多患少陽病，包括常見的口苦、咽乾、眼睛發花、寒熱往來、胸脅苦滿、食欲減退、心煩、嘔吐、噁心等。

另外，婦女經期感受外邪後，也多產生少陽病，而瘧疾、黃疸及一些內傷雜病也多是少陽體質易生的疾病。少陽病其脈多弦，且舌苔薄白。因為邪氣尚沒有深入到脾胃的層次，因此，舌苔不受影響。

產生少陽病有兩種情況：一種是少陽體質者受邪後發病，人體本身元氣不是非常充足，正氣不能及時發揮作用；另一種是太陽體質者，受不該用清法而妄清之的影響，正氣受損，抵抗不濟，產生少陽病。這是外來因素影響了人體的抵抗能力。所以有句話說：「太陽偏清，則為少陽。」反過來，若太陽偏溫，不該補而補，就可能導致抵抗太過，而轉為陽明病。到了陽明病，就可用清法，但太陽病卻不可以清。

少陽病的治療法是用和解法。因為是少陽經的層次，用開表法只能把太陽經的層次打開，用清熱法又會深入到陽明層次，因此，只有和解法才是少陽經層次的正確治療大法。和者，和協之氣；解者，解除其障礙。一般用柴胡類的方子，包括大小柴胡湯、正柴胡湯、四逆散、蒿芩清膽湯、柴胡枳桔湯、柴胡達原飲、柴胡疏肝散等等。

柴胡宣暢氣血，散結調經，是少陽經驅除阻滯、和解正氣的專藥。再結合其他各藥，辨證治療，以糾正人體正氣的偏用。比如少陽傷寒，正氣未能充分協調，應該和解少陽，直接用小柴胡湯。若太陽表層正氣應充而不充，汗出不暢，就要用麻黃、桂枝、柴胡、葛根等誘導氣血充實體表。若溏瀉、口渴、尿多，這是少陽正氣的抵抗力偏下，要配合葛根升提氣血上行。

少陽病是邪氣進入機體的第三個層次。在這個層次上治療起來非常容易，若辨證準確，用方得方，往往一、兩服藥即可取得明顯效果，再幾服藥就能治癒。

這個層次的體質雖然正氣略顯不足，但至少是把邪氣抵抗在三陽的層次上。也就是說，仍可阻止邪氣向三陰經的層次深入。少陽體質經過一段時間的調理，可慢慢變成太陽體質，這是體質增強的過程。

一般來說，若女性感冒時正逢月經，少陽體質者往往會形成「熱入血室」，以後每逢月經即感冒發作。這樣的患者需要用小柴胡湯治療。若病邪繼續深入，可能會直接進入少陽的底面，即厥陰層次，發為厥陰病。即便是厥陰病，其邪氣仍然是要從少陽而解，因此，總離不開柴胡這味藥。

三、陽明體質

陽明體質一般是體實氣盛之人。聲高氣粗，臉色紅，肌肉健壯而結實，氣血旺盛，這是標準的陽明體質。農民往往有這種體質。

氣盛血旺的陽明體質者若感受熱邪，其正氣反應過猛，往往會產生抵抗過度，造成邪機益亢。但陽明病產生的原因不僅是陽明體質引起，也有醫療失治造成。比如太陽體質者感受寒邪，但鬱而發燒，產生陽明病。再有一些太陽或少陽之人突然發生的急暴病，氣壅血亂，但誤用補法，造成邪機益亢。或者太陽病本應該用發汗解表的方法，卻用了寒涼藥物，造成汗出不暢，邪氣內閉，氣機閉遏，裡熱不宣，形成陽明病。甚至大便祕結，應該用瀉下法，卻被誤用補法，造成大便積滯於腸道，鬱蒸大腸，形成陽明病。因此，不僅陽明體質者會生陽明病，太陽、少陽體質者都可能因為誤治而成陽明病。

陽明病有太陽陽明、少陽陽明、正陽陽明之分。

正陽陽明，是標準的陽明體質。一陽為明，若兩陽合明，陽氣過於充盛，就容易產生抵抗過度，兩陽合病。陽用太過，不能自制，亢則為害。這時，患者往往表現為高熱、非常口渴、大汗出、脈洪大而實。用白虎湯清之即癒。

太陽陽明，是邪氣剛剛侵入人體，但抵抗有餘。比如太陽傷寒，正氣比較充實，邪從火化，機能興奮，抵抗力太過，出現高熱，非常口渴，脈洪大滑數。因為是太陽證，若不能開表，熱證更是亢越。若平時就有些精神異常，這時將出現精神亢奮、譫語、妄言，甚至脫了衣服滿街跑，這就要抑制其興奮，並且宣通其壅塞。太陽證表閉用辛，比如生薑、桂枝、麻黃等；氣盛用涼，像菊花、薄荷、淡竹葉等；表亢用甘，比如大棗、炙甘草、粳米等；氣亢用寒，比如生石膏、知母等。辛甘理表，寒涼制亢。但是這些藥都有所偏性，不可久服，中病即止。

少陽陽明，元氣有所不足，但抵抗太過。不足的原因是元氣的阻滯，原因不一，在陽明者多為腑實。腑實就是胃腸道有積滯。但這與「陽明之為病，胃家實是也」有所不同。不同之處在於以元氣的阻滯為少陽，元氣的有餘為陽明。《傷寒論》有許多寒涼攻下的方子，比如白虎湯、人參白虎湯、犀角地黃湯、大柴胡湯、大小承氣及調胃承氣湯等，都是為元氣充足但運行有阻滯而抵抗太過而設計。這些方子稍用，氣通邪退即可，過度就會傷害正氣。治病要了解其體質，不能知病不知人、知邪不知正，人與病，不可偏廢。

陽明體質者需要兩味常用的中藥。一是大黃，這是通下的藥，能將瘀滯的濁氣瀉下來。另一味生石膏是清解的藥，能清解鬱住的熱邪。用好這兩味藥，就算是完全理解了陽明體質的特點。但若濫用這兩味藥，就可能傷害元氣，導致疾病加重。但事實上，當前中醫好像對這兩種中藥情有獨鍾，濫用不休。所以，患者的元氣慢慢地也就不多了。

陽明體質目前也不太多見了。現代人多顯示為明顯的三陰體質。能產生陽明體質的抵抗，需要很強的元氣，但目前由於不知節制地消耗，以及西藥、寒涼中藥的斫伐，人們的元氣都變虛了，也很難產生抵抗過度。即使是長期便祕者，也少有是真正的陽明體質，多是陽虛便祕，屬於三陰體質。

陽明的底面是太陰。一般來說，陽明體質與太陰體質有著根本的不同。但陽明體質若陽氣消耗太多，對邪氣的抵抗越來越不足，也會慢慢地轉為太陰體質。反之，太陰體質者若感受自陽明進入太陰的邪氣後，經過正確的治療，也可能再從陽明排出來，表現的就是高熱與便祕。陽明與太陰用藥完全不同，陽明是用涼藥、瀉藥，而太陰要用溫藥、補藥。石膏、大黃這類藥最傷陽氣，若應用不當，極易導致患者的陽氣耗損，形成太陰病，這時就要用黨參、乾薑類的方子來溫補中陽了。

四、太陰體質

太陰體質者元氣明顯不如三陽體質者，其對邪氣的抵抗也不足。但至少還能把邪氣抵抗在太陰層次，也就是說，由於元氣在太陰層次上的抵抗，邪氣尚不能深入到少陰層面。

太陰體質者容易腹瀉，或長期慢性腹瀉。太陰體質者絕對不敢食用冷涼食物，一食立即腹瀉，甚至坐在稍涼的凳子上也會引起腹瀉。其臉色蒼白無華，略顯浮腫，氣力也不太足，不能耐受久勞。這種人一般皮膚顏色略白，似乎長期日照不足。例如，科技工作者多屬太陰體質。

太陰體質者，正氣已顯懦怯，在全體或局部的抵抗已經不足。太陰體質主要有兩個類型，一種是素來形體虛弱，另一種是傷於寒涼藥物。形體虛弱者是標準的太陰體質，這種體質從邪氣剛剛侵入機體時就有明顯的抵抗不足，那時的病證當屬太陽太陰病，應該用麻黃理中湯。

若是形體陽氣尚足，但久服寒涼、濫用攻下，或發汗太過、生冷無節等造成元氣大傷，也會導致正氣抵抗不足，形成太陰證。若外邪剛侵入，就要一邊開表、一邊加溫，以扶助太陰層次的陽氣。

因此，太陰體質的傷寒證，本質就在於正氣的不足。其治療之法，始終宜溫宜養，千萬不可濫用寒涼。若太陰脾陰不足，可佐以滋養之品，如山藥、大棗、白朮等；若是在表的正氣不足，就要溫補衛氣，如黃耆、桂枝、甘草等；若是太陰本身的陽氣不足，那就直接溫養太陰之陽了，理中丸或附子理中丸是合適的方子。若患者乏力，明顯的是正氣不足，要用溫養元氣的方法，如保元湯之類的方子；若是精血不足，要用血肉有情之品來補充精血，如當歸生薑羊肉湯等。所謂溫法，就是用溫性的中藥以加強元氣的方法，非用溫法不足以振奮元氣的衰憊，非用溫法不足以加強元氣的氣化功能。所以《黃帝內經》說：「勞者溫之，怯者溫之。」就是這個意思。

這種體質要經常服用理中丸或附子理中丸，而且要服大蜜丸。慢慢改變體質。太陰體質目前非常常見，與當前人們普遍陽氣不足有關，更與不知節制地消耗及濫用西藥、寒涼中藥等有直接關係。

太陰體質者若出現排毒反應，一般是通過大便排出的。而且大便又黑又臭，次數極多。即使如此，患者反而越來越精神，臉色也紅潤起來。這就表示病邪排出，正氣漸復，而患者向三陽體質轉化了。

五、少陰體質

少陰體質的元氣也與太陰體質一樣，是不足的，其所產生的抵抗邪氣的能力也不足。但這種體質比太陰體質的元氣更顯不足，所以邪氣得以深入到少陰。這個層面的抵抗幾乎是在為生命而抵抗了。

少陰體質的患者在初感外邪時，從太陽層面開始抵抗時就有不足，這是太陽少陰合病。治法是一邊按太陽傷寒之法開太陽，一邊加溫補強壯之品，麻黃附子細辛湯是比較合適的方子。另外，如麻黃湯配合四逆湯也可應用，總是要兼顧到少陰陽虛及太陽開表兩個方面。這樣的病例特別多，不少少陰體質者感冒都要如此治療，否則不徹底，也會導致邪氣內陷少陰。少陰不足，重在扶陽。這句話是治療少陰病的總綱，也是改變少陰體質的總綱。少陰體質，最明顯的表現就是陽虛，表現出各種陽虛的症狀，本書〈何為陽虛？〉一節，其中多數表現都可歸納為少陰證，也多是少陰體質的常規表現。

臨床上，少陰體質者最容易出現感冒後猝死。古人有句話說：「傷寒偏死下虛人。」這種下虛人就是少陰體質者。經常見到有人感冒時注射點滴出現急性心肌炎、急性腎炎，甚至猝死，是少陰體質所特有的狀況。因為太陽與少陰互為表裡，兩者一個管表層、一個管裡層。少陰陽虛會導致太陽的邪氣不按六經的順序深入，而是直接陷入少陰。而手少陰是心經，足少陰是腎經。邪氣內陷於少陰，或是心病，或是腎病，都是因為少陰層面的陽氣不足所造成的。

少陰體質者，平時就要常服四逆湯、附子湯、真武湯這一類方子。這些方子可將少陰層面的陽氣補充起來，這樣遇到外邪入侵時，就可產生有力的抵抗。否則，外邪深入少陰，疾病往往比較重，若光治標，也難以完全治癒。

臨床常見的中風、高血壓、糖尿病、心血管病、腎病、腫瘤等多屬於少陰病，這些患者也多是少陰體質。少陰體質易得慢性病、難治病。如低燒不退，西醫說是免疫系統下降，按中醫理論就是明顯的少陰病，要用扶少陰的方法才可能治癒。再如脊髓炎、格林巴利綜合症（Guillain-Barré syndrome）、類風濕性關節炎、紅斑性狼瘡、尿毒症、腦炎等都是少陰病。一般來說，大凡西醫久治不癒的患者，或者久服寒涼中藥者，多數成了少陰體質，其所患的疾病也多是少陰病。

理解起來簡單，但治療卻不容易。因為機體在少陰層面的陽氣非常虛弱，若不能補足陽氣，就不可能把少陰病治好。若要補少陰陽氣，就非要用到附子不可。可以說，附子是少陰病的主藥。若能用好這味中藥，往往可以救治大病、重病、垂危病、疑難病症。臨床上附子可以用數克、數十克、數百克。我就曾用超過五百克（每天的用量），但患者效果明顯，並持續用了近兩個月。甚至有時要用到生附子，雖然其毒性更大，但回陽救逆，救人性命的效果也更好。不會用附子的醫生，就不可能治療少陰病。

少陰體質是可以改變的。經過正確治療，這類體質的患者往往向太陰體質轉變。最明顯的症狀是從明顯的少陰症狀轉變為腹瀉等太陰層面的排毒反應。這是少陰陽氣足了，把邪氣向外趕到了太陰的層面。此時醫生要有定見，患者也要相信醫生，配合醫生的治療，慢慢地就可能治好重病。

少陰多死證。若患者死亡，多數是死於少陰病。邪氣到了少陰層次，若繼續用錯誤的治療傷害少陰陽氣，則病情惡化就可能死亡。其他五經都不太有死證，獨是少陰，死證最多。而死亡的最關鍵原因就是少陰陽氣虛脫。因此，若少陰陽氣足了，就可以預防死證，回陽救逆也多是在這個層面上展開的。好的中醫擅長挽救垂危的患者，就是掌握了少陰病的陽衰欲脫這個根本。

少陰的表面是太陽，若能把少陰體質者的陽氣扶起來，把病邪從少陰層次向外透發太陽層次而去，則患者會逐漸向太陰及三陽體質轉化。一般來說，少陰體質者若得到正確的治療，邪氣會向外透出。若是直接透出太陽，多伴有發燒、咳嗽或皮疹等反應。若少陰之邪逐漸向外透發，則可能先出現腹瀉臭稠，那是向太陰病轉化了，以後還會一層一層透出三陽層次。持續扶助陽氣，注意飲食、生活習慣，患者的體質將慢慢地向健康的方向轉化。

六、厥陰體質

厥陰體質者元氣已經非常虛弱，當外邪侵入時，存亡危急關頭，正邪相搏，是人體正氣的最後反抗。在厥陰這個層次抵抗會有兩個結果：一個是正復邪退，病情機轉；一個是正虛邪盛，病重而亡。

產生最後抵抗的原因有三個。

其一是元氣得到藥助。所謂藥助，指用興奮回甦之藥，如荷爾蒙、強心劑、附子之類的扶陽劑等應用於病勢危急之時，會幫助患者元氣進行最後的抵抗，這個層次就是厥陰。此時，患者命在旦夕，元氣接續不力，非要扶危救急不可。這可給患者帶來一絲生機，於患者有利。

其二是因於藥誤。所謂藥誤，是病在少陰層面時，醫生誤用清法傷了元氣，導致邪氣內陷，轉入厥陰。如生命之火，日益澆漓，以至湮沒而不彰。

其三是患者元氣的自復。所謂自復，是患者久患少陰病，元氣得不到補充，遷延日久，陰極出陽，轉為厥陰。這不是正氣自己的恢復，是邪氣自己退出，是邪退而正復。

因此，厥陰傷寒病也不全是死證，應該說是生死各半。厥陰的逆轉即是陽面，從陰出陽，可能會是三陽病變。而且臨床上厥陰會逆轉到三陽的每一個層面。

三陽的第一個就是太陽。若能逆轉太陽，往往不藥而自癒，這就叫正氣來復。此時患者會突然出現太陽傷寒的症狀，像感冒一樣，頭痛、惡寒、發燒、咳嗽、汗出或不汗出等，但患者會說，最近沒有感冒呀。這是邪氣從厥陰透發到了太陽層面，此時就當成太陽病來治即可，甚至不治也行。只有太陽體質者才可能出現這種轉機。其原因大多是陽氣暫時被藥物所損，邪氣陷入厥陰而成厥陰病。但過一段時間陽氣恢復了，就會奮起抗邪，直接把邪氣從厥陰趕到太陽層面上。

若逆轉陽明，患者出現高熱驚厥，就需要用清法，清去邪熱而患者自安。若溫補就會誤事。因為患者本來是陽明體質，元氣素強。若誤藥傷正而使陽氣虛弱，邪氣得以進入厥陰層次。此時患者體力未傷，只被藥物鬱住。鬱久必揚，藥誤越久，暴動越是強烈。此時由於邪氣的激發，元氣暴厲，不轉則已，轉則氣亢而勢張，如虎下山，如馬脫韁，要趕緊用清熱之品，如水牛角、生石膏等寒涼藥，如冷水灌頂，頓時清涼，恢復原來理智，從事正常抵抗，則病可癒。

若逆轉少陽，那一定是元氣的運行有所阻滯，原來的阻滯因素沒有完全除掉。阻滯的因素包括血瘀和痰濁。例如胸中有痰飲，血絡中有凝滯的血瘀，都可能導致元氣調節功能失暢，出現煩亂不解，四肢厥逆，或低燒不退。這時就要分析原因，去除其阻滯因素，則病向癒。因此，逆轉到少陽這個層面時，病能不能痊癒全在於阻滯的血瘀、痰濁能否清除出去。

厥陰體質者，其元氣不足之極。因此，其患病極容易出現厥陰證。若元氣尚足，則或能轉出生機；若元氣暴脫，就可能是死證。關鍵在於能不能出現逆轉。一般來說，厥陰病逆轉之後，出現陽症的，多能好轉，如高燒、四肢暖和、臉色紅潤等。若出現陰症，比如四肢冰冷、昏迷不醒，而臉色轉白，此時容易出現死證。

厥陰病有寒熱兩種可能，因此治療厥陰病的主方就要寒熱錯雜。最合適的莫過於烏梅丸。利用大量烏梅把寒和熱的兩種力量引入厥陰，扶助元氣，清除鬱熱。

厥陰體質者，多易生肝病，而且其臉色略青，面頰不華，鼻梁高聳，身體細瘦而高長。人群中每每可見，相學裡說的陰損小人多是此類體質。這種體質平時需要常扶元氣，可用治療少陰病的四逆湯、附子湯、真武湯等方子。平時厥陰體質者可服帶烏梅的方子，如烏梅冰糖湯，用烏梅15克、冰糖30克、黃豆30克，以機轉厥陰升發功能，收藏元氣下歸丹田，會有不錯的效果。烏梅是治療厥陰體質者的主藥，是味極酸之品，酸屬木，木入肝。而厥陰正是肝與心包的層次。

厥陰的表面是少陽。所以，厥陰體質者若得到正確的治療，可能出現少陽證，那是邪氣從厥陰直接透發到少陽層面。或者，邪氣會一層層地向外透發，從少陰到太陰，再到三陽。或者，邪氣轉而透出太陽。因此，厥陰病若治療得當，會出現三條排邪途徑。

疾病是會變化的。依元氣與邪氣的強弱盛衰，疾病會變好或變壞。而疾病轉化取決於體質的不同。

三陰體質，多易寒化，這類體質的人若生病了，容易變成虛寒證。而三陽體質者，多易熱化，變成實熱證。但事實上，由於三陰體質占大多數，臨床上真正的熱化患者不多見，見到的多是寒化，也就是說，虛寒性病症特別多。

具體到六經體質，其可能的疾病轉化也不相同。比如陽明體質者若感冒了，就容易出現大汗淋漓、氣喘等症狀，這是從太陽傷寒病轉化為陽明病的邪氣壅肺，要用麻杏甘石湯來清肺熱。

少陰體質者素體必然陽氣不足，若感冒、風寒後誤用大量抗生素或寒涼中藥，極容易變成急性心肌炎、急性腎炎。這是外邪直中少陰，就要用麻黃附子細辛湯來治療。

太陰體質者往往正氣不足，外感風寒後若誤傷正氣，則會轉變為腹瀉、腹脹。這是外邪因其太陰體質的脾虛氣弱而內陷了。

由於患者體質不同，陰陽所偏有別，誤治後的結果也就不一樣，足見體質偏頗直接影響著病理的機轉、變證的形成。

一般來說，三陽體質者，抗病祛邪、修復能力強；三陰體質者，禦邪抗病修復能力差。疾病預後的善惡，雖與感邪輕重、治療及時得當與否有關，但相當程度上由體質因素所決定。

三陽體質者感冒或風寒後，多可數日未見加重，且痊癒很快。而三陰體質者因為抵抗不足，外邪容易內陷，所以往往變化多端，不易康復。

因此，三陽體質者正氣充足，病邪難於侵入，病情簡單易於恢復。反之，三陰體質者正氣不足，邪易侵入，病情多變。

醫生若能掌握六經體質，則治病自然心中有數。而患者若能曉得自己的體質類型，也就方便隨時保健，並慢慢地把自己的三陰體質轉變過來。是否生病，生什麼病，如何盡快康復，尋找什麼樣的醫生，這些都由患者選擇。而了解六經體質一定可以幫助患者更快康復。

體質間的轉化

不同體質之間可以互相轉化。三陰體質可以變成三陽體質，這是體質增強了。相反，三陽體質變成三陰體質，就是體質下降了。

一般來說，隨著年齡的增長，人體的元氣逐漸衰退，原來的三陽體質會慢慢地轉化為三陰體質。因此，我們看到不少人年輕時身體比較健康，老了就會生出慢性病，像腫瘤、高血壓、糖尿病、中風等，都是三陰體質可能生的疾病。

現代不少年輕人也會患上各種慢性病，是過度消耗或濫用西藥及寒涼中藥，過早傷害人體元氣，結果人還沒有完全衰老，體質已經下降了。這樣的患者要開始警醒，再不注意健康，疾病會越來越重，以致永遠也治不好。具體表現如下：下肢開始變冷，甚至整個晚上都是冷的，手指甲月牙減少，或一個也沒有；臉色蒼白，人變得怕冷怕風；精力下降，體力往往不如前。

藥物能傷害元氣，也能補充元氣。若人體的元氣得到休息和補充，就可能產生積極的抵抗力。這時，原來的三陰體質也可能轉化為三陽體質。這是體質向好的方向轉化了。表現為：臉色紅潤起來，手指甲月牙一個一個出來，手腳變得不冷，也不怕風寒，精神大振，精力更加充沛。這些都是元氣恢復的反應。伴隨著元氣的充足，原來的各種疾病也就慢慢地不見了。

體質也是可以改變的。按照以上的分析，元氣越是充足，越能對邪氣產生積極的抵抗，其體質越是偏於三陽。相反，若元氣不足，對邪氣的抵抗能力下降，其體質則偏於三陰。因此，若想改變三陰體質，唯一的方法就是補充身體的元氣。

依體質的不同及不同的證候，用中藥扶足元氣，祛除邪氣。在治療過程，體質將慢慢地改變。服中藥是改變體質的重要途徑。但需要有經驗的醫生來開方子，而且需要患者的配合。因為在三陰體質向三陽體質的轉變過程會出現不少反應，這些反應大多是元氣修復反應，也可能是排邪反應，這時就需要患者對醫生的信任及醫生的經驗與定見。

我給個小方子，三陰體質的患者常服，必有一定的效果。

製附片10克、炙甘草10克、乾薑10克、肉桂10克。

水煎服，日一劑。

這個方子叫回陽飲，是讓三陰體質恢復陽氣的有效方子。千萬不要因為它太簡單而忽視了。除了服中藥之外，患者也要注意減少消耗元氣的錯誤行為與習慣。晚睡是消耗元氣的壞習慣，一定要改正。盡量少食寒涼性食物，適度性生活，少用或不用西藥及寒涼中藥，平時注意鍛鍊身體等。這些行為習慣的改變都可幫助補充元氣，從而慢慢地改變體質。

氣功、體操也是提高元氣的有效途徑。特別是對於三陰體質者來說，若能經常地刺激足三陰經，增加三陰層次元氣的抵抗力。這裡推薦兩個動作。一是經常壓腿，兩大腿盡量分開，像舞者那樣大劈叉。這個動作可以拉伸足三陰經，反覆的拉伸讓足三陰經氣血通暢，對於三陰病的恢復極有好處。二是踢鍵子。踢鍵子時小腿與腳向內收，刺激小腿部位的足三陰經，其道理與壓腿一樣，可以讓足三陰經的氣血旺盛起來。踢時若能讓腳高過膝蓋，更有效果。這個動作不僅可增加三陰層次的陽氣，還可促使督脈氣血通暢，治療痔瘡效果極為明顯，一週就可見效。

對於小孩來說，推拿是個不錯的選擇。若父母願意辛苦一下，堅持每天幫小孩做做捏脊，一、兩年時間就可完全改變小孩的體質，對小孩的各種疾病也有效果。方法是從屁股根部開始，大人用雙手的拇、食二指捏住皮膚，邊搓邊提，逐漸上移，一直到脖子根部的大椎穴。第一遍只是直接搓上去，第二遍與第三遍可以搓三次，向上提一下，產生更大的刺激。若每天能做三次捏脊，每次三遍，日久自然見成效。

第一章 正確的健康觀念

中醫是一門自然醫學，為最符合天地自然規則的一門學問，透過中醫一定可以找到正確的健康觀念。

第一節 健康與生病

世界衛生組織對健康的定義為：「健康是一種在身體上、精神上的完滿狀態，以及良好的適應力，而不僅僅是沒有疾病和衰弱的狀態。」這就是人們所指的身心健康，也就是說，一個人在軀體健康、心理健康、道德健康和社會適應良好四方面都健全，才是完全健康的人。

何為健康？

每個人都曾經擁有健康，但什麼才是真正的健康呢？許多人理解的健康是：能吃能睡，每天有用不完的力氣，身體不痛不癢，精力充沛。這是不是正確答案呢？我們來看看世界衛生組織給健康的定義吧。這個定義有十項標準：

(1)精力充沛，能從容不迫地應付日常生活和工作壓力而不感到過分緊張。
(2)處事樂觀，態度積極，樂於承擔責任，事無巨細不挑剔。
(3)善於休息，睡眠良好。
(4)應變能力強，能適應環境的各種變化。
(5)能夠抵抗一般性感冒和傳染病。
(6)體重得當，身材均勻，站立時頭、肩、臂位置協調。
(7)眼睛明亮，反應敏銳，眼瞼不發炎。
(8)牙齒清潔，無空洞，無痛感；齒齦顏色正常，不出血。
(9)頭髮有光澤，無頭屑。

⑽肌肉、皮膚富有彈性，走路輕鬆有力。

健康能不能自己掌握？應該如何把握？需要何種生活方式才算健康？在開始討論中醫的健康觀之前，我們不妨參照布萊斯諾博士研究的這套簡明、有助於健康的生活方式。

⑴每日保持七至八小時睡眠。
⑵有規律的早餐。
⑶少量多餐（每日四至六餐）。
⑷不吸菸。
⑸不飲或飲少量低濃度酒。
⑹控制體重（不低於標準體重一〇％，不高於二〇％）。
⑺規律的鍛鍊（運動量適合自己的身體情況）。

此外，每年至少做一次健康檢查。布萊斯諾博士指出，它適用於各個年齡層，特別是身體功能處於下降階段的人。若能遵循上述習慣生活，將會終身受益。一般而言，年齡超過五十五歲的人若能按上述習慣生活，將會比他人長壽將近十年。

自我判斷是否健康的八大標準

中醫對健康有非常明確且詳細的判斷準則。但對於大眾來說，有必要提供一些實際且方便的觀察項目。因此，我們參考美國名中醫倪海廈的觀點，列出八大標準，多是生活原則，請自行判斷健康狀態，以便防微杜漸，及早治療。

一、一覺到天亮

這是心氣平衡的表現。心主神，白天要工作，神當精神則精神，夜裡要睡覺，神當潛藏則潛藏。但神的表現正常還要求五臟六腑都協調才行。有睡眠問題的人，通常是神病了，諸如心腎不交、胃中不和、肝火上炎、病痛折磨、邪氣內擾，都關乎神。無論何種疾病，到了重症階段都有失眠問題，這表示傷了心神。若治療過程睡得越香，治病方法便是對症的；若越治越睡不著覺，建議停止這種治療。

二、胃口正常

所謂正常的胃口不是暴飲暴食，而是適時適量。這表現為脾胃中焦後天之本的功能正常，也與肝膽、大小腸相關。俗話說：「人是鐵，飯是鋼，一頓不吃餓得慌。」為什麼有些病人不想吃飯呢？因為脾胃傷了。脾胃是什麼？是後天之本，是我們賴以活在世界上的根本。不能吃飯，生命過程就出現麻煩了。無論任何治療措施，都應該讓病人胃口好起來才對。否則，就是逆生命而行，是錯誤的。

三、晨起如廁

每天早上起床第一件事情就是上廁所，上完廁所才吃早餐。睡了一覺，人休息了，但身體沒有休息。在做什麼呢？排毒。毒從小便、大便及毛孔排出。因此，晨起後如廁能將一夜儲積的毒氣排空，身體自然健康。注意，這裡說的時間是早晨起床，而不是半夜。有些人每天半夜要起床小便，而且不止一次。這是什麼？是腎氣不足，無法氣化水液，即俗稱的腎虛，為先天之本虧虛。而先天之本掌管我們的壽命，是父母精氣所化。無論任何疾病，若你原先半夜不用起床小便，但在治療過程中出現夜裡頻尿，就表示傷了腎氣。你敢繼續接受這種傷腎氣折壽命的治療嗎？反之亦然，經治療後，若夜裡起床小便的次數減少，恭喜你，因為你找到正確的醫生、使用正確的治療法。

四、排尿狀況正常

每天三到七次小便，小便的量大，顏色淡黃。但前提是正常飲水，每日至少一公升。而且，睡前睡後都要飲一大杯水。小便排出，表示腎功能正常，若不停地小便，就是腎出問題。最常見的是腎陽不足，氣化不利，水液無法氣化，當然只好排出。導致飲水不少，但全排出去，沒有得到應有的利用。所以，表現上看患者陰虛（水液不足），實際上卻是陽的氣化不足，需扶陽才行。

五、手腳溫熱

一年四季，無論春夏秋冬，永遠頭面身體冷、手腳溫熱，便是陽氣充足。然而，現代人往往手腳冰涼，夏天涼，冬天更涼，習慣了，反而不以為病，照樣拚命飲用涼茶和冰品，殊不知這是機體內部陽氣不足的信號，此時應該要顧護陽氣，不能再傷害它。另一方面，體會四肢溫涼變化，能有助於認識身體狀態。例如生病了，無論腫瘤、心臟病、肺病，或其他病症，不管接受何種治療，如化療、西藥、手術、中藥、針灸等，若越治手腳越冷，代表選錯療法，請趕快停止，以免疾病越來越重。若服藥後，腳從冷的變成溫的、暖的，就請好好與這位醫生配合吧。

六、晨起陽反應

無論男女，晨起後有陽反應，例如女人的乳房會很敏感、男人陰莖會勃起。男人從十來歲開始都會有正常反應，到了五、六十歲就沒有了。這表示體內的陽氣充足。若服用降血壓、降血糖、降膽固醇、降三酸甘油酯等西藥，都會導致早晨的陽事不舉。再如，生病找醫生治療、服藥，若越來越陽萎，也請別再繼續了。

七、健康的指甲

健康甲印為雙手指甲根處有八個月牙（俗稱小太陽）。從拇指到無名指，月牙從大到小排列，小指可以沒有。甲印從甲根向甲緣量起約二公釐（拇指二至三公釐，其餘依次減少至二公釐左右）。甲印邊緣整齊、清晰，中部凸出顯得飽滿。此種甲印多見於身體健康者，說明氣血沖和、臟腑陰陽相對平衡。與正常甲印相比增大、縮小，或甲印指數增多或減少，十指全有或全無等，都稱為異常甲印。

若月牙很少，甚至只有拇指有，其他都沒有或比較小，屬於寒型甲印。這表示身體處於陽虛狀態，陽氣虛衰而陰寒內盛，是陽氣不能通達到四肢末端的表現。此種患者臟腑功能低下，導致寒邪入侵或自生。寒能使氣血運行緩慢，多生腫瘤、腫塊、囊腫、肌瘤等病。有人對腫瘤患者（主要是惡性腫瘤）臨床調查發現，寒型甲印占八〇%，說明惡性腫瘤患者中體質虛寒為多數。當然體質虛寒者不一定都得病，體質強盛者也不一定永遠不得病。一要看邪氣的性質，二要看正氣（即體內產生對抗這種邪氣）力量的大小。值得一提的是，虛寒體質者患腫瘤的機會遠大於其他類型體質的人。因此，虛寒體質者透過用藥或自身鍛鍊，改善體質，就能減少惡性腫瘤的發病機率，即使發病，也可減輕症狀。以上對於未病先防、有病早治都具有意義。我在臨床中發現，現代人寒性甲印占多數，幾乎有七、八成。這也是我注重陽氣在治療中的重要作用，強調「扶陽」的依據之一。

若月牙變大或甲印指數增多，均屬熱型甲印。熱型甲印是體內陽氣旺盛，臟腑功能強壯的表現。正常人甲印越大，表示身體素質越好（需與身體其他情況相參）。在疾病情況下，則表示陽氣偏盛，陰液相對不足，此為實證，或病久陽盛而致陰虛，證屬虛實夾雜，與寒型甲印相比，治療較容易見效。

八、牙齦紅潤

觀察牙根是否被牙齦包覆、牙齦顏色是否紅潤。越是大病，越是陽虛，牙根部分越是暴露得多，而牙齦顏色越是灰暗。你看健康的小孩，牙齦紅潤，且緊緊包住牙根。請患者自行觀察，當疾病減輕或痊癒時，牙齦部位就好轉一些。若牙齦處牙根暴露過多，則腎氣一定不足。

依上述原則，自我判斷，就能得知自己的身體狀況。值得一提的是，中藥能改變體質，臨床發現部分腫瘤患者經治療好轉後，其甲印也朝好的方向變化。但有些患者症狀減輕，甲印卻沒有改變。原因是一方面甲印變化需要一定的時間，少則數月，多至一年甚至數年。另一方面有些患者經治療後雖然不適症狀消失，但僅是臨床治癒，體內癌毒並未盡除，陰陽失調，以及陰陽兩方物質基礎的缺損都未恢復到正常狀態，因此甲印就不可能向正常變化。在此情況下應堅持治療，不可因為治療效果滿意、痛苦減輕就輕易中斷。臨床上因盲目樂觀中斷治療而導致復發死亡的例子很多，應當引以為訓。

關於健康的八個生活標準，請多加領會。凡患者看病前，先自行對照，看缺少哪個標準。然後找醫生服了中藥後，觀察是否改善，以此作為判斷療效的方法，也作為選取醫生的標準。若服藥後，八個標準都正常，就表示痊癒了。

生病與治病

腫瘤不是一天生出來的，高血壓也不是上一週才得的。疾病的發生到出現症狀往往有個過程，如慢性病的形成需要五至九年的漫長積累。「冰凍三尺非一日之寒。」日積月累才會形成病，反而我們人體一點感覺都沒有，甚至覺得自己「很健康、很平衡」。否則為何有人到醫院才突然檢查出癌呢？我們經常會聽說，某某人從檢查出病到死亡只有幾天的時間，但沒有查出病前，他一直說自己「很健康」。這是怎麼回事呢？

因為疾病就是我們錯誤的生活、工作、飲食行為。當存有不正確的行為，疾病就潛伏在你身邊，等待機會，慢慢侵蝕你的機體。若能找到好的中醫，以正確的治療法，進行五臟六腑的全面調理，過去那種假象的平衡突然遭到猛烈破壞，會感覺不舒服。這種不舒服就是排邪反應，是一種好兆頭，應當感到安慰，不必驚怕，這和抗生素等西藥的毒副作用是兩回事。

有患者抱怨：「我原來沒有這個病，服了你的中藥後反而生出來了。」

因此，對於生病與治病，有些觀點需要釐清調整。病本來就在身邊，它伴隨著我們從小到大，從大變老。關鍵在於我們如何才能趕走它。以下提供兩個看待疾病的觀點，希望能讓生病的朋友樂觀起來。

第一個觀點：生病是在日常生活環境中發生的，因此可靠改善日常生活來解決疾病問題。幾千年來，先人就是根據對自然界的觀察而形成天人合一的醫學觀點。中醫強調「道法自然」，是憑著生活中的常識與知識解決疾病，使頑疾痊癒而恢復健康。隨著科技發展，我們離自然越來越遠，疾病卻越來越多。越是在這個時候，越需要自然醫學，而中醫是當前可以信賴的醫學。

第二個觀點：病是可以治好的。病本來不屬於我們機體，當然也不應該停留在我們機體裡。人類出生時，生龍活虎，後來因為各種原因而不知道如何保持健康，因此得了病。但它既然不屬於我們，當然可以把它趕走。《黃帝內經》說：「言不可治者，未得其術也。」若誰說這個病治不好，那不是真的治不好，只是不會治而已。好醫生一定會有，就看各人緣分。

了解以上兩個觀點後，要擔心的就不是疾病，而是如何找到能治好你的病的中醫。

第二節　治病當重視陽氣

我看病，看舌摸脈，出發點在於人體五臟六腑的陽氣盛衰，即重視陽氣的作用。這是我的主要觀點，臨床上以此理看病，有相當不錯的效果。

何謂陽氣？

當代著名老中醫李可先生認為，人身的氣化全在「陰陽」二字。一切陰（四肢百骸、五官臟腑、津精水液）皆靜止，古人謂之死陰。唯獨陽才是靈動活潑的，有生命活力。陽為統帥，陰生於陽而統於陽。《黃帝內經》認為：「陽氣者，若天與日，失其所則折壽而不彰。」下焦一點命門真火發動，十二經循行不息，五臟六腑氣化周行，生命欣欣向榮。此火一衰，諸病叢生；此火一滅，生命終結。腎為先天之本，是生命之源，所憑者，此火；脾胃為後天之本，氣血生化之源，所憑者也是這個下焦真火。養生若損此火則折壽，治病若損此火則殞命。因此，陰為死陰，陽才是活陽。離開了活陽，要死陰何用？可惜，目前臨床一派滋陰用事，陽藥不用，何以救危扶厄？

我重視腎陽的作用，在六經辨證裡，即指少陰的作用。少陰與少陽同為人體的樞機，其重要作用自不必說，但這個是什麼樣的樞機？既然為樞，必有開合兩面，這個樞才有作用。這要從臨床理解。大家都知道少陽為樞的道理，那是樞轉太陽與陽明，也就是說，是陽的開與合的樞。這個意思比較容易理解。但少陰如何理解？如何應用少陰這個樞？就不容易了。

我認為目前社會上的病種，不少治療關鍵在少陰這個樞機上，即四逆湯的應用。如何深入應用四逆湯、如何把正氣與邪氣借少陰這個陰之樞調整好，就是大學問了。少陰為樞，這是一個轉機。用得好，雖邪盛亦可樞轉，病退了，轉為生機；用不好，邪日進，進到厥陰，就不容易再出來了。臨床治療，非僅用少陰之樞，還要掌握用少陰樞機的時間，這也是關鍵。仲景用了四逆法，這是個竅門。另外，還有麻附細法，也是了不起的竅門。我覺得如果能從此法入手，也許能悟出治病的大法。

總之，陽氣是人的生命根本。有陽之氣化，才能有陰的成形。無論什麼病，如果邪氣入侵人體，那一定是機體的陽氣先虛了，所以才失去正常防禦功能。《黃帝內經》說：「正氣存內，邪不可干。邪之所湊，其氣必虛。」就是這個意思。臨床出現的功能性或器質性疾病，都有陽氣不足的病因。因此，從陽氣的角度審視大病、重病，往往能找到突破口；重視扶陽補陽去治療大病、重病，亦能取得驚人效果；當然，若能養陽氣之生長化收藏，預防疾病、健康長壽也就不是什麼難事。

當代名醫李可有段話論述陽氣的作用，非常清楚。他說：「正邪交爭的焦點，全看陽氣的消長進退，陽虛則病，陽衰則危，陽復則生，陽去則死。陽氣易傷難復，故陽常不足。老人涕淚自流，小便失禁，乃真陽衰，不能統束諸陰。老人無疾而終，形在神去，便是一具死的軀殼。一部《傷寒論》一百一十三方，使用附子、桂枝、乾薑者即達九十方，可見醫聖對陽的重視，曰溫陽，曰養陽，曰助陽，曰救陽，對生命之本的陽氣，是何等的曲意呵護，關懷備至！滋陰學派在中醫史上建有豐功偉績，但丹溪翁為救時弊，矯枉過正，混淆五臟之火與六淫外邪之火的區別，竟把肝腎虛火視為『元氣之賊』，更加苦寒攻伐，所創『陽常有餘』說，更違《內經》本義。以丹溪法治虛勞，百難救一，遺害尤烈。」

舉個重用扶陽法治療腦病昏迷的病案，從此案可見，陽氣的虛衰會影響患者的生死。且患者生死攸關的時刻，重用扶陽就是救命。

二〇〇五年七月，醫院一患者一個多月前因咳嗽，伴呼吸急促，入院治療，症狀不見好轉，反而出現神昏，漸至不醒。西醫沒有確診，只推測是腦炎或腦膜炎。因此邀我會診。患者神昏不識人，臉色晄白。眼睛緊閉，舌不能伸出，脈象浮大無根，又顯芤象。四肢冰涼，未見汗出。瞳孔對光反射消失。這是陽氣欲脫的急證，急當以回陽為法。因思李可老中醫有破格救心湯一法。其法重用附子至200克。因書該方小量，囑急煎半小時，邊煎邊餵服。其方：

製附片35克、乾薑45克、炙甘草50克、磁石30克、生龍牡30克、紅參30克、山茱萸60克、龜板30克。

兩服，水煎服，日一劑。

兩天後再診，患者病情穩定，脈沉細，右尺尤沉，臉色仍是晄白，但神識已經略見恢復，可與醫生打招呼。眼睛仍不能睜開，也不能識人，瞳孔對光反射依然消失。此方回陽有功，患者生命已經無礙。上方加麝香0.5克，並加重製附片至50克，並囑兩天後加為75克。

三日後再診，患者已經可與醫生握手打招呼。眼睛略見睜開，能視清一公尺內的家人。舌略可伸出，見舌尖淡。診其脈仍沉細，但略起，此陽氣漸復之佳象。囑加製附片為100克。

三日再診，右側瞳孔對光反射略可，左側仍然消失。患者神色漸充。但臉色依然㿠白，脈沉細，略見弦象，此脈之神氣恢復之兆。上方加製附片為125克，再服數劑。以上各方均要求先煎附子及需先煎之藥品半小時，再合諸藥，前後共煎足兩小時。數日後，病人基本康復，正常出院。

什麼是陽氣？陽氣就是生命。上例的神昏不醒，即是陽氣不足。而神志清醒，就是陽氣的恢復。

陽虛有時也有假象

許多患者就診時對醫生說「火氣太大」、「肝火很旺」、「很怕熱」，並說平時吃不得一點熱物，諸如油條、胡椒粉、紅酒等，患者想當然地認為自己體內的熱太重了，若醫生診斷失誤也隨之和之，處以大量寒涼藥，結果此病未消，他病又起，患者越治火氣越大，臉色越暗，體質越差。結果經常發燒，動不動就感冒，一來月經就出現痛經等症狀。

不少中醫在臨床上喜用寒涼處方治療雜病，動不動就大青葉、板蘭根、銀花、連翹等，當然一時的療效不錯，也正是這一時的療效或西醫檢測的暫時改善，才使得其不重視更深層的醫理，導致陽氣因而受損。事實上不少病症得到暫時改善，僅是因為病邪得到壓制，症狀暫時消退而已，但病根沒有徹底消除，甚至體質還往不好的方向發展，或是此處症消，他處症起了。

患者因為不明醫理，或他症又起是在數月（甚至多年）以後，並不會將他症歸罪於前醫的用藥。比如失眠患者，表現為熱象，用了清熱藥物，失眠暫時控制或好轉，但服用一段時間的清熱藥後，患者變得昏昏欲睡，且出現閉經，雙眼下有黑眼袋。患者去找婦科醫生就診，前醫不能持續診治，自然少有機會明白其中緣由，後醫不細問之前的用藥，或是問了也不明其中因果關係，僅局限婦科處方用藥。在目前醫院分科下，這種情況實在太多了。即使有經驗的醫生也難免因一時有效而忽略細節，更不必說出現排病反應時的認識和處理了。若有連續就診，也少有醫者能前後連貫，比如小孩感冒發燒，醫者和患者家屬都急於退燒，施以抗生素或荷爾蒙，燒是退了，反覆數次後，患者出現遺尿、腎炎、心肌炎，又有誰能將這些病與抗生素和荷爾蒙聯繫在一起呢？

現代醫生喜用滋陰藥，效果不明顯，且傷陽。更有西醫，拚命用抗生素，創傷人體陽氣。觀察患者，每多見臉色灰暗不華，眼周灰暗之徵，且脈多見沉細。此皆是陽虛證。

舉個因不識陽虛假象，濫用寒涼中藥，導致關節腫痛久治不癒的例子。

二〇〇五年，一位經病友介紹來我門診的患者，女，約六十歲，右腿膝關節以下至腳趾皆紅腫熱痛，摸上去發燒，病人自述熱痛不止，已經一年餘，百般求治，不得其效。西醫診為血小板減少性紫癜。診其脈沉細，右尺尤甚。舌淡。觀其臉色，環唇一周皆蒼白，與其臉色不相配。我即診為腎陽虛，以四逆湯合當歸四逆湯原方。其中：

製附片25克、乾薑35克、炙甘草45克、當歸30克、桂枝30克、白芍30克、大棗12克、細辛15克、通草15克。

一劑後症狀即大減，紅腫熱痛均減。三劑後，紅腫處自膝下退至小腿一半的位置，且從腳趾向上皮膚紅腫開始上退至踝關節處。

此方再服數劑後，症狀未見明顯改善。觀察小腿處有一巴掌大的硬核，皮膚觸覺非常硬。脈仍沉細。環唇蒼白色不褪。知陽虛未改。當繼續補陽。上方加製附片為35克、乾薑45克、炙甘草55克，繼服。症狀繼減，再加為製附片45克、乾薑55克、炙甘草60克。服數劑，皮膚紅腫繼褪。服數劑後，病人即自述腿特別輕鬆，走路飛快，女兒幾乎跟不上，且上下樓梯輕鬆異常。（註：製附片先煎三十分鐘，再合諸藥再煎九十分鐘。我用附子皆同此。）

此症我先是思考了前醫的處方。患者初診沒有帶來他醫處方，但依病狀，患者一年治療無效，我猜想，他醫肯定大量使用清熱解毒之劑。因為患者表現為明顯的紅腫熱痛，而時醫多從熱毒考慮，此為一。其二，病人脈沉細，右尺特別沉。典型的陽虛之脈。且環唇區乃腎區，其色蒼白，腎陽虛可知。其三，服補陽藥有效後，再服症狀不減。此時，我細細思考，是否補陽已足。但觀其脈，其環唇色澤，知病情仍為陽虛，於是加足四逆湯用量，以恢復患者的真陽。患者病情穩定，已逐漸好轉。

此例患者算是幸運的，還有更多患者正遭受著寒涼藥物的折磨，雖然其表現為熱象，但陽虛的根本卻沒有人重視。這類患者多是三陰體質，其病象也必是真陽虛於下而假熱炎於上之症，糖尿病、高血壓、中風等多是此類。每見醫生治療急症危症時，不知陽氣欲脫時的假熱之象，誤用大量清熱寒涼藥而導致患者衰危而致不救。濫用苦寒藥之危害非常巨大，實在是罄竹難書。例如，糖尿病、高血壓臨床表現好象是陰虛火旺，於是滋陰降火，扼殺生機，因此而產生慢性病、疑難病，這已經在社會上非常普及了。此時仍不思救危扶困，更待何時呢？

扶陽的道理

分析當前偏用寒涼藥的原因。受近兩、三百年溫病學的影響，大家治病都在滋陰上作文章，六味地黃湯成了萬能的安慰劑，誤人太多。而且溫病思想主張多用寒涼藥物，導致當前中醫的現狀是什麼病都考慮是熱，都用寒涼藥。如此怎麼能取得療效呢？

另外，患者自己不知節制地消耗陽氣及濫用抗生素等西藥，損傷了人體的陽氣。當前醫療界，群陰亂舞，寒涼流行，我們人體的一點真陽在一派陰寒中苦苦地掙扎。

所謂治病，就是透過針藥方法扶正祛邪。其中第一步是扶正。陽氣是人的生命，先將陽氣扶起，積累生命的能力，再考慮祛除邪氣。而所謂的祛邪，其本質是靠人體自身的陽氣來完成的。單純的針刺、藥物都不能祛邪，比如在死人身上針刺用藥，能把邪氣祛除嗎？完全不能，因為沒有機體陽氣的支持。因此，陽氣才是治病康復的根本。《黃帝內經》有「神不使」的說法。所謂神不使，即是治病時所用的針刺與藥，是用來攻逐邪氣，但真正運行藥物的是人本身的陽氣，也就是「神」。因此，針灸也罷，服藥也罷，從外面治療，陽氣在機體內回應。這樣藥氣可升可降，可內可外。這都是陽氣的功能，與藥物無關。若服了藥，但臟腑的陽氣不從內回應，針了穴位，但機體的經氣不從內通暢，就是陽氣已經耗盡，患者機體對治療法失去反應，故不能治癒。

我從陽氣立論，凡病先判斷陽證陰證，次按五行之理分析東西南北中之陽氣狀態，總之皆以生長化收藏之陽氣盛衰立論。以此診病治病，獲得不錯的效果。比如熱氣患者，容易上火，口腔潰瘍。我用扶陽潛陽的方法，許多患者說，現在吃油條不會口腔潰瘍、也不會咽喉疼痛，甚至喝點紅酒後，大便反而更通暢、痔瘡也不發作，吃麵條放點胡椒粉，鼻腔也不似以前冒火乾燥，這無非就是陽氣足了，陰火自然下降的現象而已。

但並非沒有真正的熱，沒有真正的火邪，沒有熱病。有，但不能把所有的病都說成是熱，也不能把所有的病都說成是寒，該是什麼就是什麼。從真實情況統計結果來看，陽虛者十有八九，陽盛者百無二三，真正陽盛的人有幾個？因為陽虛，導致各種慢性病、疑難雜病，因此，重視補陽有現實的社會意義。

其實，患者就能自行判斷扶陽中藥的療效，比如吃點油條或喝點紅酒試試，若不上火，表示這個扶陽的方法有效。再比較一下用涼茶與寒涼中藥的治法，服一段時間以後也可試試熱氣的食物，兩者相較，患者會比較容易建立信心。

補陽藥並不會導致溫燥之弊端。一方面，附子溫，並不燥，不傷陰。且附子可溫陽，陽能化氣，氣化則水濕自能通行全身。陰虛之證，附子可化水而潤之。再者，目前不少病症，多為陽虛。抗生素影響臟腑功能，荷爾蒙過分開發真陽，短時間內是治了病，但持久來說，耗傷陽氣是本。我可舉出許多臨床病例，從脊髓炎、腦幹腦炎、各種關節炎、血小板減少性紫癜、脫髮、腎炎、小孩腦癱到亞健康等，多是陽虛。重用補陽之劑的確解決了病人的痛苦。

但凡事都有辯證關係。我重視陽氣的盛衰，不代表就不重視陰精！其實，每個中醫學者都有自己的思考與經驗。這些經驗多是透過對患者的治療實踐中獲得。你看的患者與別人的患者不同，大家都在思考，得出的經驗可能不同，也可能相同，這就是中醫的發展。我重視陽氣，是我的特點，也是我的經驗。提出來與大家分享，但不希望因此誤導中醫的發展。若能從患者思想上開始重視扶陽法，也許能幫助醫生改變中醫的主流，這種主流目前看來影響了中醫的前途。

最後要說明的，病變種類不同，不至於萬病皆需補陽，必要時也要用滋陰法或滋陰藥。我雖重視陽氣，卻不至於膠柱鼓瑟，只會扶陽。該用附子，就用。偏有陰虛了，當用滋陰中藥，為什麼不用呢？病有六經，附子偏於三陰。哪個醫生會天天只看三陰病？外感風熱，難道一定要用附子來逞能嗎？

我臨床喜用製附片，即黑附片，一般藥店都有，且會另包，提醒先煎。若處方量小於15克，可不先煎，與其他藥混在一起煎半小時即可。有人說，你用附子，書云大熱大毒。其實大家不必問附子有毒與否、量大如何。是藥三分毒，治病就是以毒攻毒的過程。有是病者，幾百克不多，反而神效如驗。無是病者，三克也多。沒病就不要亂服藥，即使人參無毒，沒事服100克也照樣會出事。

世上的醫生都想治好人的病，但就是因為溫熱藥如附子等有毒，明知可用而不敢用。張仲景可用生附子70多克。我臨床上也經常用到生附子。為什麼？因為病人需要，效果明顯。如今不少的中醫不敢用重藥，恐傷害病人。按照中醫的觀點，病症如此，用藥則當重則重，當輕則輕，又何需慮哉。真正要思慮的，反而應該是診斷的水準。

為什麼我宣導補陽，因為病人大多是陽虛證。我遇過不少大病，不用扶陽藥，效果不算滿意。後來，思考了陽的功用：「陽氣者，若天與日，失其所則折壽而不彰。」明白陽氣才是我們生命存在的唯一原動力。沒有太陽，地球上的生命也就結束了。沒有了真陽，人也一樣不能生存。因此，我開始重視人體真陽的作用，臨床上重視補陽法，發現效果也上來了，特別是治療一些頑固疾病，效果非常明顯。從扶陽法來治療各種疑難病症，確有實效。我數年所治，歷歷在目。其實，扶陽就是抑陰，特別是對於重症疼痛，扶陽法效果明顯，往往藥到痛除。

時醫碌碌，終未能參透扶陽之意，往往用寒涼中藥傷害病人的陽氣。結果把小病治成大病，把輕病治成重病，把不死的病治死了。這樣的例子很多。二〇〇八年夏天我在威海時診治一患者，數年前因感冒引起腎炎，被西醫誤治後，導致慢性腎小球腎炎。又找中醫服了四、五年的中藥。正好患者帶來處方，我一看，全是寒涼性的中藥，好像炎症一定是熱症一樣。結果，患者從初期的腎炎服到現在的尿蛋白、尿血及糖尿病！

這個患者特別有毅力，堅持服中藥不鬆懈。而幫她開藥的還是個中醫專家，開了近四十味中藥，全是寒涼清火。我問患者，對方給你看舌、摸脈沒有？患者說有，但明顯淡白而大、齒印明顯的舌頭，右尺沉而不足的脈象，專家好像都沒有注意。倒是在腎小球腎炎的「炎」字下工夫。炎字雖是兩個「火」疊在一起，但這個火可不能清呀，這是要養的呀。（各位若細讀我關於感冒的論述，自然會明白該如何治療。）豈不知這四、五年來，患者的陽氣逐漸被蠶食，病情逐漸加重。如此治療，不知是病人之錯，還是庸醫之錯。

扶陽，是因患者出現陽虛證，不扶陽不能把病治好。但這個治好是完全的、徹底的，而且是不留後遺症的治好。若濫用寒涼中藥來清熱解毒瀉火攻下，無疑是將患者的一團大好陽氣給糟蹋了。病情不加重才怪呢。當前的人多屬少陰陽虛體質。請好好保住自己的陽氣，別破壞了。

第三節　何為陽虛？

現代一說生病，就要清熱。好像萬病皆有火。如此便成了濫用寒涼藥的依據了。當然，不能把所有的病說成是寒，該是什麼就是什麼。就我近年來的臨床情況來看（本人在南寧工作，地處西南，冬日無雪，夏天溫度經常三〇℃以上），陽虛者頗多，陽盛者少之又少。

脈軟而無力是陽虛，這個道理大家都知道，也都會用點扶陽藥。另外一種陽虛證，其標象比較重，即陰寒症狀比較重，表現為脈沉緊，其本質即陽虛，因為陽虛，所以寒邪內客，出現寒氣很盛的脈，這時也需要扶陽以破陰寒。

有人會問，到底什麼症狀才算是陽虛呢？

簡單地說，凡生活起居、活動、言語、臉色，一切無神的、退的、弱的、差的、虛的、下的、緩的、暗的、低的，都是陽虛。我列出一些常見的陽虛症狀，請自行對照著體會。

精神差，或打不起精神。什麼事都不想做，總想閒著、休息著。

喜歡躺著，懶得說話，四肢困乏無力。

不耐勞煩，稍有勞累就容易汗出，甚至平時經常大汗淋漓。

痰色清稀，或嘔吐清冷痰涎、清水，或清涕自流。

平時說話聲音低弱。

唇色青淡或青黑或紫暗，或環唇蒼白色。

痛喜揉按、喜熱敷。

滿口津液，不思茶水。偶爾有口渴，但只喜歡熱飲。

婦女白帶多，且清淡而冷，不臭不黏。
飲食減少，喜好辛辣、煎、炒、炸、燒烤等很熱的食物，對冷物不感興趣。
小便清長，大便通利。
臉色淡白或蒼白，舌淡胖而潤滑多水，或有齒印，苔色淡，或白。
脈微或浮大而空，或沉軟，或沉緊，或沉細無力。
平時總想閉著眼睛。總想睡覺，一天睡覺超過十小時。不願思考問題，注意力不集中。
縮著身體睡覺，很怕冷。或平時兩腳冰涼，甚至兩手也冰涼。
手指比手掌顏色暗黑。
兩手指甲月牙少於八個，陽虛重症者甚至總共只有兩個月牙。
容易感冒。天氣一冷就感冒，一有流感就感冒，甚至婦女每月都隨月經而感冒一次。
不明原因的脫髮嚴重。白髮出現較早、較多。
手指大魚際或小魚際顏色較手掌青暗。手掌中央暗淡無華。或小魚際鬆軟無力。
皮膚顏色暗、紫、萎黃、蒼白，或皮膚感覺麻木、鈍、涼感。
前額兩頭角髮際處暗淡，生白髮。
常年慢性腹瀉，或食生冷瓜果即瀉，或略食不乾淨或油膩食物即瀉，或坐臥濕地、涼地即瀉，甚至坐椅子時沒有椅墊也會腹瀉。
晚上要起床小便（偶爾多喝了水不算）。小便無力，滴滴答答，淋漓不盡。
總覺背後怕冷，腰痠背痛，腰背強直，彎曲困難。
兩腳冷，或膝下冷，甚至睡一晚上也不覺得熱。
四肢冰冷，夏天稍好，冬天尤甚。
只有上半身出汗，而下半身不容易出汗。

上半身不怕熱，而下半身特別怕冷。
性欲減退，與年齡不成比例。
牙齒容易軟，或無力。稍吃酸則牙齒覺得無力。未至老年即掉牙。
小孩、年輕人肥胖症。這樣的肥胖多屬脾陽或腎陽不足。
容易上火生氣，容易熱氣，容易口腔潰瘍，容易生痘痘。
早晨起床眼瞼腫脹。
人中溝短、平、淺。
下肢慢性浮腫。
容易生各種腫塊，如乳腺增生、卵巢囊腫、子宮肌瘤等。
徒步走到三樓就兩腿發軟，氣喘，無力。坐一會兒就覺腰痠。站立一會兒就感到兩腿發軟。
總感到有睏意，卻睡不著，好不容易睡著了，又睡睡醒醒。
各種骨質增生及退化性病變，如頸腰椎增生等；各種關節變形，如風濕、類風濕。
各種內臟下垂症，如胃、肝、子宮等。
因寒而痛經，月經遲，經量少，色淡。婦女提前進入更年期，或提前絕經。
各種慢性軟組織損傷，如各種軟組織粘連性病變，蜂窩性組織炎、腱鞘囊腫等。
下焦包括下肢無力，發冷，小腹畏寒，或頭頂畏風明顯。
久病體弱，畏寒不退。
小便沒有力氣，甚至點滴而出。或小便分叉。
脘腹冷痛，且持久難癒。
長期嘔吐清冷涎沫。
泄瀉如水一樣，且一天數次至十數次。

中年後陽萎。

頭頂冷痛，怕風明顯，甚至夏天也要戴帽子，略受風則覺冷氣自頭頂透入身體。

眩暈，天旋地轉。

關節痠痲沉重，且畏寒明顯。

症狀隨天氣變化而變化，特別是每遇刮風下雨天而病情加重的患者。

各種劇烈疼痛，遇寒即明顯加重。

脈弦緊或沉緊。

面上汗出如油狀，非常黏膩。

如此等等，基本上屬於本在陽虛。或在上，或在中，或在下。或在太陰，或在少陰，或在厥陰，總之皆關乎陽的虧虛。凡見上症，取類比象，自能旁通之，都需要扶陽才能治其本。

陽虛證的形成，不僅是天生體質稟賦，更多與飲食生冷、勞倦內傷、房事不節、濫用西藥、過用寒涼中藥等有關。其中特別是不少醫生不識陰陽，不分體質，肆意濫用、誤用、多用、久用寒涼滋膩，導致陽氣虛衰。疾病本當陰陽病症各半，但經過以上種種折騰，導致了陽虛類的病症較多的狀況。

陽虛證當「益火之源，以消陰翳」，也就是扶陽抑陰。其方法頗多，或甘溫扶陽，或破陰返陽，或溫陽通絡，或降火潛陽，或陰中求陽，或小火養陽，醫聖張仲景有四逆、白通、理中、當歸四逆、桂附諸方，自然順理成章地成為臨床慣用之方。我的多數患者，都是如此見症，即使在炎炎夏天也如此。因此夏天照樣用附子。一切因證而用藥。換言之，不是我喜歡用附子等溫陽藥，只因為病當如此。這才是醫生的本分，「知犯何逆，隨證治之」之道。

第四節　不可濫用補陽

許多患者喜服補藥。人人均知補陰、補氣，但也有人喜歡補陽。應用補陽法有一定的講究，不可濫補。濫補陽氣並不能祛病保健，反會導致陰陽失調，使正常臟腑功能受到干擾而發生疾病或加重病情。陰虛火旺者不要濫用人參、鹿茸，用後會口乾舌燥，咽痛便祕，煩躁失眠，甚至口鼻出血。

用補陽藥是要有適應證的，不可見病就用。陽虛適應症很多，請參考〈何為陽虛？〉一節。另外，我有個法門，對於是不是陽虛的患者，若不明確，可以先試用他法，若有效，就不必補陽。若無效，甚至加重，往往是真陽不足。這時可試用補陽之品。且劑量宜小，宜輕，宜久煎。

一般補陽藥一服，效果非常明顯。若重用了補陽藥而且沒有效果，有可能是量不夠重，這就需要經驗了，不然就是服錯了藥，這也需要詳細審證。有時真的需要重用扶陽之品，甚至每天用到五百克製附子，都有可能。試看李可老中醫的醫案，附子重用，但效果明顯。

對於多數陽虛患者，常服補陽藥作為保健品，基本上可以接受。對於素體陽氣不足、或因病陽虛、或久耗真陽之體，均可以常服小劑量四逆湯。既可保健，又可治療，還可長壽。量以小為好，而且要注意日常生活中的飲食禁忌。

辨證應用補陽法

即使是陽虛患者在需要服用補陽藥時，也要在有經驗的醫生指導下，依其體質和病情，辨明氣血陰陽、三陰三陽及五臟六腑之或虛或實，辨證進補。若不加選擇盲目服用補陽藥，將產生副作用。再者，即使是明顯的陽虛，也應辨明何經何臟，選擇用藥，不可濫用四逆湯，免生後患。

對於陰虛患者，絕不濫用補陽藥，以免滋補留邪。若邪未淨而正氣已虛，可在祛邪藥中加入適量扶陽藥以扶正祛邪。對於陰虛之用附子，我的經驗是一定要配合熟地。這樣有兩大好：一則助陽不傷陰；二則以附子之陽，氣化熟地之陰，使陰為機體所用，從而真正實現補陰的目的。附子有濕可化，則濕邪自運而陰虛可復。若無滋陰藥，附子溫陽氣化功能增加，只能耗傷真陰。那是真的傷了陰。其他配合，如麥冬、生地、白芍等，皆可隨證而為。但要以補陽藥為主，滋陰藥為輔。具體比例如何，則依病情來定。若無特別徵候可判斷，我個人認為，陽藥六分、陰藥四分是滋陰最佳配伍。陽藥稍重。既可氣化陰精，又可運轉陰液循行經絡臟腑。

注意用藥配伍。如磁石、生龍牡雖不是滋陰藥，但可潛陽入陰，這可以制約浮陽，其實就是防止補陽藥產生過多的上升陽氣。陽升易擾心神，致失眠，煩躁，神志異常。一定要在配伍上預防。從這個道理上講，就像是針灸百會穴，我在臨床上一定配合足三里或崑崙。以達到引亢陽下降入陰，這樣可以讓陰和陽在上與下形成平衡狀態。

注意脾胃功能。補陽藥雖可益脾，但過用會耗傷胃陰，導致慢性病加重。因此，即使是陽虛重症，也要考慮脾胃虛弱、運化無力的問題，適當配伍少量行氣健脾藥，以促進脾胃中焦氣機運化。

注意煎服方法

煎煮補陽藥，時間可以稍長，務使藥味盡出。我的用法是，先煎附子等先煎之品，如磁石、生龍骨、生牡犡、生海蛤殼等，煎半小時，然後加其他藥再煎一個半小時。服藥時間飯後為佳。急症不在此例。另外，依六經不同病變部位，還有不同時間的服藥講究，需與醫生聯繫。例如腎陽不足，在上午十一點和下午五點效果最好。

雖然臨床每每用扶陽藥量較大，但也需要謹慎。現代人的體質與數十年前不同：一是體質普遍增強；二是大量受用西藥，其所導致的陽虛體質尤為人們所缺識。而所使用的中藥也不是古代的藥，已由野生改為人工栽培；藥材明顯不道地，如不講究產地、生長周期、採摘季節，炮製不標準，導致藥力遜於古代。這些因素再加上中藥用量偏小，療效低下則自在情理之中。我處方用藥，該大則大，應小則小；需增則進，宜減則退，皆以病情所需和進退為前提。不少人說我治病膽子大，其實膽大的行為是以精確的辨證為基礎和前提。沒有藝高的膽大是魯莽，必肇禍端。

治療大病，有時不需要重劑大方。只需關注患者的陽氣狀況，用小小藥方、小小劑量，幫助患者扶起機體的陽氣，即是最高明的治法。《黃帝內經》有「少火生氣、壯火食氣」的道理，即以小火促使陽氣生發，而過用大火補陽反而導致傷氣。因此，需用小方時但用小方，當用大方時則用大方，一切不離扶正祛邪。

俗話說：「冬天進補，春天打虎。」因此在三九冬季應用扶陽膏方是調整陽虛體質的有效方法。冬季陽氣下潛，此時以膏方之滋潤以扶腎中真陽，保證來年身體健康不病，即使慢性病患者也有益於康復。但用藥不單純是扶陽滋陰，更要注意隨證變化處方。

第五節　不同季節與病機的治法

我重視陽氣，不表示對每一個疾病都扶陽。患者找我看病，我從六經辨證，找出正氣與邪氣交爭的層次，然後針對不同層次處方用藥。若是三陽病，往往患者的元氣比較充足，就不需要扶陽，按證處方即可。若是三陰病，患者的元氣已顯不足，則有必要扶助陽氣，並祛除邪氣。千萬不可孟浪扶陽。

接下來探討一下不同季節如何分析病機、如何施用不同治法。

治病的方法很多，扶陽只是其中之一。然而，一年之中的不同季節，陽氣在天地之間的盛衰與位置也不同，其處方用藥也頗有季節規律可言。數年來，不少網友對我大量用附子頗有微詞，似乎我在濫用扶陽，在此正好申述兩個重要的從醫觀點。

若見陽虛則必需扶陽，不扶陽則邪氣不能祛除。通常三陰體質才有扶陽的必要。

人體是陰與陽的平衡體。治病時，或從陽引陰、或從陰引陽，重點在恢復其陰陽平衡。單純扶陽不是治病的唯一方法。

這幾年來，我一直在南方行醫。透過臨床，觀察到夏季是需要用附子以扶陽的高峰期，至秋漸減，至冬則幾乎用不起來了。這是我臨床記錄所觀察的結果，說明季節不同，人體陽氣的盛衰與位置也不同，因此，用藥必然跟著疾病的變化而隨證變化。

以下分析四季的用藥體會。

春氣屬木，得水而生。水溫即可生木。水不可過熱，過熱則水乾而不能生木。木氣不暢則一年之計不得調。木順則弦中帶根，不緊不滑，木鬱於左則左升不暢而左關弦；木鬱於右則橫剋脾土而右關弦，木陷於下則左尺必大且弦。隨證治之，要在弦意加減方效。凡治雜病時有辨證不得其法，我常自木氣調之，要之在順左升之氣。用桂枝法合佛手散之屬，其效尚佳。

夏氣屬火，得春之木氣自然開發而旺。木易盛而伸展不得，則上化為相火，下陷於腎水。火當旺則順其夏時之機，火不足則必生機不盛而長勢不足。上則為虛火，左寸略大且浮；火升灼肺則右寸略大而浮。火虧於下則為虛寒，其脈必左右尺沉軟無力，或細而無力，此為火虛之正局。另外，還有正虛邪戀之證，其左右尺緊而有力。治此當扶真陽，用藥不厭溫熱，但有少火、壯火之別，臨證當隨意審之。四逆法、潛陽丹、封髓丹等均為常法。

秋氣屬金，當收當斂。秋氣得長夏濕土之氣而成其收氣。金畏火，易辛涼甘味之劑以收之。金氣不收，則右尺必浮大無根，且急以麥味收之。金氣應秋而降。當今之世，木之左升者多旺而肺之右降者多不及。此與脾胃升降又自不同，宜細審之。收金之法，有清燥救肺湯，有麥味法、承氣法、李可引火之法等。但當以證審之，以意和之。

冬氣屬水，以藏為用，冬氣能把肺金收斂之氣藏之於下。冬氣旺則藏機盛而內蘊左升之機。土剋水而水旺土弱則能反侮之。故治水病多培土為法。水含離中之陰，而內又藏真陽之機。故水病必在離坎，不能捨離而求坎。亦不可捨坎而求離。今之世多見藏意不足而左升不旺，故右尺易大易浮。此為陽氣藏之不固，久則必至左尺浮大，則下一循環之升機必顯不足。其治之在以小火溫之，甘寒收之，重著斂之。其法多用桂附、地黃之輩。

四時之氣，應時而動。醫之為病，必宜審時而變，隨節而化，則病可應手而醫可中意。苟不知時節之變而以一法以膠柱之，則為含靈之殘賊。為醫者，不宜慎之乎。

我醫院一年輕同事，男，二十多歲，數年來經常鼻側有疔瘡發作，每用抗生素治療，隨用隨癒，但反覆發作，未能治癒。二〇〇六年底正逢我在門診，遂過來求治。

查其臉色略紅，鼻旁有兩處暗紅色疔瘡，體溫略高。診其脈洪大有力，舌苔黃厚，口臭明顯。此為明顯的陽明體質，胃陽過盛而胃火循經而上炎為患。當清解陽明之熱邪。

即為處黃連解毒湯配合五味消毒飲加減，用量各在30克左右。當時同事都表示驚奇，問我為什麼這個病例不用附子，反而大量用寒涼藥。我笑著說，見證用藥才行。

結果，一服即大效，三服而症全消，未用二診而病已癒。隨訪一年，未曾發作。

第六節 生一個先天陽氣充足的寶寶

誰都想生一個健康的寶寶。所謂健康，就是先天陽氣充足。有人會問：什麼樣的寶寶是先天不足呢？發育緩慢、頭髮焦黃、智力障礙、某些臟器發育不全等，是比較嚴重的，還有更隱蔽且影響深遠的另一種先天陽氣不足，如容易感冒、畏寒、臉色青黃晦暗、指甲月牙不足等，都是先天不足的症狀。所有這些，全關乎腎之陽氣不足，也就是與父母精氣相關。

也許有人會說，這沒有什麼了不起。好，那我們再來看看遺傳的問題。現代醫學認為，父母有一些病可能會遺傳給後代，常見的高血壓、腦梗塞、糖尿病、心臟病等，都存有或多或少的遺傳傾向。也就是說，父母為寶寶提供的先天精氣有所不足，結果導致寶寶容易罹患相關疾病。

為什麼寶寶或多或少會有陽氣不足的表現？這要從父母身上說起。從男女媾精的那一刻起，寶寶就開始了先天精氣的發育。凡是爸爸媽媽在媾精時陽氣不足，所生的寶寶一定先天陽氣不足。對許多人來說，自己的身體也許不需要特別護理，但怎知父母後天的身體決定了寶寶的先天！當前社會，人人唯名利是務，但務快其身，暗耗其神，不知持養陽氣，寶寶先天陽氣如何充足呢？

臨床上各種遺傳疾病的本源都相同，皆有腎中陽氣不足的問題。若父母能提供給寶寶更充足的先天精氣，也許就不會出現這些病了。排除寶寶後天的因素，對父母來說，如何讓寶寶先天陽氣充足就極為重要了。現代醫學有許多相關的經驗和教訓，在此只從中醫理論方面談幾個問題。

一、勿濫用西藥

父母盡量不要濫用西藥，特別是傷腎陽的西藥。（請參見〈傷陽氣的西藥〉一節）這裡特別要強調，媽媽在懷孕期間，盡量不用荷爾蒙和抗生素。若真生病了，不妨看看中醫、做做針灸或服用中藥。這才是治病之法。事實上，沒有西藥是不傷胎的。維生素聽起來是好東西，同樣不可濫用。國外有大量服用綜合維生素保健的習慣，也是非常不智的。

二、慎用中藥

西藥傷陽，中藥使用不當，照樣傷陽。因此，不要濫用寒涼類中藥。目前濫用寒涼中藥的現象已經到了氾濫成災的程度。人人都知道有了熱症，要清熱，但清熱卻有正確與錯誤的做法。盲目清熱，濫用寒涼類的中藥，往往傷了陽氣。對孕婦而言，更會影響下一代的健康。

三、調養身體

生育是件大事，男女都要調整一段時間。好比將地調養得肥沃，莊稼才能長得好。貧瘠的土地長不出好苗，同樣，陽氣不足的身體也不能生出健康寶寶。有些婦女臉頰偏暗，或有黃褐斑、眼下暗黑、環唇蒼白，這些情況顯示不同程度的少陰腎氣、厥陰肝氣的不足，其實很不適合孕育小孩。需要一段時間的調整，把這些情況改善好才可以。另外，若出現如〈何為陽虛？〉一節所描述的症狀，也需要先治病再懷胎。

四、減少房事

懷孕期間，減少房事。只要欲火一起，將惹動相火，接著啟動腎精。而腎精能提供胎兒先天元氣。要生育寶寶，腎精越足越好，就怕腎精不足。若腎精耗損，會影響胎兒先天的元氣。即便寶寶表面上看不出問題，但相火妄動的體質既成，將直接影響其一生的體質，使其易生病。再如寶寶若皮膚多見色素沉著，那是腎臟本色，為黑，肯定是父母提供的先天精氣不足。其中暗耗腎精即為其重要原因之一。

第七節　何為熱氣？

現代少男少女臉上都長青春痘，為了美觀，有些人會接受錯誤治療。兩廣人有種關於「熱氣」的說法，認為吃點熱性食物（如燒烤、油炸、葡萄酒、芒果、荔枝、龍眼）後出現口腔潰瘍、咽喉腫痛、臉上痤瘡等，都是熱氣的表現。因此人人都認為自己熱氣太多，要清熱。這種說法已有數百年歷史了。

目前媒體大肆宣傳寒涼藥物，從排毒養顏類藥物到各種清火中成藥，彷佛天下全是一派火氣，一定要清火。上火、熱氣，幾乎成了現代人的口頭禪。而且，一提起上火，第一個想法就是服抗生素消炎。每次有患者問上火、熱氣、口舌生瘡，我就從陽虛於內、火炎於上來解釋。這裡將關於熱氣的理解提出來，希望幫助患者知道如何治療熱氣，從而減少病痛，也不至於產生其他疾病。

熱氣的真正原因

什麼是熱氣？熱就是火之熱。首先，來看看到底有什麼火在燒。我們常聽到有實火、虛火、陰火、心火等。我認為，真正的火，是實火或實熱。這樣的火熱，就可毫無顧忌地清除。葛根芩連湯、白虎湯都能清這類火。而且，一清就降，效果神速。若清後仍反覆發作，則要考慮是不是實火了。

臨床常見陰火，是陽虛之火熱。這種火表現出來也是熱象，比如常見的咽喉腫痛患者，多從這個火來理解。這樣的火，就不要清也不要降了。因為清火只會讓火更旺。今天清，明天又發，越治越頑固，好像永遠清不完。兩廣很多人都在努力清火，因此涼茶非常普及。人人都在清火，永遠在清火。這就很難讓人理解。既然是實火，一用苦寒，就會清乾淨了。那為什麼這個火清不乾淨呢？這到底是什麼火呢？其實，它根本不是實火，而是虛火。但是不是相火呢？那就要讓這個火歸位。歸哪裡？肝或三焦吧。請試試讓它歸位，好像無位可歸。其實，它也不是相火。這個火是因為陽虛，陽不制浮陽，浮陽上升，發為虛火，也叫陰火。這個火的唯一治法，就是補充陽氣。陽氣足了，火自然降下來。因此，虛火是用潛陽丹、四逆之類來扶陽治療的。

下焦丹田的陽火旺盛則不易起陰火，即使吃點上火的東西也不會上火。當前門診醫生聽患者說吃點上火的食物，就長口瘡、痘痘，便斷為火熱，建議患者多服涼茶或清火諸藥。不知病本屬陽虛，以此法治火，越治越旺，直至大病生成。

因此，熱氣其實是陽虛於下，陰火上炎為患。陽氣若在下焦充足了，熱氣也就不存在了。

涼茶能否治熱氣？

兩廣人喜歡在夏天喝涼茶，說是清火、清熱氣。涼茶真的對熱氣有效嗎？

人身全憑一點陽氣為生，一分陽氣，即一分生機。兩廣人一覺得熱，就使勁喝涼茶，而直接損傷中陽，這是中焦脾胃之陽。何為中陽？就是我們的後天之本！父母給了我們腎精，決定我們一生的長短，儘管我們無法決定自己的壽命，卻能控制後天之本。若肆意糟蹋中陽，將百病叢生。

有人會問：兩廣地處南方，屬火熱之地，你為什麼重視補火呢？其實，治病有地域之分，更有人的體質之別，天地人三才之中，人在中，治人者必參天地而用。若其人是一派寒涼，用上過百克之附子不為過；若其人一派炎熱，用半克附子亦為誤。南方地域熱，溫熱患者多，但時下空調、冷飲滿天下，加之時人娛樂無度，陽虛患者亦不少。我仔細觀察廣西人，尤其是年輕人，多是身體偏瘦小，而且很多女子臉色偏暗。這是什麼意思？體形瘦小可解釋成遺傳，但怎麼不想一想陽氣的道理？南方多濕熱，且近赤道，是陽氣旺盛的地方，按說自然的陽氣旺，機體的陽氣應該跟著旺盛吧？但是正好相反，機體為適應陽旺的特點，自動調整陽氣的運化，使之處於低標準的狀態。

這樣機體依賴自然的陽氣，我們依然能夠得到正常的生命功能。這個道理，就是《內經》的「春夏養陽」。

那麼，臉色晦暗如何解釋呢？自然界已經調整我們的陽氣運化狀態，使我們處於內部陽氣相對減弱的狀態，即身體自動關小陽氣的閥門，這是自然選擇的結果。若我們還以為自己陽氣多，拚命喝涼茶，正好損傷了機體相對低弱的陽氣，使陽氣更弱。陽氣變弱，卻還認為自己有熱氣，如此養生，能有效果嗎？治療這類病症，用針灸或中藥，效果都很好，甚至能將患者的晦暗面容及黃褐斑恢復到光亮潤澤。臨床上經常有女子前來針灸美容，其治療的本質就在這裡。

另外，再談陽氣虧虛的症狀表現。請觀察自己的唇色。正常唇色是紅而鮮潤的，而生活中見到不少唇色暗黑或環唇暗黑的患者。中醫認為這多屬心陽虛，陽虛血瘀所致。用溫陽理氣活血為治療大法，效果不錯。此外，西醫認為環唇蒼白無關緊要，而中醫多認為是腎陽不足之徵。按面部全息觀，環唇屬下焦。下焦陽氣不足，則此區蒼白。其治多從少陰扶陽諸法，臨證多有顯效。以上兩種唇象，並不執著於唇病。依靠中醫整體現，從陽氣診治即可。

治療熱氣的正確方法

為什麼我多用附子、乾薑、肉桂等溫陽類藥物？其實正是結合陽虛證的特點。我在臨床上治癒大量病例，證明這種做法有實際效果，而且很神奇。例如，一位慢性咽喉炎二十年的患者，用溫陽潛陽的方法，服了八服藥，咽喉不適的症狀就消失了，這是藥適應其陽虛證的特點。醫聖張仲景有句話：「知犯何逆，隨證治之。」知道患者的病證所犯為何，為什麼不隨證用藥呢？病有陰陽，證有陰陽。用陽藥是因為陰證，反之，用陰藥是因為陽證。所謂「隨證治之」就是這個意思。附子用得多，是因為陰證多。有些人不願意承認陰證多見的事實，因為近代溫病學的觀點認為陽證多而陰證少。這個觀點經過數百年仍非常盛行。我認為，隨著五運六氣的變化，天地氣機不停變化，因此不同時期出現不同病症，醫生當然應隨機改變思路。我重視陽氣，並非什麼病都要溫陽，只是強調千萬不要忽視陽氣的狀態而已。用陰用陽，隨證處方，如此而已。

二〇〇五年九月，我治療一位十三歲的歐洲女孩。她以前經常為腮腺炎苦惱不已，因而聽信西醫切除腮腺。兩週後卻出現耳鳴、腰膝痛。來診治時已經大半年。如此不負責任地切除器官，害人不少。若早服補陽藥也不會誤事至此。也許有人會說，扁桃腺不重要，切除就不會發炎了。然而，扁桃腺是空氣進入身體的肺時，站在門口的兩個衛兵，以防空氣中的病毒進入肺，造成身體的傷害。因此，從中醫理論，我們應該想想扁桃腺為什麼會發炎？為什麼會腫大？若不問青紅皂白將肺門口的兩個衛兵動手術摘除，豈不大錯？其實病的根本在下焦，在腎中的陽氣不足，不補充腎陽，反而切除扁桃腺，豈不是對患者不負責任。若以後有人出現相似問題，千萬別急著切除器官，先想想陽氣的狀態與位置，也許幾服藥就好了，根本不需要手術治療。

有人會問：中醫有黃連瀉火、生地滋陰降火、黃柏引火下行、大黃清火，這都是火，為什麼只談一個陽氣呢？

什麼是上火？就是火在上，寒在下。這樣的上火，是陽氣不足於下，而虛火上炎於頭面，出現頭面耳眼口鼻喉的各種火熱症狀，如痤瘡、咽喉腫痛、扁桃腺炎、面紅、眼紅、耳中生瘡、牙齦炎、口腔潰瘍、頭暈、頭痛等。明白這個道理，扶陽即可治療此類病症，根本不需要用苦寒的消炎藥，其結果是閉門留寇，反生大病。實際上有沒有真正的上火呢？當然有，如小便灼熱、口渴飲冷，稍微用點苦寒藥即可，何需治療數月數年。

釐清熱氣的道理，生活中是扶陽或瀉陽，是溫補或涼瀉，還不明白嗎？陽虛證當「益火之源，以消陰翳」即扶陽抑陰。其方法頗多，諸如甘溫扶陽、破陰返陽、溫陽通絡、降火潛陽、陰中求陽、小火養陽等。醫聖張仲景有四逆、白通、理中、當歸四逆、桂附諸方，自然成為臨床慣用之方。我的多數患者，都是如此見症，因此夏天照樣用附子。一切因證而用藥，也就是說，並非我喜歡用附子等溫陽藥，只因病當如此。所謂「知犯何逆，隨證治之」。

第八節　正氣與邪氣

中醫治病原則主要有三個：調和陰陽、扶正祛邪、疏通經絡。這裡討論正與邪的關係。

我們能活在這個世界上，就要有生命力。就人體生理功能而言，生命力是元氣；就病邪而言，元氣就是正氣。我們體內的正氣與邪氣不兩立，永遠無法和平共處。

何為正氣？

中醫治療，非常重視正氣。凡疾病的得失輕重，都依人體正氣的有無強弱為轉移。所以《黃帝內經》一書，全在正氣上講養生長壽和治病祛邪之理。試想，正之不存，談何命在？沒有生命，談何祛邪？故養生、治病皆關乎正氣的存亡得失。正氣在則命在，則有治病祛邪之可能；正氣虛，則當先扶正，正足則邪可去。否則，正傷而祛邪無力，祛亦戀而不淨。西醫治療腫瘤，每以化療、放療為能事，其法即過於關注祛邪而傷了人身正氣。更有兩個門板壓直僂者，僂雖去而命不復，如此治療亦是無妄。放療、化療之與此法比較，似同一轍。君不見放療、化療之後，患者莫不臉色蒼白、有氣無力？如此方法，殺敵八千，自損一萬，不足為高明的醫療。中醫治療若過於在祛邪上做文章，又與放療、化療治療腫瘤之法何異？

正氣如此重要，竟有左右疾病的重要功效，在人體上究竟是什麼呢？《黃帝內經》有「人始生，先成精，精成而腦髓生……」談的就是正氣的作用。正氣來源於先天的父母之精，而得後天水穀滋養而益發壯大。也就是說，正氣是天地之間的「浩然之氣」，依天地而變化存亡。

按現代醫學來說，正氣類似人體的自然康復力。人體的組織細胞能獨立運轉，即是正氣的作用。遇到有益於人體的東西，身體會接受，如我們吃的食物，正氣可運化食物成身體的精微物質；遇到有害於人體的東西，正氣會加以排斥，例如外邪侵害，正氣會奮起抵抗。因此，從正氣的角度來思考病症，將有不同的治療觀點。

有一個非常重要的醫學問題：何為人體的自然祛邪反應？例如對於發燒症狀，一般人會當成生病的反應。而發燒卻是人體正氣與邪氣抗爭時的自然反應，也就是說，發燒不一定是病，應該換個思路來看待。再如，咳嗽是肺中正氣努力祛除邪氣而發；嘔吐為上焦邪氣之排出途徑；下痢是下焦邪氣之排出途徑；膿潰為在皮膚腠理之間的邪氣排出途徑。若能建立這樣的認識，在治病過程中，見此類反應，當知是邪之欲出反應。如此，則不會見症而不識，去制止其反應，結果留邪於體內而病情轉重。所以，凡是此類祛邪反應，正確治療法應該是扶助正氣。依五臟經絡所屬，扶正則自然祛邪。這種治療法能將鬱於體內各個層面的邪氣徹底排出。這是人體生命的自然規律，排出邪氣，保持自身健康。奈何醫學把人體的排邪反應當成疾病，治療結果是把邪氣再壓回體內。

因此，人體的自然康復力，完全可以使疾病有自然痊癒的傾向。在自然界裡，凡是生命皆有自然的祛邪反應。如一木刺扎於肉中，局部開始腫脹疼痛。機體慢慢把木刺推出體外，之後刺脫腫消。簡單的小病是這樣的，複雜的大病也不過如此。如ＳＡＲＳ之疾病反應，即是以高燒來祛除侵入的邪氣。抗生素、清熱解毒中藥等單純清熱並不能完全治癒，而佐以扶正的祛邪則是治療正法。

疾病的痊癒或人之死亡，也是人體有無自然康復力而決定的。所謂「正氣存內，邪不可干」，是說即使偶有邪氣侵犯體內，亦可能信賴充足的正氣而自然祛除。而正內一虛，則諸邪入侵，疾病大作。一旦正氣完全耗脫，生命也將結束。因此，治病目的在於扶起正氣，才能扶起生命力。

元氣非常聰明，知道如何幫助身體恢復健康。若來了病邪，會自動產生抵抗，而不是隨之任之，除非正氣已經無力抵抗了。而抵抗的過程會出現各種症狀，常見的感冒、發燒、疼痛等，都是抵抗所產生的反應。這時我們就要把握元氣。我的觀點是，醫生要學會傾聽元氣，要從患者所提供的各種感覺及症狀去理解元氣。只有傾聽元氣的聲音，才能找到正確治療法，治療時才不會傷了寶貴的元氣。

正氣的消耗

從生理角度來說，元氣是生命得以存在的原動力。我們從胎兒到嬰兒，從小到大，甚至從不病到生病，從壯年到老年，再到死亡，都關乎元氣的狀態。元氣的強弱與盛衰，左右著生命狀態及壽命長短。

元氣是由腎中所藏的陰精升發出來的。這個陰精是父母遺傳給我們的生命原動力。一般來說，每個人所得到的陰精差得不多，因此壽命應該相差不遠，至少也夠我們在這個世界上生存一百年左右。但事實上，我們的壽命遠遠少於百年。為什麼呢？消耗，無謂的元氣消耗，導致我們的壽命減少，疾病發生。

若要健康無病、長壽，就要保持好元氣，越是減少消耗越好。除了我們自身因為不知節制會導致元氣大量消耗，以及邪氣對元氣的損傷，包括各種飲食的毒素、藥物的寒涼及外界的風寒暑濕燥火等邪氣。因此，健康的首要條件是調整生活態度與方式，盡量減少無謂的病邪損傷。

當前社會，因為電的發明，人們開始了夜間工作。而電促進現代科技發展的同時，也極大地消耗了我們的元氣。古人說：「日出而作，日落而息。」以保持與自然界同步的生活方式，而現代人已經做不到了。許多人深夜不睡，元氣得不到休息；太陽曬屁股還不醒，元氣該升發卻升不上來。這種休息習慣違逆自然規律，必然受到自然的懲罰。結果就是我們的生命力不能與天地同步，必然會受損或生病。

為什麼我們每天必須睡覺？睡眠是讓元氣休息，是生命每天循環的一個步驟。這也是與天地同步的表現。太陽下山，我們的元氣收藏到腎裡，這時應該隨著太陽休息而休息，讓元氣休養。早晨太陽出來，元氣升發，就要及時起床。

肝膽是主管元氣升發的器官。其工作時間在晚上十一點至清晨三點。這段時間裡，我們一定要躺在床上睡覺，讓肝膽有充足的時間造血。若熬夜工作、飲酒作樂、夜夜笙歌，都會讓肝膽無法休息，徒增負擔，結果導致肝膽血液濫升不足。臉色灰暗或萎黃蒼白、眼下青瘀、乏力、易累、食指伸不直等表現，都是肝膽氣機升發受到傷害的症狀。要及時改變生活習慣，才能恢復正常。

其他對元氣的消耗，包括濫用西藥，特別是抗生素、荷爾蒙等西藥，以及濫用寒涼中藥、進食含有毒素的食物等，都是元氣暗耗的潛在危機。

扶正祛邪的意義

通過上面的分析，我們認識到正與邪是治療疾病的兩個方面，每一方面的盛衰強弱都關乎另一方面的變化。因此，扶正莫忘祛邪，祛邪也不能忽視扶正。兩者雖是兩個方面，其本質相同，在於生命的正氣是否因治療而強大。正氣強大的表現有諸多方面，最主要在神的方面，即神是否充足，神足則正氣自然充足。關於如何體會疾病的康復反應，下文將會詳細談到。

接著，進一步談談正氣與治療的關係。正氣是生命的要素，任何人不能離開正氣而生存，亦即任何醫學都不能捨棄正氣救人。中醫強調正氣的重要性，非正氣無以談生命，非正氣亦無以談治療。治療的最終目的不過是把正氣扶起來，把邪氣除出去。

中醫不過是扶助正氣以調節病變而已。順正氣者生，逆正氣者死，這是自古治療的大法。這麼簡單的道理，奈何當世醫者多不明白，反而盡在排毒上下工夫。多用苦寒以傷正，更發明涼茶一物，且美其名曰治熱氣。不知正氣一旦受到傷害，則萬難修復。而涼藥恣意濫用，傷人無數。兩廣多見臉色暗淡之人，皆是濫用苦寒、多服涼茶的必然後果。

兩千多年來，中醫能取得如此偉大的發展，並持續至今不衰，其根本就在於古代聖賢教育我們尊崇正氣。醫聖張仲景的《傷寒雜病論》是醫家之寶，其立法處方，無不以正氣為重。故書中多用陽藥，如附子、乾薑、桂枝等，每見於多個經方之中。為何如此？難道仲景不知道用清熱解毒藥嗎？凡病當在正氣上下工夫，如此方是蒼生大醫。反觀庸醫濫用苦寒傷害正氣，病去三分而正傷五分，病邪未能祛盡而正氣已然不支。如此每把小病治成大病、把輕病治成重病者，皆不懂扶助正氣之理使然。

六經層面論正邪

按照六經理論來分析正氣與邪氣的位置與態勢，則非常容易理解疾病的發生，也便於治療。凡治病，先分析正氣的強弱與態勢，看正氣在三陰或三陽，然後再看邪氣的位置、強弱。觀察分析正氣的抵抗力量是否足夠，是否需要扶正，還是直接祛邪。不管如何，都要在六經的各個層面上保護正氣，不能只怯邪，不扶正。好的中醫唯恐會傷了患者的正氣，因為正氣一傷則邪氣必然內陷。

一、太陽層面的正與邪

若治療單純的太陽證，也就是表證，要用辛溫的中藥。辛以開表且助正氣向外祛邪；溫以扶陽，且陽氣內旺更宜於祛除其邪氣。即如辛涼諸法，雖未能內扶陽氣，仍有外祛邪氣的效果，但還是不如溫藥扶正之效大。如此治病尚可與言至精至微的醫道。

汗法是太陽層面上的攻邪大法，但臨床上有些患者是禁止發汗的。如傷了血的患者不可發汗，咽喉乾燥者不可發汗，長瘡的患者雖然周身疼痛也不可發汗，大汗之後不可更發汗之類，其禁汗目的或因貧血、或因體液缺乏、或因體溫不足，都是生命力低下、元氣不足的表現，治療上應該分析病因，以扶助元氣為法。若再用發汗的治法，將導致正氣更加不足，病變加重。

患者出現脈浮緊、頭項強痛、肢疲而痛、惡寒發燒等症狀，都是正氣在太陽經層面奮起抵抗邪氣的必然現象，而不是疾病的本身。若想著把這些症狀當成病來治，則把人體的元氣消滅了。從這個角度去理解疾病，整部《傷寒雜病論》不過是一部正氣從各個層面奮起抗邪的寫照。則傷寒也罷，雜病也罷，若能清楚認識正氣在不同層面的抗邪反應，醫生自然會採用合適的治療法去扶正袪邪，而不是袪邪傷正。由此，強調一個真正的治療思路：凡治病，當須顧護正氣，想正氣所想，慮正氣所慮，理解正氣的工作方式，不為表面現象所迷惑。認清何為真正的疾病反應，何為正氣的祛邪反應，如此方為正氣所需，藥為正氣所用，疾病自然得癒。

例如發燒。身體正氣感受到外邪的入侵，它會自動努力抗邪。因為邪氣自外而入，首先侵犯了太陽經，因此，正氣主要是在太陽經的層面抵抗。抵抗過程可能會發燒，而且發燒越高，表示抵抗程度越激烈。一般情況下，小孩比較容易發高燒。為什麼呢？因為小孩的元氣足，抵抗的力量也足，因此容易產生高燒。而壯年人元氣已虛，其抵抗力自然下降，與邪氣的抗爭必然無力，也就不容易發生高燒。因此，能發高燒不是壞事，至少可以知道體內的元氣尚足。這時中醫就要打開皮毛，把鬱在太陽經的邪氣趕出去，一般用麻黃湯、葛根湯、大青龍湯，都是辛溫發汗劑，都可以補助正氣之不及，將集於表層之有害物質逐出體外。若不發汗，而用西醫的冰塊降溫、用冷水浴清熱，是把正氣壓下去，讓外邪入內，就麻煩了。若是持續低燒，表示正氣在三陰經的層面上抵抗邪氣。正氣非常不足了，仍然頑強抵抗。這時就要扶助三陰層面上的陽氣以祛邪外出。若用抗生素來治療，是殺滅元氣，把邪氣封在體內。患者不是元氣暴脫而死，就是機體拚命抵抗而發低燒。

治療外感病，一以扶正以祛邪，一以傷正而養邪。兩種治療法的優劣一目了然，仲景曰：「病在陽者應以汗解之。在表者，正尚在內而未傷，盡可以汗法袪邪於外。」若正氣不足，憂慮汗法傷正，可加人參於麻黃湯，而成麻黃理中湯，這是變通之法，常用於當前臨床。既然有了理中湯顧護中氣，則麻黃湯量需要用足，如此一鼓作氣，一劑而邪氣得袪而病癒。所有治療外感病，當需一劑已，如此則或可為良醫。

太陽病外症未解者，不可下，下則為逆。又有太陽陽明合病，喘而胸滿者不可下之。又有結胸症，其脈浮大，皆正氣抵抗病變之表現，倘若醫生不能幫患者扶助正氣，以向外抗邪，反而用下法、清法，與正氣背道而馳，這就是逆，逆則有傷正氣，引病內陷，病變百出。

二、陽明層面的正與邪

陽明實證，因為邪氣未能外達，持續日久，正氣無力在太陽層面抵抗，有害物質於是深集到體內消化器官，而出現神昏、譫語、高燒、便祕等症狀。這時病邪在裡，則非下劑不可。三承氣湯、桃核承氣湯都是掃蕩有害物質的實用方子，可依病邪聚積的程度與患者體質的差別而選用，只有邪氣去了，正氣才能恢復機轉功能。

瀉下法是一個陽明經層面的攻邪大法，是透過陽明的途徑把邪氣排出去，其相關的臟腑有肺、胃、大腸等。對肺來說，下法是攻肺中之邪氣，使從陽明穀道而出。對胃腸來說，下法是清利陽明穀道，使邪氣透過大便排出體外。但實際上，我們正常人體天天要排便，是自然的下法。這個正常的大便正好說明陽明以降為順、以降為補的道理。而治療意義的下法是促進排便過程，使之增加排出能力，以排出更多糞便，排出的糞便中就包含著體內不同程度的邪氣。因此，下法就是順暢陽明的過程。大凡病邪阻滯陽明穀道，下法是首要的治療法。即使邪氣未在陽明，下法也是必然的治療法。透過下法，把其他層次的邪氣排出去。特別是治療腫瘤等大病、重病，下法未失為重要的治療大法。但下法會傷正氣，這是醫者要注意的問題。在不傷正氣，或正氣充足，尚耐下法的情況下，下法是祛邪的重要方法。若因此而忽視下法，則是醫者之錯。因此，談正氣不是不用下法，相反，是通過攻邪而扶正。

三、三陰層面的正與邪

若邪氣已經到了三陰經的層面，表示患者的正氣已經不足，無力在三陽經層面祛除邪氣，因此，此時的治療多是補養鼓舞的扶正之方。

三陰為病，其本質是正氣在三陰的層次不足，邪氣因而客入為患。治療三陰病，總以扶助三陰層次的正氣為主。三陽居於人體表層，是抗邪的前線；三陰居於人體的深層，是生命的最後根據地。三陰層次的正氣強弱直接關係著生命的盛衰，因此其三陰病之治療，切切不能忘記扶助正氣。三陰層次有一分正氣，就可能恢復一分生命活力。三陰層次每損傷一分正氣，邪氣都將深入一分，邪越進則病越重。

邪正的位置

這裡引出一個重要觀點，即邪正的位置。具體來說，邪氣一般居於人體的什麼層次、什麼病位，不僅決定於邪氣本身，也決定於人體的正氣情況。若正氣在三陽經層次都比較充足，則邪氣客入肌表時，只會在表層與正氣抗爭，從而引起表證，也就是三陽經證。若正氣在三陽層次非常不足，則在表的邪氣有可能侵入陰分，引起三陰經證。人體充滿著正氣，若有一處正氣不足，將有一處邪氣客入。正虛越多，邪客也就越多。正虛在何處，邪侵入何處。三陽正虛，則邪在三陽；三陰正虛，則邪在三陰。正在哪個層次不足，邪正就在哪個層次交爭。正氣想祛邪於外，但能力有限；邪氣想侵占正氣之地盤，不欲透出。於是正邪交爭，引起不同症狀。其症狀必然表現在某個特定層次，預示著正氣抗邪的反應。若正氣得充，則能祛邪外出。正氣不足，則邪氣更深入一層。若症狀因時間變化而改變，則必然預示著正邪交爭的層次有所變化：正勝了邪，交爭的層次淺了；或邪勝了正，交爭的層次深了。

醫生診病，當明白此理。依邪正交爭的不同層次來判斷正氣勝衰及邪氣位置，對證處方用藥，方能不誤。臨床上每見重症大病，經治療後，患者出現黑便，且臭不可聞，這是太陰層次的陽氣充足而出現的排毒反應。此時即使每天腹瀉二十次，也要繼續治療。再如，若出現口苦、咽乾，是邪氣從三陰層次被趕出來，跑到了少陽。這時要用點柴胡法把邪氣透出來。這個方法是依邪正交爭的位置決定。若患者出現高燒，邪正可能交爭於太陽。此時正是透邪外出的大好時機，要緊緊抓住機會，從內扶正、從外開表，把邪氣完全透出去。此時最怕不明事理的醫生，動不動就清熱，濫用抗生素、寒涼中藥。大家想一想，這個高燒是什麼意思？是邪氣從三陰透了出來，正好走於太陽的層次，是正邪交爭於太陽的一種必然反應。清熱的結果是傷了正氣，本來邪氣與正氣不分勝負，此時正氣一傷，邪氣就勝了，於是邪氣就會再向裡走。從而導致好不容易快治好的病又反覆出現，甚至加重。

從這個角度，我提出兩個觀點。

一、有一分發燒就有一分陽氣

發燒預示著正邪戰爭尚在進行，表示陽還不虛，還能抗爭。若燒退了，是邪氣完全排出體外，或邪氣沒有遇到抵抗而深入。因此，單純退燒並非好事，這可能是疾病深入的第一步。當前有多少外感發燒得到正確治療而透邪外出？又有多少發燒是清熱退燒而傷正使邪氣內陷？每每小病變大，輕病變重，誰之錯耶？

二、發燒是治療疾病的最佳時機

發燒預示疾病的治療出現轉機，正氣在努力祛邪外出。此時正確治療法是努力扶正，借正氣的力量驅趕邪氣。正氣充足的過程可能出現更高、更長時間的發燒。此時醫生自己要鎮靜，以便認清正邪交爭的層次與預後，另一方面要安慰病家，以防病家亂了方寸而誤用抗生素。一旦誤治，則可能前功盡棄。三陰病之發燒尤其如此，特別是在少陰層次上的發燒，往往是低燒不退，持續很長的時間。其脈可能沉而數。千萬不要因其數而濫用清熱，此時其數是正虛的表現形式，要用四逆湯來扶助正氣，或適當配伍清熱輕劑，或以當歸四逆法，或以麻附細法引邪外透。其要點全在用熱藥溫藥為主，而不是相反。單純的清熱只會損傷正氣，出現低燒反覆發作的局面，這是正氣尚未被完全打敗，仍能奮起抗邪。若正氣徹底被損害，低燒退了，但邪氣也更深入一層。表現為手腳更冰、臉色更蒼白、食欲更差、乏力更明顯，治癒的可能性也更小。因此，遇到發燒，單純的退燒絕對是「投敵賣國」行為。

扶正即是救命

治療疾病不過是祛除邪氣，恢復正氣。其方法，或補助之、鼓舞之、祛除之，都是以促進機體治癒為目的。《黃帝內經》說：「治病當求其本，順其志。」就是這個意思。至於疾病的治與不治，不在中藥的功效，而在於正氣的機轉。

生命在於正氣，不在藥物。即使藥物進入體內，也必須依賴正氣運化才能取得療效。簡單地說，藥物在死人身上沒有效果，因為死人沒有正氣。正氣尚存，藥物方能取效。正氣消散，藥石難復。即使華佗再世，亦束手無策，付諸命運而已。以前扁鵲治虢太子，天下皆說其能生死人而肉白骨，扁鵲說：「自生者，我起之。」意思是說，患者自己尚有正氣，我不過是幫助了正氣而已。

再看當今醫院之重症加護病房，多是垂危患者。若正氣衰危，醫聖張仲景也不能復其生，但也有正氣尚存，而醫生不識，繼續濫用寒涼藥物傷害正氣，為禍良多。醫者不自查，病家居然亦不自查。

綜上所述，得出結論：正氣因病變而不足者，必借重治療，而治療必須顧正氣，兩者宜相輔而行。若不治療而單獨依賴正氣，則病情必難以恢復，而且可能會發生種種變化。若只祛邪而不扶正氣，藥石亂投，則患者死於醫反而多於死於病。

所謂中醫，簡單地說，是中庸之醫，是中正不偏之醫。何為中正？何為不偏不倚？我認為生命本身最有發言權。什麼是生命？生命是正氣的表現形式。因此，正氣才決定著是否中正。而若正氣不足，應該如何保持中正呢？當然是扶助正氣，使之充足以中正之。奈何這樣的道理卻不被世醫理解，每每濫以清熱解毒為治療大法，大病小病全要寒涼滋陰。如此陰盛則陽衰，生機因此減退，中正之既然不可能，治療結果自然也不會好。因此，捨卻正氣的治療，是錯誤的治療。不顧正氣的醫學，根本不足以救命！

第九節　傷陽氣的西藥

當前西醫普及，許多患者都有服用西藥的經驗。豈不知不少西藥是傷害人體陽氣的。我重視人體的陽氣，所以臨床上盡量不用這些西藥。以下列出傷陽氣的常見西藥，請自行對照理解。若無必要，或能找到好的中醫，最好把這些傷陽的西藥都停掉。至於有人稍有小病即服西藥，希望能趕緊警醒。畢竟人的陽氣只有那麼多，根本就禁不起消耗。

抗生素，包括口服藥、點滴、注射藥，藥物本身即損傷陽氣。冬天打點滴更傷陽氣，本來溫度就低，再把冰冷的藥液滴到血管內，陰寒隨之進入內臟。因此，冬天不得不打點滴時，最好先溫暖藥液再注射，而且注意藥液的保溫。（抗生素並非不是好藥，相火太旺之人，也可以應用。只是現代有些濫用而已。冬天室外溫度遠低於體溫。寒涼的藥液滴入血管，需要人體陽氣溫煦，如此傷陽太甚。而以溫水適當加溫抗生素，根本不影響藥效，且可減少體內陽氣的消耗，有何不可？抗生素如此，其他在常溫下滴注的藥液也當如此。常常顧護患者的陽氣，其本身就是一種治療。作為醫者，所謂不傷害，就是治療。）

荷爾蒙，又稱激素，包括含氮激素及類固醇，都會導致陽氣損傷。荷爾蒙本是我們生命中的重要物質，但外用荷爾蒙都是化學物質，其作用於腎，會將腎精中掌管壽命的陽氣釋放出來。這個能量很大，所以效果非常神奇。但荷爾蒙所動用的腎精本來是用來溫陽以養命的，濫用荷爾蒙、過度消耗腎精，隨之就出現陽虛諸證。荷爾蒙用得越久，陽氣損傷得越明顯，越是出現一派陽虛的症狀。對荷爾蒙的使用要慎之又慎，非到萬不得已是絕不要用。目前醫生喜歡用它，因為能立即見效。特別是在民間，有不少醫生用荷爾蒙治療慢性病，如哮喘、風濕病等，雖然症狀暫時緩解，最終卻出現一系列比風濕病還嚴重的副作用。若已經使用了荷爾蒙，還不能突然停止，否則原來的症狀將很快出現或加重。一般我用溫陽補腎法幫助患者減停荷爾蒙，效果還不錯。

雖然荷爾蒙也運用於風濕病的治療，但主要是針對症狀危重的患者，而且不能長期使用。如果濫用，輕則導致病情纏綿難癒，重則病情因此惡化，以致不救。我的一個患者因誤信醫生之言用了荷爾蒙治療腹痛，結果反增心慌、胸悶、煩躁不適等症狀。

解熱鎮痛藥、抗風濕類藥傷陽氣。比如引朵美辛（Indomethacin），屬寒涼性質，把它的副作用當作一種致病因素，當為寒邪，寒為陰邪，易傷陽氣，脾胃之陽受損，則運化失常，而出現消化道症狀。

各種降血糖、降血壓、降血脂的藥。這些藥物以壓以降以抑制為主，雖然能暫時控制症狀，但從來不能完全治好，患者要終生服藥。人體的陽氣是自然向上升發，而這種治法卻違逆生命的趨勢向下壓。高血壓、高血脂、糖尿病等患者長期服用西藥後，哪個還有正常的性生活？況且，本來病即屬陽氣不足，邪氣內入而致。結果因為應用這些藥物之後，陽氣更加匱乏，身體越發虛弱。

鎮靜劑，包括抗精神病藥物、各種止痛藥、安眠藥等。這類藥物的特點是激發人體潛藏的真精真陽，從而使病態的陰陽暫時恢復升降的功能，達到鎮靜。結果卻耗損陽氣、壓制生命。特別是各種止痛藥、安眠藥非常普及，極為抑制人體的陽氣。清陽不能上升，則濁陰取而代之。如小孩昏迷驚厥，中醫以扶陽強心法，但西醫卻主張用安定控制驚厥，結果導致不少患者陽脫而不治。再如中風患者因陽氣衰微，虛陽浮越，就會刺激中樞神經，出現渾身抽筋、痙攣，西醫只會為患者注射鎮靜劑。鎮靜劑具有抽取真陽的作用，而中風患者的元氣非常虛弱，鎮靜劑過量或長期使用，會導致虛脫死亡。因此，正確治療法應該扶陽，使陽氣潛藏，則虛陽可斂。

雖然不少西藥會損傷陽氣，但中醫仍然有辦法糾正。依「寒則熱之、虛則補之」的原則，我用附子理中丸、四逆湯、桂枝湯等，配合針灸，達到雙重效果，其溫中散寒，益氣健脾，調理胃腸，活血通絡及防病保健，強身壯體的作用，正可對抗該類藥的傷陽副作用。

另外，鑒於不少人有陽虛症狀，建議經常服用桂附理中丸（大蜜丸最好，濃縮丸次之。當前，六味地黃丸是許多人保健的安慰劑，卻不適合現代人的體質類型）、桂枝湯、小建中湯等溫性處方以養陽氣。陽旺則氣化得好，邪氣自然袪除，就會讓身體健康起來。

第十節　得了慢性病怎麼辦？

慢性病是不易治癒且易反覆發作的病，甚至成了疑難病症。大到危及生命的心腦血管病、糖尿病、肝病變、腎病變、各種癌症，小到鼻炎、咽炎、皮膚病。這些病最令人困擾的是無法根治。一開始服藥，就無法停藥，從此成為醫院的長期病患。而且，越是不容易治癒的病，治療的藥物、方法越多，患者多數不知如何選擇，聽醫生的、聽廣告的、聽病友的，各種藥物、治療法都在用，效果忽好忽壞，最終多數人還是死在各種慢性病上。所謂的疑難病，其實是一個診斷標準。若按中醫來看，則不離陰陽五行、六經氣化。

慢性病真的不能根治嗎？從我的觀點，這個問題的答案是否定的。慢性病不過是不同程度的陽氣不足的症狀而已，只要能使陽氣從下降趨勢反轉成上升趨勢，所有的慢性病都有機會痊癒，即所謂的「斷根」。既然不同的慢性病只是不同程度的陽氣虧虛，因此治療方法大同小異。只要能提升陽氣，打通阻塞的經絡，就可以去除各種疾病了。

多看看中醫

人們對西藥的依賴可謂到了不可或缺的地步。處處消炎、處處止痛，老人小孩都可以自己開藥，豈不知暫時的安定會給健康埋下多大的隱患，這也是各種慢性病產生的原因。隨著生活水準的提高，各式各樣的疾病越來越多，心臟病、高血壓、癌症、糖尿病、關節炎、腎炎等皆有蔓延之勢。

西醫治病，是對症治療，以病用藥；中醫治病，對證治療，辨證處方。兩者理論不同，治療方法也不同。因此，患者不妨看過西醫之後，來看看中醫，也許會有不錯的效果。

中醫認為，邪氣（包括風寒暑濕燥火）是致病的重要因素。一般來說，多數慢性病是由於以前各種原因，把邪氣引入三陰所引起的。原因包括：誤用濫用抗生素、荷爾蒙、寒涼藥，或本屬體虛邪氣直入陰分。原因不等，但都關乎正氣與邪氣的交爭。正勝則邪退，病可去；正虛則邪戀而疾病纏綿。其治療法則，不外乎扶正祛邪，以調和機體的陰陽平衡。按照這個思路處方用藥，中醫會產生意想不到的效果。有時，越是大病久病，越容易治療，其理在於此。

臨床上用中醫治大病時，經常要參考西醫的知識。例如對於各類腫瘤，西醫病理解剖見瘤體內都有積液腐渣蓄滯的現象，中醫因此而重用消水逐痰法，效果顯著提高。

中醫學之所以博大精深，不僅在於自身的學術體系，也在於對其他學科的長處能兼收並蓄的學術精神。真正的中醫應把對中醫有用的西醫知識中醫化，而不是用西醫的理論來妄加驗證中醫的科學性。

不要誤用西藥

舉個例子，患者被診斷患有高血壓，醫生建議馬上服藥，且需終生服藥。高血壓沒有特效藥，服藥就如同只把敵人趕跑，並沒有消滅它，不久，還會回來，你再趕，他再跑，如此反覆，造成人體正氣虧虛的後果。高血壓的本質是阻滯，因為體內各種原因產生阻滯，氣血不能正常上下流通，於是身體上半部分出血，氣血不足，為了自救，機體自動收縮血管以提高供氧量。西藥僅對抗收縮的血管，而沒有治療其本質。結果，只要機體還有一點正氣，就會繼續對抗西藥對血管的擴張。久而久之，身體因此拖垮，更別說手腳冰冷、沒有陰莖的晨勃反應、沒有性生活了。這是目前治療慢性病的普遍現象。治療思路應該扶助腎陽以治本，而非拚命降壓以治標。

其他各種慢性病莫不如此，機體不足的陽氣在努力對抗西藥的作用，日久下來，正氣耗光，疾病加重，普遍的疾病終於被治成頑固的疾病。

遇到這樣的疾病，我的方法是先停服西藥。僅用200克炙甘草，水煎服，日一劑，先服一、兩天，把西藥的毒素中和一部分，再開始考慮辨證論治。

換個角度治病

現代各種慢性病治療措施有濫用問題，特別是在手術方面，非僅切除機體組織，而且更導致許多慢性病的產生。

例如各種慢性扁桃腺炎、咽炎，這種病很常見。如何治療呢？有人長期服用西瓜霜含片、清涼含片，剛開始有些舒緩，第二天又不舒服了，於是繼續使用，如此反覆，病越來越重，臉色越來越青，小病成了大病。於是醫生建議手術切除扁桃腺，認為沒有扁桃腺，就不會再發炎了。再有子宮肌瘤、卵巢囊腫、乳腺囊腫等，同樣以為手術切除就可了事。但是，真正切除這些病變之後，身體就徹底康復了嗎？結果並不樂觀。

我們往往只注意疾病的本身，沒有認真思考：是什麼導致這些病症，是病變的組織本身，還是另有原因。中醫認為，五臟六腑緊密聯繫在一起，對於慢性病來說，沒有單純的一個臟或一個腑的病變。如慢性扁桃腺炎、咽炎，那是因為腎中的陽氣不足，不能制約浮火（陰火）。這些火有來自過食辛辣、烘烤、油炸食物，有來源於肝鬱產生的內火，還有是潛伏於體內三陰層次的邪氣鬱而化熱所產生。於是陰火上炎，順足少陰腎經擾動咽喉部位，引起發炎。其本質還在於少陰腎陽的不足。什麼導致腎陽不足呢？當前之病證，以陽虛者為多見。原因有多個方面，其中濫用抗生素、荷爾蒙，激烈運動，喜好生冷食物，以及複雜的社交生活，均傷真陽。現代人喜歡夜裡讀書、交友、工作、喝酒、歡唱，都對陽氣極為耗傷，因此多表現為陽虛之證。我認為這些是耗費生命、輕視生命的行為。

對於各種囊腫、肌瘤來說，其病變實質也歸結於元氣的虧虛。人在青春期，元氣開始自然升發，迫使邪氣外出而表現為感冒、發燒、發斑、上火等，現代醫學不明原因，沒有及時為患者補充元氣，反而使用西醫消炎清熱，及荷爾蒙類等藥物對元氣進行銷伐，再誤服中醫寒涼之品，致使寒邪直入臟腑，久鬱則阻滯經絡，氣血痰濁瘀阻，產生囊腫、肌瘤。所以，囊腫、肌瘤的根源在於人體真元受損，其治療也該從強壯脾腎（先後天之本）功能入手，扶陽祛邪為治療原則。不論如何扶陽，實際上就是透過祛除寒邪、恢復正氣的方法，消除潛伏的邪氣。臨床上，應用附子配人參、黃耆、黨參是非常多見的。抑制臟腑功能的寒邪被祛除，營衛調和，對飲食的消化吸收功能健旺，元氣自然恢復。豈有不癒之理？這就是所謂的「正氣存內，邪不可干」。而以往對慢性病的治療重點是放在怎樣對付病邪，而沒有積極扶助陽氣。任何治療在借助外在的醫療方法治病的同時，必須依賴自身的陽氣。否則，往往難以取效。治腫瘤、肌瘤、囊腫如此，其他痼疾，亦依此類推而治之。

再如，慢性哮喘和肺氣腫，其本質在於腎陽不足及寒邪內伏，因此不要執著於痰是病根的舊識而拚命化痰。用溫陽祛寒，再兼清熱解毒之法，配合辨證用藥，即可取得可喜療效。

臨床常見的慢性病、疑難病，如口腔潰瘍、慢性肝炎、慢性腎炎、風濕或類風濕性關節炎、皮膚頑疾、癌症、生殖系統發炎及性功能障礙等，其病因普遍存有外邪侵入，內伏於三陰的病史，結合糖尿病、高血脂、慢性胃炎、癌症、痛風及西藥副作用所致諸病，從固本祛邪入手，一方面固護脾腎先後天之本，一方面開太陽、通陽明，以祛邪外出，能取得良效。

進行性肌營養不良、重症肌無力等肌肉萎縮類疾病，傳統一直應用補肝腎、強筋骨的治法，但效果不理想。若思及陽主陰從的道理，從溫運發汗以祛毒通經，則雲霧頓開，效果明顯。

對於任何一種慢性病，一定要停服荷爾蒙類藥物，否則極難恢復。因為服用中藥是為了扶陽氣，以恢復陰精，而服用荷爾蒙是在抽取陽氣。但服用中藥期間，使用少許荷爾蒙臨時緩解症狀也是可以的，如暫時吃飯困難或無法行動者。停用荷爾蒙時要逐漸減量，慢慢停下來。

保養腎精

中醫認為腎是和性生活關係最密切的臟器。腎強，則性能力強；腎弱，則性能力差。性同時是最容易造成腎損傷的行為，性生活過度頻繁，首先受損害的是腎精。這個損傷非常大，射出的精液相當於骨髓，而西醫說是水。但這不是普通的水，是腎水，是生命的根本。腎的職能為藏精，五臟六腑的精氣皆源於腎，腎臟一旦虧損，則五臟六腑、氣血陰陽都要受到影響，致使百病叢生。

精氣神是人身三寶，精化氣，氣化神。若無精，神氣就沒有了來源，所以精神體力都會感到虛弱。臨床經常看到縱欲無度的人，臉色晦暗無華、肌肉鬆弛、頭髮乾枯、雙目無神、腰肢痠痛、雙足乏力、夏天怕熱、冬天畏寒、精神疲乏、小便頻數等未老先衰的症狀，皆為腎精受損的緣故。自古以來，中醫十分重視保養腎臟，而保養腎臟首要在於戒忌房事。房事不宜過度頻繁、戒除手淫等惡習都非常重要。

得了慢性病，也就是說腎精已經開始虧虛了。此時唯一的治療法就是養精蓄銳，慢慢地把腎精養回來。服藥不是最重要的，關鍵是不能揮霍腎精，每日吃飯攝取營養就夠了。腎精是什麼？就是人的生命潛力。而過度的性生活就會消耗腎精，直接導致機體的生命能力下降，原有的疾病就不容易康復。因此，過度性生活會導致生命力一點一滴流走，從此老病不癒，新病又起。而養精蓄銳、厚積薄發，自然不會造成對腎精的傷害，慢性病才可能康復。所以說治療慢性病，關鍵還是在於患者需自我保養腎精。

有患者會問：什麼是腎虛呢？我有腎虛嗎？這裡提供一個自測的方法。

(1)將少許尿液倒入一杯清水中，若水仍清淨，表示身體健康；若變得混濁或有油質浮於水面，多為腎虛。

(2)在正常飲水情況下，夜尿一次以上。

(3)小便無力，滴滴答答，淋漓不盡。

(4)早晨起床，眼睛浮腫。

(5)不提重物，走到三樓就兩腿無力。

(6)坐在椅子上看電視，超過兩小時就感到腰痠。

(7)在廚房做飯，站立時間超過一小時，就覺得兩腿發軟。

(8)總想閉目養神，不願思考問題，注意力不集中。

(9)洗頭時，頭髮大量脫落。

(10)總有睏意，卻睡不著，好不容易睡著，又睡睡醒醒。

若同時出現以上任三種情況，就可能是腎虛。那麼，第一件事要做的就是保養腎精，建議夫妻分房以養病。

臨床上我遇到不少慢性病患者，保養腎精好的，往往服藥效果明顯。而不知持養的，則可能因此元氣大虛，病情惡化。其實，歷代皇帝為什麼不能長壽，與不知保養腎精有關。現代人服用催情劑（俗稱春藥或壯陽藥），是耗傷腎精的最愚蠢做法，應當慎用！

重視發燒

慢性病往往邪在三陰，陽氣不足，其病情複雜，纏綿難癒。若能獲得正確治療，陽氣漸漸充足，邪氣慢慢得退，病情自會越來越輕。

我們知道，死人是不會發燒的，為什麼？因為他沒有陽氣。而活人為什麼會發燒呢？因為活人有陽氣，有生命活力。

從中醫理論來看，什麼是發燒？所謂發燒，不過是陽氣與陰邪相爭的反應。陽氣要恢復領地，陰邪要氾濫於體內，邪正交爭，正不能祛邪於外，邪也不能更進於體內，此時將出現發燒。當此之時，邪正交爭於肌膚，或高燒、或低燒，都是正邪交爭的表現。

如何治療發燒？中醫有幾個方法。

一、解表發汗

讓肌膚打開通道，透過汗法，把邪氣驅散於外。對於表邪這招最有效，往往汗出熱退，自然身涼。多用於感冒發燒、脊背怕冷、寒性關節炎、鼻炎、急性腎炎、急性腰腿痛等，用藥得當，可有「一劑知，兩劑已」的神奇效果。這是正氣尚不虛，可以直接祛邪於外。臨床常見的急性外感病都可以這樣治療。

二、扶正祛邪

正氣已虛，不能自動驅邪於外，需要扶正祛邪，即先培育機體的陽氣，讓陽氣祛除入體的邪氣。目前，社會活動多樣化、飲食結構變化及生活壓力，多數患者為陰寒性體質，即陽氣不足的體質，因此，慢性病多表現為陽氣不足，病多屬三陰病。此時若發燒，往往是正氣無力祛邪於外，邪正交爭於內，表現為低燒，甚至數日數月持續不退。對於這樣的發燒，單純開表祛邪是沒有太大效果的，而且過度開表反而會傷正。因此，扶助陽氣以祛邪於外，才是治療三陰病發燒的正確方法。例如高血壓、腫瘤、重症肌無力、中風等邪重正虛諸病，都可能出現低燒不退的情況。此時的扶正顯得非常重要，而不要一味地苦寒清熱。

再來看各種慢性病的治療，也許就會隱約感覺出一個道理來：若能讓患者發燒，也許是件好事。事實上，三陰病的發燒往往是陽氣從內欲祛邪於外的轉機，也就是說，此時的發燒是徹底治癒疾病的關鍵時刻。既然陽氣與陰邪打了起來，你是去扶助正氣、保家衛國呢？還是戕害正氣、助紂為虐呢？前者就是用扶陽法，扶正以退熱；後者就是用寒涼法，清熱以退熱。孰是孰非一目了然，奈何現實生活中不少人就是不明白這個道理，見發燒就發慌，馬上施打各種抗生素，服用各種清火消炎藥，說是有炎症云云。結果可想而知。

更有小孩發燒而誤治的大量病例。病本來不重，也許就是個簡單的外感，結果治來治去，治成月月發燒、臉色青暗、飲食不爽、骨瘦皮糙的結果，此時就成了慢性病。

恢復健康的五個方法

我的理念是，真正有效的治療法必定是很簡單的。堅持以下五個方法，將有助於祛除慢性病。

一、子時睡覺

每天晚上十一點前入睡，早晨七時起床。每天至少保持午夜十一點以前入睡累計有八小時睡眠。晚上十一點是子時，是膽所主的時間。《黃帝內經》認為：「凡十一臟取決於膽。」也就是說，全身五臟六腑都要由膽來說了算。若膽氣通暢了，五臟六腑的氣機自然都能通暢。氣通則百病不生。這樣做對患有脂肪肝和膽結石的人是最有效的方法。

什麼是膽氣不調呢？生活中常見到許多年紀不大的人，眼眶下或眼外周出現不少黃褐斑、老年斑，甚至臉色很暗，都是陽氣不足，少陽不能升清降濁，則瘀毒該降不降，集於面部（少陽經）。還有人經常不明原因地疲乏，提不起精神，總想躺著，這也是少陽經氣不暢通的表現（現代醫學稱之為亞健康狀態）。少陽主木，主春，主升發。陰邪內侵，陽氣不能正常升發，就容易表現為衰老的症狀。再如痛經、高血壓、高血脂、乳腺病、痤瘡、卵巢囊腫、頭痛、失眠、甲狀腺病等，都存有少陽氣機鬱滯的病因。而順暢膽氣是調理少陽經氣、促進人體陽升陰降的重要環節。當然，順暢少陽的同時，還需要扶腎陽以治本。

子時一陽升，這個時間裡，膽氣要升，最好的養膽方法就是休息，然後一陽才能自然升發。也就是說，我們要養膽之升，不要觸動它、驚擾它。如何做呢？睡覺，在子時之前入睡是最好的養膽方法。我們看看自己的食指。食指是由木氣升發所主的。凡木氣升發不利的人，如經常晚睡（超過凌晨一點），這個手指大多伸不直，特別是第一指節的位置。觀察一下，是不是這樣？這表示木氣傷了，也就是每天陽的循環周期在啟動時出現問題。久了，就會損傷生命，這是毫無疑問的。再如，曾患黃疸型肝炎的人，食指根部會有一個小圓點一樣的黃色的皮下改變。這個「記憶」是木氣損傷所形成。木氣慢慢修復好了，這個「記憶」就慢慢消失了。

子時睡覺養膽，可以促進人體氣血升發。有足夠的陽氣之後，既能改善人體的肥胖狀態，又能促進皮膚的新陳代謝，使膚質越來越光滑、膚色越來越健康。陽氣夠了，皮膚將現出血色，臉上自然會呈現白裡透紅的氣色。同時嘴唇也會出現自然的紅潤，女人不需化妝也自然明豔光彩。陽氣提升之後，腦部的供血會增加，會使人更聰明，反應更快。無論讀書或工作，都會更得心應手。

二、不生氣

生氣是慢性病最主要的根源。和多數疾病一樣，長期生氣會在人的身上留下痕跡。長期火爆脾氣，經常處於發怒狀態的人，多數會造成禿頂。從中醫角度來分析，發脾氣時，氣會往上沖，直沖頭頂，所以會造成頭頂發熱，久而久之就形成禿頂。

所謂生氣不單指發出來的脾氣，有些悶氣也會對人體造成傷害。生悶氣會形成氣在胸腹腔中橫逆的氣滯。婦女的小葉增生和乳癌很可能是生悶氣的結果。

中醫的五行理論認為，肝屬木，脾屬土，木剋土。肝氣太盛時會傷脾，導致腹痛，這是慢性胃炎、胃潰瘍的成因。生氣會造成肝熱，反過來，肝熱也會讓人容易動怒。從中醫的觀點，怒傷肝，肝傷了更容易發怒，兩者互為因果而形成惡性循環。

三、謹養節氣

老子提出：「人法地，地法天，天法道，道法自然。」天地氣機變動，產生二十四節氣變化，人亦感之而陽氣易於受損，因此，在節氣日子若能注意保養正氣，則不易生病。所謂養節氣就是順應天地，是真正的法於自然。

對於農曆月來說，這裡有個節與氣的問題，是養生的重要議題。節與氣的日子，都是自然界的氣變化比較明顯的日子。在這個時間裡，應該謹慎養我們的陽氣，使陽氣跟隨自然之氣變化。這樣才是合於自然的道理。

具體方法是在二十四節氣變換的那一天，注意以下事項，使人身之氣順應天地自然氣機的變化，從而避邪扶正。

(1)清淡飲食。節氣日子裡禁食肥肉、腥臭、油膩類的東西，最好能吃素或多吃水果、多喝水。要戒酒。少吃飯（甚至不吃），讓身體自行清理內在廢物。

(2)戒房事。節氣日子裡，千萬不可有房事。此時天地氣機變動，若耗損真精，則易於致邪入內。

(3)不可勞累。節氣日子裡，適當活動，但不要勞累或辛苦工作。避免生氣，也不可思慮過度，或煩惱過度。注意早睡。這樣神靜了下來，養了下來，人體陽氣自然得以跟隨天道而行。

(4)坐禪、氣功以養正。若要練功，節氣的日子最好不過。這樣可以靜心安神，順應天地自然之氣機，從而防病無災。

慢性病患者，謹養節氣非常重要，很多正氣不足的患者都可能在節氣變動時出現病情反覆與惡化。因為人體正氣虧虛，就不能隨自然氣機變化而變化，出現提前或滯後。天地間的能量非常大，一個人的氣場很小很小，人不可能勝天，只能順應天地之氣以將養五臟。因此，順應自然規律以保持健康就顯得非常重要了。

四、睡前洗熱水腳，擦湧泉穴

唐朝醫仙孫思邈提出了「足下宜暖」的見解，認為：「樹枯根先竭，人老腳先衰。」總結出洗腳的諸多好處：春天洗腳，升陽固脫；夏天洗腳，暑熱可卻；秋天洗腳，肺潤腸濡；冬天洗腳，丹田溫灼。每天臨睡前用熱水泡腳，保持水溫，不斷地加熱水，至少浸泡十五分鐘。然後擦乾腳，雙手掌心相對搓至發熱，用小魚際上下擦足底湧泉穴一、兩分鐘，左手搓右腳，右手搓左腳，以透熱為度。

冬天用熱水泡泡腳，可以助眠。古人說：「飯後百步走，睡前一盆湯。」蘇東坡也有兩句詩：「主人勸我洗足眠，倒床不復聞鐘鼓。」現代則有「睡前燙燙腳，勝服安眠藥」之說。每晚臨睡前用很熱的水洗腳、泡腳可以養心明目、降低血壓、解除疲勞、改善睡眠。泡腳以身體感覺微微出汗為度。

腳底是人身之根。中醫認為，足部為足三陰經之起點，又是足三陽經的終點。經絡穴位起著溝通表裡內外，調節十二經氣血陰陽的作用。熱水泡腳能補腎益腦。腳心一熱，腎水就能得到補充。腎水充盈，則可生髓，對大腦很有好處。

湧泉為腎經起始穴。腎中真陽是人身生命之本，不可不養。現代人濫用寒涼藥、寒涼飲食，過於勞累消耗、晚睡等，都損傷了腎中真陽，導致陰火上炎，這也是高血壓、頭暈、頭痛、痤瘡、咽喉炎、扁桃腺炎、心肌炎、糖尿病、失眠症等的主要原因。諺云：「要想一身輕，搓腳摩腹揉會陰。」搓腳心湧泉穴可以補腎陽，清陰火，對於恢復病情有極大的幫助。

有這樣一個病例，患者因耽於名利、過度操勞而頭面生瘡，疼痛難忍，多方求醫，反覆治療，都未見顯效。最終找到一位名醫，診脈後對患者說，你的病非常危險，可能活不過三個月。患者一聽，十分驚懼，不覺悲從心生，懇求醫生救其性命。醫生說，有一個方法可以救你，就是每天平心靜氣，早晚雙手互搓足底的湧泉穴，左右各五百下。堅持一百天，然後我再來為你處方開藥。該患者認真地搓湧泉，結果未至百日而諸症全失。醫生再診時說，其實你的病根本就沒有生命危險，不過是心火上亢，虛火不降而已，我嚇唬你是希望你能把心事放下來，不要再執著於名利，然後透過搓湧泉把浮火收入腎中，病自然就好了。當前不少人為名利而奔走，勞心勞神，浮華躁動，心氣不收，虛陽上浮。搓湧泉穴不失為一個既治病又養生的妙法。久久行之，心神下藏，元根內固，何樂而不為之。

五、灸關元、足三里

艾灸療法借助艾條的藥力與火的熱力刺激機體，透過穴位走竄經絡達到防病治病的目的，可以溫散寒邪、通經活絡、回陽固脫、消瘀散結。灸療不但可以治療疾病，在疾病的預防、人體體質的增強有重要的作用。各種慢性病患者自灸穴位，激發人體正氣，增強抗病能力，使機體陰陽平衡、氣血調和，達到增強體質、治療疾病、延年益壽的目的。

灸關元穴可壯元氣，溫腎固本，補氣扶陽，這是補了先天之本。灸足三里具有理脾胃、調營血、補虛損的作用，是補後天之本。先天與後天之本旺則正氣盛，各種慢性病自然可以康復。宋代太醫竇材云：「人於無病時，常灸關元、氣海、命門、中脘，雖未得長生，亦可保百年壽矣。」《黃帝內經》、《千金方》亦記載有灸關元、足三里以強身的作用。宋代醫家張杲有一句名言：「若要安，三里常不乾。」就是說經常讓足三里穴有灸斑可以保健不病。

日本人把足三里稱為強壯穴、長壽穴。據說日本有一個長壽家族，平均年齡在百歲以上，其長壽祕訣就是農曆每月初八灸足三陽穴。

唐代王燾在《外台祕要》說：「凡人年三十以上，若不灸三里，則令人氣上眼暗，以三里下氣。」中國民間甚至流傳「灸一次足三里，等於補一隻老母雞」的說法。

注意：一定要用斑瘀灸，即用艾柱在皮膚上灸。若只用艾條懸灸，效果就差多了。艾灸的時間不限，什麼時候都可以。灸後最好不要馬上冷水洗澡。

以上這套方法不需要花錢買特別的健康食品，也不需要長期運動的毅力，只要將五件事銘記在心，依照此方法生活即可，是最簡單的養生。做到了這五件事，陽氣必定是經常處於上升的趨勢，疾病將一天一天遠離，長壽、健康、長保青春是必然的結果。

這套方法有一個好處，不需要任何準備，就可以立即實施，只要試行一個月，立即會發現身體的改變，可能精神或體力好些了，也可能體重略微增加，但人卻精瘦些了。這是快速見效的一種方法。有些頭髮略白的人，試上一個月，就能發現白髮停止增加了，三個月後白髮開始減少了。有些體力很差、容易疲倦，到醫院又查不出什麼毛病的人，試行這套方法三、四個月後，體檢時就可能出現血糖升高的類似糖尿病症狀，這些都是好轉的現象。

了解以上保健方法，配合正確的中醫治療，各種慢性病都可以治癒。就算不能嚴格遵守這套生活方法，只要能接受這個觀點，長期堅持，生活習慣自然會慢慢改正，至少不要再任意透支腎中真陽了。腎陽足了，病邪就開始退去。病去如抽絲，只要天天抽，總有抽完的一天。

如何知道病好轉？

所謂病好轉，不外乎正氣足了、邪氣少了兩個方面。而邪氣的袪除是由正氣的強弱所決定的。因此，簡單地分析自身的陽氣充足狀態就行了。如何分析呢？請對照〈何為陽虛？〉與〈自我判斷是否健康的八大標準〉，即可判斷自己的健康程度。

看看經過治療後，以前的症狀有無減少或消失。以此作為判斷陽氣充足的依據，也給自己一個繼續接受中醫治療的理由和信心。

最後要強調的是：治療慢性病、疑難雜症也需要病家的耐心堅持和對醫家的堅定信任。因為病難而醫生無章可循，要理解醫生在治療過程中會有不斷摸索和修正的過程；因為病久根深，故療程上自然需要假以時日方能化解。病家的信心和耐心也是解除頑病不可或缺的必要條件。

病好以後，要記住：改變以前的錯誤生活、飲食、工作習慣，以預防往後再患相同疾病。一分付出，必有一分收穫。並且，要用你的康復過程及這些健康觀點去影響家人、朋友，讓大家都健康。在一個健康的環境裡，人是不容易生病的。所以，讓家人朋友健康，自己才能保持真正的健康。中醫治病，講究的是自然之道，為人即是為己。

第十一節　濫用抗生素的危害

目前濫用抗生素的情況非常嚴重，已經到了凡病都服消炎藥的程度。豈不知濫用抗生素的危害有多大多深，它是心肌炎、腎炎、高血壓、糖尿病、各種腫瘤、尿毒症等病的始作俑者！

現代醫學認為，發燒是外來的細菌、病毒侵入體內，導致調節體溫的中樞神經失控而引起的。其治療法，不外乎消炎、抗菌，因此理論上支持大量應用抗生素，以徹底消滅病菌，還身體一個乾淨無菌的環境，就是所謂的健康。的確，一百多年以來，抗生素的發明挽救了不少患者的生命，抗生素是一個好藥。但臨床上總有不少患者發燒不退，無論應用多少高級的抗生素，也滅不了菌。而今細菌越來越有抗藥性，品種越來越多，危害越來越大，如SARS、禽流感等。

按中醫來說，抗生素是一種苦寒藥。一方面苦寒傷陽，另一方面，其可以戀邪入內。人體抗病邪的能力是在表層，在陽分，一般分為太陽、陽明、少陽。這三層若阻截不了病邪，則會進入裡層，即陰分，分為太陰、少陰、厥陰。越在外病越輕，越易治；越往裡病越重，越難治。表證患者濫用抗生素可使邪氣入內，生出大病。例如感冒發燒，風寒暑濕燥之邪氣僅在肌膚、表皮，內臟根本未生病，故稱表證，汗出則癒。但臨床濫用抗生素卻不分風暑寒濕燥火之氣，將風寒隨著藥液引入未生病的內臟經絡、臟腑。邪氣已經入裡，進入三陰，當然退燒，但後患無窮。邪氣深伏在三陰，暫時可能不發病，因為人體正氣尚足，只要一旦身體虛弱，邪氣就在裡面使勁，阻滯經絡，影響五臟六腑，破壞陰陽平衡，引起一系列大病。

當前，父母也罷，醫生也罷，都對小孩過分關心，一旦發燒即擔心是肺炎，於是大量應用抗生素、注射點滴。請想一想，小孩今天退燒，為什麼下個月又發燒了呢？有的小孩注射過點滴後，造成稍有風寒外感即發燒，經常咽喉腫痛（腎經上循咽喉，因此這是腎陽傷了，虛火上炎的表現），一發燒就得吊點滴的嚴重後果。再看看小孩的臉色，青青的、黃黃的，透不出紅來，那是邪入三陰的表現。還有，小孩的腳涼了，那是陽氣不足以溫暖自己的腳。食欲差了，那是脾陽被傷了。甚至感冒好了，精神卻好不起來，那是寒涼藥把小孩的神氣給傷了（神氣屬陽氣，是人體陽氣的外在表現形式）。其實，大量的抗生素把病邪一步一步引入內臟，替健康留下後患。這樣的退燒，身為父母者作何感想？

抗生素極易傷害少陰心腎之陽，由此，則風寒濕邪氣易於侵入心、腎。臨床常見這樣的患者，本來只是感冒，有點咳嗽、外感頭痛，經過應用抗生素後，反而出現風濕性心臟病、心肌炎、腎炎、腰痠背痛等。這是因為抗生素寒涼傷陽，陽虛不能護表，則邪氣自表入裡，直入少陰（心、腎）而引起的。此時尚不晚，中醫中藥針灸還能把邪氣引出來，修復陽氣，病尚可治癒。奈何現代醫學把風濕性心臟病、心肌炎、腎炎當成了不起的大病，繼續應用抗生素。腎主腦髓，腎傷則腦髓隨之而傷，於是進行脊髓穿刺，使少陰腎經傷上加傷。臨床常見到慢性患者有因脊髓穿刺而病情突然加重，出現耳鳴、腰痠痛、腳軟等症狀，都是腎傷的表現。這樣正氣越來越傷，風寒邪氣越來越多進入少陰，一直把它變成終生不癒的重病頑病。

許多慢性病患者，心臟、腎臟都極衰弱。若有感冒，被濫用抗生素後，則表證的風寒邪氣隨著點滴液進入衰弱的心臟、腎臟而造成昏迷，甚至危及生命。可是，許多人不了解這點，認為是因尿毒症造成昏迷，要趕快透析。於是病邪越陷越深，患者從此欲生不能，直至死亡。

一般來說，對小孩發燒緊張的往往是大人。理論上來講，小孩可以燒到更高，但是大人慌了手腳，趕緊上醫院，而不少醫生就濫用抗生素了。許多醫生（包括中醫和西醫）都視抗生素為萬靈丹。豈不見在各地大大小小的醫院急診科，掛著吊瓶成了一大奇觀，國外醫家見了百思不得其解。因為國外醫學對於應用抗生素非常謹慎，遠不如這樣大膽。因此，國內的醫生與患者都是與眾不同的，一個願打，一個願挨。患者若自己不懂得抗生素的危害，將莫名加入掛吊瓶的行列。

在日常生活裡，感冒導致咳嗽很常見，一般人都會自行購買成藥，若無效才去西醫吊點滴，而且相信只有吊點滴才能徹底治好。即使有喜歡中醫的患者，也往往買不到好的中成藥，因為目前市面上的幾種止咳嗽的中成藥無非是清、潤之類，都沒有用。再者，若患者不服涼藥，陽氣不被損害，那感冒咳嗽還算個病嗎？現代涼藥氾濫、涼食方便，病例越治越重者比比皆是。

總之，抗生素是寒涼藥，濫用寒涼，結果就是把人體的陽氣消滅，然後把邪氣引入三陰層次。邪在三陽，大多好治。邪陷三陰，則多重病危病。而三陰病的治療總綱就是扶陽。否則，庸醫誤治，陽氣被耗，機體只能逐層抵抗，結果就是小病成大病，輕病成重病，不死的病也慢慢地折騰死了。

我提倡用溫藥、強調寒熱之辨，實在是針對當前的濫用寒涼藥物來的。《黃帝內經》有「陽氣者，若天與日，失其所則折壽而不彰」的認識，也有「謹察陰陽所在而調之，以平為期」、「務求陰平陽祕」等明訓。試看當前的臨床，極少有醫生會重視陽氣的作用，只是在滋陰、清熱、降火下工夫。人體的陽氣消滅了，陰精又有何用呢？

補充幾句，三陽體質者因為其陽氣尚強，邪火外客，可以用寒涼的抗生素來清解鬱熱。而相火過旺的人也可以短時應用抗生素。但三陰體質者則應盡量少用或不用，因為其陽氣已虛，不耐攻伐。

第十二節 「陽化氣，陰成形」的思考

《黃帝內經》有個觀點：「陽化氣，陰成形。」明代著名醫家張景岳認為：「陽動而散，故化氣，陰靜而凝，故成形。」因此，這裡陽和陰是指物質的動與靜、氣化與凝聚、分化與合成等的相對運動，進而說明物質和能量的相互依存、相互轉化的作用。看上去十分簡單，仔細分析，卻大有文章。

自然界萬物的產生、發展和變化，離不開陰陽的相互作用。陽主動而散，可促進萬物的氣化。陰主靜而凝，可促進萬物的成形。化氣與成形，是物質的兩種相反相成的運動形式。陽的特點是主動，陽有氣化功能，可以促進臟腑發揮正常的功能。陽性熱，所以可以化陰為氣。陰的特點是主靜，陰性凝斂，所以可以凝聚而成形。

中醫認為，生命就是生物體的氣化運動，氣化運動的本質就是化氣與成形。人體的正氣無形，屬陽，精血津液為有形，屬陰。而陰精和陽氣可以互相轉化。簡單來說，陽有化氣的功能，可以把機體的物質化為無形的氣，因此，陽以功能為主。而陰有成形的功能，可以把外界的物質合成自己的身體物質，因此，陰以形體為主。由精血津液轉化為氣，要依靠陽的氣化作用；由氣轉化為精血津液，離不開陰的成形作用。從這個意義上來講，自然界萬物的生生化化，人體生理活動過程中的新陳代謝，都可以概括成「陽化氣，陰成形」。生物體的能量與物質就是通過陰與陽的形式而互相轉化，這個轉化有些像愛因斯坦的方程式 $E=MC^2$（能量＝質量乘以光速的平方）。

以上是從生理的角度來解釋，有些抽象難懂，下面結合日常生活及常見疾病來分析陰與陽的功能。

水蒸氣若遇冷就會凝結成水珠。從無形的氣到有形的水珠，這就是陰成形。它需要兩個條件，一是有無形的氣，二是必須有陰寒的媒體。如在煮水的鍋內，水蒸氣只能在鍋蓋上形成水珠，而鍋底及側面

太熱，陽氣太旺，就不能形成水珠。再看豆腐的製作。黃豆做成豆漿，煮沸後並不成形，要想變成豆腐，必須點鹵。點鹵就是加鹽鹵或石膏水。這兩種東西都是陰寒之物，陰得以成形，豆腐於是做成了。因此，豆漿是溫性的，但豆腐是涼性的，因為加了鹽鹵或石膏。

從人體病理來說，凡是成形的疾病，一定是陰性的。試舉例說明如下。

有的疾病是局部成形，如足內踝的腫脹、水腫，是因為腎經的陽氣不足而寒氣太盛，陽不能化水為氣，結果陰寒凝結在腎經的下段，形成水腫。這種情況要用真武湯來扶助陽的氣化功能。

如甲狀腺腫，是任脈的陰寒之氣成形而致。任脈陽虛而陰聚於濕氣最旺之處，形成腫脹。對於這樣的病，光是通經活絡不夠，一定要配合扶助任脈之陽氣才是治本之道，一定要用到附子才行。

如腫瘤，這是明顯的陰性病。首先，只有三陰體質者才可能生腫瘤，三陰體質最明顯特徵是陽氣不足，對陰邪已經不能形成有效的抵抗。因此，邪氣深入三陰，於體內陽氣最虛弱之處成形，發為腫塊。從生物學角度來說，細胞分化、凋亡相關於細胞執行功能，屬於「陽化氣」；細胞增殖相關於細胞數量、形體增長，屬於「陰成形」。而發育異常、增殖失控、分化障礙及凋亡阻遏就是腫瘤、白血病的基本生物學特徵。由此推出，腫瘤的本質是陽氣不足、陰寒積聚。

請大家觀察，凡是腫瘤患者雙手十個指甲月牙一定不多，甚至一個也沒有。這就是標準的陽虛體質。所以，若有醫治療腫瘤，只在白花蛇舌草、半支蓮、半邊蓮、蚤休等大寒大涼的中藥下工夫，必是無用，其結果必然把患者治死。可以這樣說，若腫瘤患者的陽虛體質不能徹底改變，治好腫瘤是門都沒有的。而改變陽虛體質必須扶陽，扶陽就要用溫性的中藥。我的經驗是改變體質與攻逐病邪互相結合起來，分段進行，扶正以加強氣化功能，等正氣稍足，即可攻除邪氣，攻邪必然傷正，所以不能一攻到底，像西醫那樣拚命用放療、化療祛邪，絲毫不考慮患者的陽氣，是只認病邪不顧活命的做法。因此，腫瘤其定位就是「陰成形」，其臨床表現雖然複雜多樣，但源於命門火衰，本屬寒痰凝結，治本之道當扶陽、散寒、祛瘀。以溫化為主，必須用附子等溫性藥為主治療。

如肥胖症，身體某部位肥大，必然是這一部位的陽氣不足以化氣，於是形乃聚而成形。有句話說：「十個胖子九個虛。」虛的就是陽氣。若用瀉法來治療肥胖，肯定是越瀉越虛，越虛而越胖。肥胖症是要補陽的，陽氣足了，自然能進行化氣的功能，慢慢地就能把多出來的肥肉氣化掉。附子理中丸是非常有效的治療肥胖處方。

如紅斑性狼瘡、肝硬化等病，都可能引起腹部腫大、水腫，其原因是中焦陽虛，陽氣不能化水，水濕氾濫成災。也只有三陰體質者才會生這種病。每見某著名醫家經驗，大量應用苦寒中藥以瀉水化瘀，不知瀉邪的同時也傷正，等正氣傷得差不多了，患者的命也就結束了。或重用荷爾蒙以救命，短時尚可，久則必然消耗陽氣太過而患者猝死。多年來，眼見不少此類患者死於誤治，十分痛惜。

如風濕、類風濕性關節炎、痛風，關節會腫大變形，這也是陽氣在關節處不足以抵抗陰邪的緣故。所以治本之道在於扶陽以抑陰。不管患者表現出多少熱象，也不能因此而大量應用寒涼中藥。要知道，能患這類病的人必然是陽虛體質，虛寒於內，陰得以在陽氣最弱處聚而成形。臨床每見有醫重用生石膏治療關節炎，不知即使是熱邪所致，也要加扶陽藥以化其陰形。

如眼球外突，一定是陽虛於眼睛；椎體增生，必然是陽不足於椎體；小孩腦水腫，那是陽氣未能充盛於腦內；局部摔傷而腫脹，是陽氣受損而聚陰成形。如此等等，皆當從「陽化氣，陰成形」這個意義思考，才可能找到正確治療法。

總而言之，所有「陰成形」的慢性病，多屬陽虛體質而生。陽氣不足以抵抗邪氣（邪氣為陰，正氣屬陽），外邪因而客入機體，耗傷陽氣，久之陽越虛而陰越盛，聚痰血等陰物而成形，發為大病。《黃帝內經》說：「積之始生，得寒乃生。」這句話說得非常清楚，治療任何「陰成形」的病，必須扶陽氣以化陰寒。

死人泡在水中會膨脹起來的，是因為沒有了陽氣，不能氣化水濕，水濕因而聚積脹大。活人與死人最大的區別在於活人有陽氣，而死人沒有，只是一堆死陰。所謂生命，其實就是陽氣。有了陽氣的支持，我們的軀體才是活的。我們的陰是足夠的，從來也不會缺少，像我們的組織器官、軀體就是陰，喝的水也是陰，吃的飯也是陰，缺少的是真陽。只有陽氣旺了，才能氣化水液而化為陽氣。若真有人陰虛了，那喝水不就是最好的滋陰補陰嗎？問題是喝水根本就補不上陰，因為沒有陽的氣化，水進不了我們的生命。陽氣才是生命的根本。

所以說：「陽常不足而陰常有餘。」扶陽的意義在於改變三陰體質、增加陽氣，漸而陽氣可以化去陰邪，單純地祛除陰邪而不扶助陽氣，往往初治有效，久則不但無效，反致纏綿不癒。其本質即在於陽氣耗傷，病邪日進了。

元代醫家認為：「陰常不足，陽常有餘。」由此影響之後的數十代中醫，只在滋陰瀉火上用功夫，結果就是中醫一天不如一天了。為什麼有人主張要取締中醫，實在是學中醫的人只會滋陰瀉火，這才是問題的根本。

自由人：真知道用抗生素不好，但遇到像感冒、喉嚨痛、鼻竇炎等，不用不行啊，醫院、藥店都推薦抗生素。無奈只好吃了。結果真的是表面的病好了，但身體遠不如以前，抵抗力降低，綜合素質下降。看看你所寫的文章，回憶得病的前後，真是體會至深，悔之晚矣。以後，堅決抵制濫用抗生素。

醫者佛：願天下人都懂得抗生素的危害，這樣才不會傷陽氣，也不會引發大病。當然，感染時需要用抗生素，該用就用，也不能因噎廢食，短期應用是完全必要的。一般來說，相火偏旺的人是可以用抗生素的。只是要有個度，過了這個度，相火再怎麼旺也會被澆滅的。

自由人：扶足陽氣是一件非常不易的事。若不依靠醫生把脈，患者自己能否判斷陽氣是否補足？服用含附子的中補陽藥，一般不要超過多少天？不出現上述中毒反應，是否就可以長時間服用含附子的補陽藥？

醫者佛：請參考〈何為陽虛？〉一節所述。病情非常複雜，各個疾病的反應也不盡相同，而且每個人體質不同，其排病反應各不相同，因此，很難有統一的說法。若按脈來說，就非常清楚。脈不緊了即是寒去。

對於三陰體質者，可以長期服補陽藥。最好配合醫生的診斷，這對判斷是否應該停藥十分有好處。

稀飯泥：在雲南一些地方，冬天要來的時候要上館子喝附子野味湯。店家把一堆堆的生附子丟入鍋內與野味同熬十小時後上桌，說是喝了這湯一個冬天都不怕冷。生附子哦，也許是熬得夠久，沒見中毒的。

醫者佛：一則久煎，可去其毒。二則，現代人多偏於陽虛體質，附子正對其證。三則，喝這樣的湯之後千萬不可馬上喝涼水，切記切記！

第二章 防病之道

人在天地之間，感受天地氣機變化，終歸要生病。

既然生病了，就要找原因，了解是怎麼回事，及時預防與治療。

第一節　何為高血脂？

近年來，隨著生活水準提高，肥胖者逐漸增多，高血脂也變得普遍起來。說起高血脂，大家都知道要降血脂。從中醫理論來說，高血脂是怎麼回事？高血脂是不是病？服什麼中藥才能降血脂呢？以下將討論這些問題，相信有助於正確理解降脂且找到正確的降脂法。

目前降脂的藥有兩大類：一是西藥，有大量藥物標明可以降低血脂；二是中藥，是按中醫理論來降低血脂。在此分析中醫中藥如何降脂。

降血脂方子很多，我列出一個臨床常用方子。

法半夏10克、陳皮10克、茯苓15克、山藥15克、丹參20克、薏苡仁20克、生山楂20克、白米10克、澤瀉25克、何首烏15克、車前子15克、桂枝10克。

水煎服，日一劑，連用月餘。

此方當從痰、瘀、濕、虛入手，立方稍雜，有一定的降脂作用，但絕不是減肥的方子。況且，高血脂症見效不快，若辨證準確，尚需守方月餘才能有效。

有人認為，中藥對此病應該說是整體調節，效果不快。此方可服用一個月後，停半個月再開始繼續服用，且多數高血脂患者能調整至正常或接近正常，無效的很少。

有人認為，上方從痰、瘀、虛、濕入手，頗切病機，所選之藥，悉多為實驗證明能降脂者。深思之，若高血脂以痰、瘀、虛、濕立論，何嘗不為應證之方呢？從辨證論治來說，臨床治療高血脂，既有用大黃瀉之取效者，亦有從運脾化濕得效者，或疏肝、或清化，雖煩瑣，卻也應證。

有人慣用荷葉、澤瀉、柴胡、冬瓜仁、薏苡仁、六君子、腎氣等方藥。有人曾就高血脂問題研究，認為補腎溫陽、健脾益氣、滋陰益腎、活血化瘀、運脾利濕、消食導滯、化痰通絡、清利濕熱等方法都有效果，都可降低實驗動物的血脂。方法多樣，但用到患者身上時仍需辨證。

有人認為當從脾胃和腎論治，其效果稍好。而且主張在適當時候通便，如加點大黃、菟絲子，溫而不燥，會達到更好的療效。

有人認為，單味首烏即可降脂。很多人用首烏片烏髮生髮，卻不知首烏片對降低血脂效果明顯。

有人認為，治療高脂血症（特別是代謝症候群者），從脾胃論治，以運脾胃、化痰濁為主，兼用理氣、活血之品，有一定的療效。

亦有人認為，此類方劑降脂有效，應再加一點活血化瘀藥。有人提出《金匱要略》中有瓜蔞薤白白酒湯，可振奮胸陽，胸陽一振，痰、瘀、濕自去。加上以上的中藥降脂方，上方為君，瓜蔞薤白白酒湯為使。合二為一，不失為傷寒旨意。

中醫中藥永遠不要離開辨證論治，藥證相合方能得良效。綜上所述，從中醫理論來說，高血脂的原因比較複雜，不是單一方子就能治好的。因此，需要辨證論治。以上處方臨床應用時一定要隨證出入，加減變化，才能真正達到治療效果。當然生活方式的調整也是不可少的。

那麼臨床該從何入手治療呢？我認為首要的問題是要把高血脂的病機弄清楚，然後方可定方。

高血脂是不是病？現代醫學化驗指數能否解釋高血脂的病機變化？答案是否定的。高血脂根本不是病，現代醫學的化驗指數無法反應身體的能量變化，而是身體能量氣血動態變化中的臨時反應，其結果根本不能指導中醫的臨床用藥。中醫看病，幫助患者改善的不是化驗指數，而是臟腑經絡陰陽氣血的動態變化。若單純以指數判斷有病無病、有效無效，就不是真正的中醫，而是西化的中醫。就高血脂來說，若有人拿檢查報告來，說血脂偏高，但無症狀，那就不算是生病！多數高血脂症患者臨床並無不適，也就是說，只是實驗室檢查出來，說血脂高了。你真的相信機器，而不相信自己的感覺嗎？

當前狀況往往是患者本來無病，一檢查，發現血脂指數升高，立即就醫，要求降脂，至於治療後有效與否，自己也說不清，又要透過醫院儀器檢查來確定。若機器說有病，你就相信真的有病嗎？我們的身體比機器聰明，相信自己身體的反應才真實。

就字面上來看，脂是什麼？是我們的能量來源。正如糖分，也是我們的能量來源。脂是儲備的能源，而糖是將要產生實際能量的物質。我們為什麼要降能量儲備庫？嫌能量太多？嫌自己命長？

總而言之，西醫把脂當作一種邪。正如消炎一樣，炎症是邪，所以要消去。他們認為脂也不是好東西，所以要降。其實，何必降脂。若能量正常發揮作用，就可以正常生活，為什麼要減少能量庫呢？

高血脂要不要看檢查報告，我認為沒有必要。臨床見到的高血壓、高血糖、心衰腎衰等，其實不必聽信機器的診斷，看一看患者，誰不是先由下肢足溫過低、下肢血瘀色黑開始的。這是什麼經證？用什麼方藥？樹先根死而後枯，人先腎虛而後衰。大病的診治如此，高血脂症也應該如此看待。

從中醫來看，所謂的血脂高，僅僅是血脂變成能量的過程出了問題，導致脂繼續儲備，而能量未能充分發揮，表現的都是些虛證。（即使有標實證，也是在本虛基礎上的標證）具體來說，是痰濕瘀血滯於中焦，氣機不暢，故出現易於疲乏，易於頭暈、以及出現頭部耳鼻眼竅等病症。其本質在於正虛，即陽氣不化，邪因而生，隨氣往來，而為高血脂症。也就是說，只要提高脂的應用效率，問題就解決了。解決問題的關鍵就在於如何疏布正氣。故其治當緩以治本，而治標急在其次。若只是辨病而不辨證，將失去中醫本旨。若血脂高為病，則必然與其病機相關，無論化痰、化瘀、化濕、化濁，全賴正氣推動，沒有正氣，恐難長效。扶正亦是治本之道。

按六經辨證來看，苓桂朮甘湯合五苓散為治本之法。上方略加化瘀之品似可以治標之法，比如合桂枝茯苓丸。另外，從六經角度來分析高血脂，少陽不暢，少陰陽虛或可為標本之證。故扶少陰之陽，以樞其陰機；順少陽之樞，以樞其陽機。少陰則四逆法，少陽則柴胡法，總在隨證而為，以意為機。

綜上所述，高血脂是西醫病名，依中醫觀點，高血脂不過是機器檢查出來的一些指數，這個指數無法真正顯示身體的氣血變化。就如生氣之後，用血壓計一量，血壓會暫時升高，這是高血壓嗎？我們應該從本質上來分析高血脂，而非人云亦云，濫服降血脂藥，否則永遠治不好高血脂，還會破壞肝腎。

肥胖者根本不必在意血脂，應該在意的是什麼症狀、精神狀態如何，對症治療即可。再說，彌勒佛是個大胖子，過得不也開心嗎？何必服藥降脂。所謂降脂者，不過是跟著西醫杜撰的概念。本來無一物，何處惹塵埃。

中醫治療講究的是治人、治命，而不僅是治病。病有多端，而其命則不過一陰一陽而已。細分之則為六經，或為臟腑，或為三焦。所謂的生病，其本質在於機體的正氣沒有平衡，於是出現不同的症狀。治正氣即是治本，治症狀則是治標，而治正氣的方法，不外乎辨證施治。看邪在何經、何臟腑，而或針或藥。如此，正旺何愁邪不去。

中醫治病也治命。臨床常見用正確的中醫方法治療大病，隨著病情康復，不僅症狀消失，甚至臉上的黃褐斑、手上的老年斑，或其他病症都自動好起來。這才是真正的治療，不治而治。中醫重在辨證，其治病效果極為神奇。凡遇大病，千萬不要只依賴西醫，找個好中醫，按張仲景的方法治病一定會有效果的。

第二節　小孩痢疾的中醫治療

某日，某軍眷的小孩，一歲四個月大，突然發作乾嘔，腹瀉兩天，大便黏滯如涕，帶血絲，來我院急診，西醫診為細菌性痢疾，要求馬上住院治療。患者父母相信中醫，先抱來我門診。見其腹痛明顯，雙手食指風關略有紫暗絡脈。小孩痢疾，變化極為迅速，當先清泄邪毒，排除致病因素，再緩緩扶正。急為處方芍藥湯合白頭翁湯加減。其方：

白芍5克、檳榔3克、生大黃3克、黃芩3克、黃連3克、法半夏3克、當歸3克、肉桂3克、炙甘草3克、木香5克、滑石5克、山藥5克、白頭翁10克、秦皮5克。

兩服，水煎服，日一劑。

囑其回家安心服藥，病會很快好的。患者父母猶豫再三，反覆詢問是否會加重、會不會脫水、有沒有生命危險等問題，我詳為解答，最終他們聽從我的建議，抱小孩回家服中藥。當天下午來告訴說，第一服中藥服了三分二，腹痛已去，大便不見有血，吐止，仍略有黏滯大便。囑加紅糖繼服。十餘日後，患者父親送其友人來看病時告知，服完兩服，病已痊癒，之後能吃能睡，未見任何不適。

小孩痢疾看上去非常急迫，患者父母往往擔憂異常，急著送去吊點滴。但此病並非難治之症，若對症用藥，往往可以迅速緩解症狀，很快治癒。

一般來說，中醫認為小孩是純陽之體，陽旺正足。若小孩感受外邪，多可引起高燒，這是正氣充足，抗邪有力的表現。陽旺之體，若外邪客入，則極易熱化，其熱化的層面，或在太陽，或在陽明。在太陽表現為高燒、皮膚病等；在陽明表現為便祕、痢疾或神志症等。所以治療小孩病，要時刻觀察陽氣盛衰，按六經理論分析正氣與邪氣交爭層面，才能預知病情變化，從而及時用方用藥，保證既可取效，又不傷正氣。

我們先分析小孩痢疾的病機。痢疾初期往往表現為熱證，患者表現為大便燒灼疼痛，大便熱臭明顯。是不是這樣的痢疾一定是熱證呢？答案是否定的。痢疾發生，首先是感受了寒濕之邪，寒濕客入機體，因於陽旺體質而化熱，灼傷血絡，寒火濕毒凝滯於下焦腸道，出現便血。因此，其治療不但要清熱祛濕，也要用溫法祛寒。並且溫中有清，清中有溫，可以祛邪而不傷正。所以治療小孩痢疾需考慮用肉桂配合黃連、白芍等涼藥。肉桂治寒，黃連清胃腸之熱，白芍清肝熱，三者並用，既可調理寒火，又能清熱解毒，安神定驚。配合祛濕諸藥，則寒火濕毒皆去，而腹痛、便血、裡急後重、黏滯大便等症狀自然消失。

在痢疾初期，患者多有黏滯大便、嘔吐、腹痛、食欲不振等症狀，這是明顯的陽明實證，應該清下解毒，祛除濕滯，可以考慮用芍藥湯治療。此方對於濕熱留滯大腸之痢疾效果極為明顯。若伴有熱毒熾盛，大便中見血，且腹痛明顯，可以加白頭翁湯以加強清解熱毒之功。若治療對症，則此病來得快，去得也快，不旋踵即可痊癒。以此法治療小孩痢疾急性期，多數都可迅速治癒。對於療效不明顯者，多是體質偏虛之人，單純地攻下清熱傷正明顯，正傷則祛邪亦無功。這時在方中加入山藥30克，以加強滋養脾陰之功，可望取得明顯效果。便血明顯者，還可以沖服三七粉末，化瘀止血。

若邪毒上竄心肝，出現突然高燒、昏迷、驚厥等症狀時，要加強清心鎮靜之功，以水牛角60克煎出液，代水煎其他中藥，可有效地緩解症狀。或針刺十宣穴，即十個手指尖放出一、兩滴血，效果也極為明顯。父母不必慌張忙亂，若平時學點針刺技術，在關鍵時刻能自己動手，就能在第一時間幫助小孩。

若患者已經反覆發作痢疾，多屬虛痢。此時不可但用苦寒中藥，應考慮陽虛之體，中陽不振，邪氣客於太陰與陽明兩個層面，清陽明會傷害中焦陽氣，導致病情加重，或反覆難癒。可以在芍藥湯的基礎上配合理中丸以扶中陽。

治癒後，應該注意患者腸胃尚虛，不可驟然溫補，或食油膩重滯食物。可服小米粥，或清淡飲食兩、三天，待患者臉色紅潤、胃口恢復，再正常飲食。亦可服參苓白朮散或理中丸以扶正。

小孩痢疾若失治，則會轉化成慢性。患者臉色萎黃、蒼白，體瘦無力，飲食減少，精神不振。這時不可濫用苦寒傷陽中藥，要先扶正氣。等臉色紅潤起來，才可以攻邪。具體用藥需要詳細辨證，不可濫施，既防傷正，又防斂邪之弊。

古有「寧治十男子，不治一婦人；寧治十婦人，不治一小兒」之說。意指小兒病變化極為迅速，若失治則容易出現變症。但若能辨證準確，則小兒病又極容易治療。我的體會是一定要按照六經辨證來用方，對於把握病情、了解邪氣的發展方向與變化趨勢極有好處。六經辨證的實質不過是六個層面的正邪交爭，醫者如能通曉六經，即可立於不敗之地。總之，不可見症治症、見病治病，否則將陷入疲於應付、焦頭爛額的境地，若真如此，則千萬別治小兒病了。

第三節　青春痘不是熱氣

當前年輕人的青春痘非常嚴重，市售的各種潔面、消痘、控油、排毒產品等均無顯效。從中醫來看，多數人的青春痘不是皮膚病，而是一個表象，表示腎中陽氣不足，屬於少陰證。按照扶陽觀念治療，效果明顯。

從生理角度來說，年輕人長幾顆青春痘，屬正常現象。年輕人就像是春天萬物成長，即陽氣升騰氣化比較旺盛。此時陽氣上到頭面，出現青春痘，表示一種陽旺的狀態。正常飲食，注意休息，不需特別治療，自然消退。

傳統認為痤瘡乃肺風粉刺。由於肺經血熱，受風薰蒸顏面而致。另外大腸熱盛，移熱於肺，瘀久生毒便生痤瘡。但目前人群中的痤瘡，屬於寒證者，約十之八九，屬於熱證者，不過十之一二。但不少人認為這是內有熱氣，於是濫用黃連上清片、暗瘡清火片、牛黃解毒片、荊防敗毒散、清火梔麥片、穿心蓮沖劑之類的寒涼攻伐品，結果臉色越來越暗，病情反不見減輕。豈不知這些寒涼中藥傷了中陽。因此治痤瘡，要考慮扶正、涼血、活血、解毒諸法，不可只知道清熱。

有的人天氣越冷，痘痘越多，這是典型的少陰寒症。若夏季多發，則屬內有鬱熱，要開表發出來才好，要忌冷食、冷飲，且不可當風。

女人四十歲左右生痤瘡，其治療與十八歲的女孩完全不同。千萬別以年輕女孩的方法，否則只會加重病情。此時可用滋補肝腎之法，這也常用於黃褐斑的治療。

不少人有虛火上浮，其本質可能在於陰不足而陽不下潛，此時要適當以潛陽中浮火，扶身中元陰為法。睡前可以用熱水泡腳，即可養陽，並引火下行。

治療青春痘要內調外治相結合，以內服藥治本，外用藥治標。許多人喜歡塗塗抹抹，但效果不好。中醫講「有諸內，必形諸外」，痘痘不是臉上的病，是身體臟腑功能失調引起。單純治療臉部能有什麼用呢？應用外用製劑，可以輔助內服藥提高效果，但要適量使用。

臉部多生青春痘，乃手足陽明經循行之處。因此，平時飲食要特別注意調養胃、大腸，凡生冷油膩皆需禁食。且平常飲食清淡為宜，不要太鹹、太甜、太酸。多食蔬菜水果，但韭菜、大蒜、苦瓜、薺菜、荔枝、芒果、橄欖、鳳梨、菱角應忌食。禁食油炸物（包括速食麵和薯條薯片）。少食肉類、魚類。忌食寒性食物，如螃蟹、豬頭肉等。另外，菸酒和咖啡等都可能加重虛火上炎。

第四節 發燒的正確認識

關於發燒，我認為是理解、掌握中醫的最重要症狀。若能正確認識發燒，就會觸類旁通，對於其他症狀都有清晰的認識。非僅是醫生，對於患者來說，也有必要理解。

發燒是常見症狀，而且是非常重要的症狀。

發燒僅僅是症狀，而不是病，莫將退燒當成對待發燒的唯一方法。西醫僅以抗生素消炎，結果導致其他疾病，甚至遺留大病的病根。身為患者，能夠正確面對發燒，從容接受中醫治療，接受必要的療程和經過，自身的體質才有可能逆轉，進而改變每月必發燒的噩夢。身為醫者，能夠正確認識發燒、冷靜處理發燒，對陽氣、對陰色之辨、對六經辨證、對君相火、對開合樞就有切身體驗，再治其他內科雜病就會容易些。

如何看待發燒

西醫治療發燒的現狀是：逢熱必消炎。這是醫生的既定思維，患者及家屬也坦然接受，從不懷疑退不退燒、留不留後遺症。患者家屬最喜歡問醫生的是：炎症厲害嗎？有沒有肺炎？有沒有扁桃腺炎？是不是腦炎？好像發燒沒有發炎就不正常，家屬認定發燒必要用消炎藥。有炎症抗炎理所當然，即使沒有炎症用消炎藥預防感染似乎也在情理之中。

一、傳統西醫對發燒的認識

西醫本質真是如此嗎？摘錄西醫對發燒的認識。紐約聯合醫院醫學中心兒科主任 Jeffrey L. Brown

說：「只有外源性兒童發燒，如大熱天悶在車廂裡引起中暑時的發燒，才與大腦損傷相關。內源性發燒一般不會造成大腦損害。」他認為，過度治療發燒並不能預防兒童驚厥，而且這種驚厥與大腦損傷和學習能力低下無關。至於六個月以下的嬰兒，發燒可能意味著嚴重的問題，父母應立即帶往就醫。

美國兒科學會藥物委員會主任 Richard Gorman 指出，發燒治療應嚴格限制，應以小孩舒適為目的。但臨床常見到的情況是，當小孩已經舒適時，醫生還進行過度治療。他認為，若小孩體溫達三八・八℃，卻舒適地躺在沙發上，則無需進行治療；若小孩呈痛苦、煩躁、激動，那麼，醫生建議在體溫超過三八・三℃時應予以治療。多項研究表示，不治療低燒實際上可能有助於小孩更快消除感染。體溫升高是身體的防禦機制，使身體成為不利於病毒或細菌生存的宿主。

二、中醫能否正確治療發燒

目前，大大小小的中醫院沒有幾個是真正用中醫來治療發燒的。試看，中醫院的急診科或兒科，能看到只開中藥、用針灸治療發燒嗎？還不是為患者吊上大大小小的點滴。這樣與西醫有什麼區別？中醫學院畢業的學生幾乎沒有人相信單純用中藥、用針灸可以退燒。這樣的中醫大學生出了社會，就成了西醫的忠實追隨者，早忘了他們曾經是中醫培養出來的人才。

其實，這也不是學生的錯。在中醫學院裡，老師教的知識就是：扁桃腺紅腫或化膿定是有熱、體溫升高就是發燒、鼻子出血是風溫風熱或是肺熱等。結果就不需要中醫辨證論治，只要按照西醫思維習慣開方用藥，如此的療效可想而知。所以有患者屢用西藥無效或是知曉可能造成的副作用，要求中醫開中藥時，他們自己也沒有信心，反而高喊中西醫結合。用一些涼藥去清熱，就成了退燒藥。配合這個「素」、那個「素」，就是中西醫結合。但患者似乎都可以放心了，畢竟中醫無效西醫來湊，西醫有副作用中醫來彌補。

在這些所謂醫生的心中，真實想法還是以荷爾蒙、抗生素來退燒，中醫中藥僅僅是點綴而已。至於退不了的燒，就拚命增加抗生素用量，青黴素不行，換個強效的，還不行，再換個進口的，直到用盡最強效的藥，最後就說這個病治不好了。

其實，中醫治療發燒是扶助正氣，開門逐邪，調動自身力量破寒除疾；而西醫卻用苦寒藥耗傷陽氣，再來關門留寇，壓制和破壞自我修復能力以營造和平假象。邪氣本來不屬於我們的機體，是把它趕出去好、還是留在體內好？相信大家一看就明白。因此，治療發燒，壓根就沒有中西醫結合。就是治療其他各種病症，也沒有真正意義上的中西醫結合。

發燒必辨六經。無論傷寒發燒或溫病發燒，都有六經傳變的現象。而且六經辨證是動態的，非常適合於發燒時分析邪氣與正氣的位置。

以六經來辨證論治發燒，其治療的思路非常清晰，預後結果也明白易辨。六經立法是治療發燒的大法，庸醫不識六經，但從臟腑論治，永遠也跟不上發燒的傳變速度，其結果不言而喻。因此，治療發燒，不可捨六經只論臟腑三焦。按六經治療發燒，簡單易明，效果神奇。我多年所治發燒，全憑六經辨證，無論初起高燒，或重病低燒，皆有效驗，極少失手。

發燒誤治的危害

小孩發燒一定要馬上退燒嗎？

小孩的元氣非常充足，所以會發燒，而且是發高燒。父母這時要思考：是否馬上退燒？

當前，我們一有發燒或咳嗽受寒就退燒止咳、消炎輸液，不用抗生素不罷休。父母習以為常，認為發燒要立即用藥，且只認抗生素。多少人存著這樣的錯誤觀點，打針服藥，馬上退燒！據我所知，幾乎每個父母都在家裡常備些消炎藥，說是治療感冒、發燒。稍有醫學常識的人就知道，這是荒謬之極！

感冒發燒的誤治往往會產生新的疾病。大家想想，近年來隨著科技進步、抗生素更新，人類與大自然越來越不相容，各種新發疾病一個接著一個。癌症和疾病的增多不要僅歸罪於環境汙染、飲食結構改變等醫外因素，現代醫學的亂治誤治和錯誤觀念的誤導才是真正嚴重的問題！

但西醫對某些類型的發燒還是有很好的療效的。一般來說，若患者是第一次傷了寒邪，病邪尚在陽分，一般在太陽經或陽明經，表現為高燒，且患者體質壯實，用解熱鎮痛類的西藥可馬上退燒，效果立竿見影。其實，這也就是太陽病的麻黃湯證，或陽明病的白虎湯證而已，中藥照樣效若桴鼓。

所有發燒都不應該用消炎藥來退燒，若濫用消炎藥就是引狼入室，造成外感邪氣被壓到陰分，導致寒邪內伏，於是下一次發燒就不再屬於單純的三陽證，而是伴隨著三陰層次的發燒。這種發燒的治法不僅要開表祛邪，還要扶助陽氣，用到附子類的中藥。若濫用西藥消炎退燒，將繼續傷害元氣，一直到治得元氣打無還手之力，燒才會暫退，症狀才會表面消失，但卻因此埋下病根。周圍這類例子屢見不鮮。若傷了脾陽，出現臉色蒼白、食欲不振，這是太陰證；傷了腎陽則出現晨起排便的習慣改變或遺尿，這是少陰證；甚至導致心肌炎、腎炎，那是邪氣直入少陰。出現這些情況，也許西醫看成是大病，其實，就是邪氣內入陰分的證，當成感冒治即可。

三陰層次的發燒

一、三陰層次也能發燒

按照中醫理論，非僅太陽病有發燒，六經病皆有發燒的症狀。因此，治療發燒要從六經來分析，從病變的動態過程來分析。

當前人們體質偏於虛寒，真正的陽明高熱不多見，或說，幾乎見不到了。因此，以苦寒藥物清熱的方法難得用上。太陽病少陽病的發燒，若方證判定正確，一般一、兩劑藥即緩解或治好。常用麻黃湯或桂枝湯或小柴胡湯之類的方子，立即見效。這種發燒大多是白天燒更高，入夜燒即稍退。一般長期不用抗生素和退燒藥的人才會出現這種情況，偏偏這類患者不多。現在我接診的發燒患者多是西醫治療無效後轉來中醫，所以十有八九是三陰證。

三陽病發燒與三陰經發燒的治療都要基於機體陽氣強弱來進行辨證論治。三陽病發燒，小孩往往一邊發燒、一邊嬉戲如常，此時機體陽氣尚足，能自發出來抗寒，因此易治。解表發汗即可汗透燒退。若小孩感冒後，或發燒，或不發燒，卻睏而思睡，精神萎靡不振，這就是三陰病。

三陽三陰均有陽氣強弱次序，一般來說，太陽陽氣最強，次則陽明，次則少陽，三陰之間的陽氣強弱次序則基本上是太陰病稍弱，少陰次弱，厥陰最弱。陽氣多少，需要依具體的患者，在陰陽、六經病證辨識清楚的前提下，在用藥緩急、藥量多少及用藥輕重的選擇時才有實際意義！

三陰層次的發燒，其實是邪氣鬱於陰分，陽氣尚足，邪正交爭而出現發燒。多數屬於少陰的樞紐出了問題。好的中醫會從扶陽入手，把少陰層次的陽氣補足，自然熱退身安，患者體質也可以逆轉，下一次的感冒就可能只是太陽病。但若冷水濕敷額頭，或酒精擦體，或吊點滴，或用清熱解毒的中藥，卻只能暫緩一時，第二天晚上體溫升得更高，最後還是需要中醫調養。

二、三陰層次發燒是改善體質的最佳時機

民間有這樣的說法：小孩每發燒一次，就長大一點兒。這個說法從實踐而來，非常符合中醫的道理。每個小孩在成長的道路上，都需要數次的發燒。所以，對於發燒，關鍵是不要當成病。

發燒並非全是壞事。相反，小孩的長大是伴隨著發燒的，小孩發燒一次，就會聰明一次。因為發燒是人體自我改善的最佳時機。因此，小孩發高燒時，就是改善體質的最佳時機。此時任何錯誤的觀點與治療都可能失去這一時機，甚至導致體質向陰寒轉化。也就是說，小孩發燒了，若治得對，身體越來越好，治得錯，身體越來越差。

小孩在發燒前有諸多病症，如遺尿、厭食、挑食、夜寐不安、口中流涎、皮膚病、弱視、疝氣、便祕等，經歷過一次或多次發燒後，以中藥的正確治療，舊病復發，熱退後上述諸症漸解或全消，真正體現發高燒是人體自我改善的最高表現。

發燒不僅可以改善體質，對於各種慢性病來說，出現高燒是治療的時機。當然，伴隨著發燒，還會出現相應的排病反應。有時，這種排除邪氣的發燒達六、七天之久。三陰層次的發燒，需要患者極大的配合，特別是不能為一時的體溫升高而恐懼，也不能為暫時的排病反應而害怕。否則，邪氣的排出必不能徹底。

近幾年來，我常治小孩三陰發燒，效果也很好。這些治療經驗總結來說，就是三陰發燒要扶陽。清熱解毒法萬萬不可用於三陰發燒。傷陽的結果是邪陷入裡，大病叢生。以下案例，小孩明顯是太陽層次的發燒，因誤治而入少陰，請自行體會從少陰祛邪外出太陽的治療思路。

二〇〇八年八月二十七日，九個月大的小男孩，因感冒而發燒。父母非常著急，送去醫院吊了六天的點滴，未見效果，卻導致小孩食欲不振，手足發涼。其母親形容小孩在打點滴時，母親抱住他，父親抓住腿，爺爺抓住手，護士在頭上扎針，姑姑幫忙舉著吊瓶，壯舉實為驚人。如此折騰，其病不退，父母煩惱不已。聽說我回到威海，急急來診。面診時，見他兩眼內眥中間有一明顯瘀紫色血絡，臉色略青暗。痰多、舌紅、煩躁不安，發燒未退，約三七℃。食指風關略見紫紋。此為太陽外感，邪氣外客太陽，因為正氣尚足，故發燒不退，雖然抗生素寒涼猛壓，仍能奮起抵抗。此時因為正氣不足，當扶正祛邪，則邪退而正可安。

為處麻黃桂枝各半湯合理中法。其方：

麻黃2克、黨參5克、炙甘草3克、白朮5克、乾薑5克、神麯5克、杏仁3克、桂枝4克、生薑一片、大棗兩枚（切）。

水煎一次即可。

一服後，小孩母親來電告知，燒退痰去。但周身出現不少紅色疹子，以四肢部位多見。稍癢。她非常擔心，電話裡問方。我告訴她，這是邪氣排出來的反應。因為外邪被寒涼西藥壓到三陰層次，鬱而化熱。正氣足了，就有力量把壓進三陰層次的邪氣趕出來，而排出途徑正好是皮膚。排出過程中在皮下鬱出一些小疹子，這是好事，不用擔心。馬上開了柴葛解肌的方子給她。

葛根6克、柴胡3克、黄芩3克、白芍1克、桔梗3克、生石膏10克、白芷5克、生薑一片、大棗兩枚（切）。

一服。

一天後，來電告知，全身疹子全部消失。熱未作，小孩健康異常。恐怕邪氣未能退淨，提醒數天後可能再發燒，若發燒，可再服感冒方一服即可。

果然，一週後帶小孩來。說又有些發燒，這次沒有去醫院，而是直接來我處診治。自述，服上方一服後，燒即退掉，小孩精神非常好，食欲大增，且手足一直發暖，不似以前那樣發涼。並說此小孩因為經常感冒，總是找西醫吊點滴，結果食欲非常差，手腳總是冰涼。稍有氣候變化，即易感冒，平時身體總覺得不太健康。希望能再開個方子，幫助提高免疫力。

為處保元湯合四君子湯小量，三服。若以後能不傷害元氣，可徐徐恢復健康。其方：

生黃耆10克、黨參5克、生薑一片、大棗兩枚（切）、白朮5克、炙甘草2克、肉桂3克，水煎服。日一劑。

只煎一次，隨時服下。

通過此事，其母親對於中醫信服異常。

關於經期發燒

女孩若於經期感冒發燒，往往非常嚴重，而且每到經期必然會自動感冒。這是因為經期氣血不足，元氣抗邪無力，外邪從太陽經進入少陽經。這時用桂枝湯或黃耆建中湯來扶助正氣，用小柴胡湯來排邪外出。若有明顯的外感風寒症狀，用麻黃湯加黃耆、黨參、當歸、大棗等來扶助氣血，開表祛邪。

經期感冒，若有柴胡證，趕緊用小柴胡湯，但見一證便是，不必悉具，大多有效果。其方如下：

柴胡12克、法半夏15克、黨參20克、黃芩15克、炙甘草10克、生薑三片、大棗10克。

但有時也需要辨證。病不在少陽，濫用柴胡於事無補。患者可自行試服小柴胡湯，若一、兩服無效，就需要找好的中醫來辨證治療，千萬不可濫用。

經期發燒屬周期病，患者往往一來月經就發燒，經停燒也停。按六經理論，少陽的底面是厥陰，厥陰主肝。陽氣出於厥陰，則發燒，燒多而病即可退。若月經來時不發燒反而畏寒肢冷，則是厥陰陽氣不足，要趕緊溫陽，用烏梅丸或四逆湯的方子。這類患者通常屬厥陰體質。

第五節　抑鬱症是陽虛

近來觀察了比較多的歐洲人，發現抑鬱的發病率非常高。特別是脈弦的，遠遠多於國人，我對此現象進行觀察，並提出從陽氣來治療抑鬱的觀點。

抑鬱產生的原因分析

一、西方人重視個人生活，追求獨處

此則減少人與人之間的交流與聯繫，容易孤獨。人得群居而易於充滿生氣，獨處既久則人氣自弱，邪氣易伸。古有言：「人少則不居大屋。」處於大屋，而無人氣，久則易於傷陽。人體的元神即是陽氣，陽少而陰多，元神不能抗邪氣，則元神易傷。因此出現鬼魅病症，抑鬱病之生就不足為奇了。

二、飲食習慣不同於中國

西方人追求不影響別人的飲食習慣。如單獨使用刀叉及餐具、各自付費、互不送食和多多敬酒等。表面上看來，這樣展現人的獨立，卻不利於人體陽氣的自然發展。相敬如賓則精神於體內戰戰兢兢，心神不得自然外伸；客客氣氣則身體不能自然，因此則陽鬱於內，不能得到自然地伸張。久則陽鬱之疾可生。

三、抑鬱的關鍵是陽不得伸

所謂陽不得伸，即陰重而陽微，陽不能出於陰。因此出現抑鬱寡歡等陽氣鬱閉之證。其關鍵並非陽氣之足，而是陽氣運行不暢。而過食牛奶、奶酪易導致體內濕重，濕性黏膩，膠滯陽氣，致陽氣不舒。

四、過用西藥影響陽氣運行

在歐洲，基本上唯一的醫學是西醫，儘管有自然醫學，卻不成氣候，無法改變西醫控制的整個醫療市場（這種情況在中國稍好）。西藥的應用，往往以抑制生命的跡象為過程。雖然有一定的療效，最終影響生命中最本質因素——陽氣的自然發展變化，因而導致陽氣不伸也就不足為怪了。

五、現代生活壓力劇增

當前世界變化的節奏加快，電腦、汽車普及、資訊交流增多，影響人們的生活規律與習慣。社會運轉的速度加快必然導致人們的壓力增大、精神緊張、易於生氣。木氣過旺，則相火隨之而炎上。久則極為耗傷人體的真陽。而真陽的作用在於維持各個臟腑機能狀態，促進生命發展。每個人的真陽能量有限，奈何人們不知節省這有限的能量，反而肆意消耗。由此則會導致真陽虧虛於下，虛火亢盛於上。表面上看生命的徵象非常燦爛，人們依然能努力工作，依然能自由地生活。豈不知陽虛之於下，大病將至。而且，陽既已虛，則無力出之於外。陽之抑鬱可知。

六、木氣失養，肝膽不能協調神志

人們習慣晚睡晚起，而非日出而作、日落而息。晚上十一點至凌晨三點是肝與膽的時辰。若此時睡覺，則肝膽可以得到休息。肝膽為木氣所主。木氣得養則生長化收藏。所謂木者，陽之上升狀態也。古人用五行來描述人體的臟腑，是以一種實在的東西來比擬陽氣的不同狀態。因此，既然陽氣不能自然上升，也就是說春之不春，何能得夏旺秋收冬藏。此一周期小則為一天，大則為一月、一年，更大則為六十年。而抑鬱者，春之陽氣不伸也，或曰子時一陽不升也。

治療抑鬱從陽立論

由此而知，治抑鬱當求之於以下：

一、扶陽氣，則元神得養

其法當補少陰，少陰者，心腎也。腎為真陽水火之宅，內寄相火；心為君火之處，內有元神所寄。心腎陽氣充足，則君火可制約全局而無抑鬱之弊。

二、伸陽氣，則元神能出於陰

陽在春升，在夏長，在秋收，在冬藏。故養春氣即是伸陽氣。其治在肝膽少陽之經。而伸陽氣即需養少陽春升之氣。適時睡眠、辛以養肝即是。（肝欲散，即食辛以散之，以辛補之。）

三、降鬱火

陽得養則旺，得伸則可出之於外。於是再降所鬱之火，則陽升之路可暢，而鬱邪可祛。開四關升清地氣、降濁天氣，則東西兩路可通。更有清降陽明諸法，皆是。

以上諸法若能融會貫通，則治抑鬱不過如此。唯需注意盡量不用西藥，或用而不用，能減則減。西藥的功效在於把陰陽調整至低層次的平衡，是抑制生命以取得暫時的安定，頗有夾板治駝的味道。

從陽氣治鬱證，大法即是如此。即如其他疾病，多關乎陽氣之偏左偏右，也照樣可依法施術，其理大同小異。

第六節　中醫如何治療腫瘤？

腫瘤，又稱癌症，人人聞癌色變，認為是絕症，得了癌症必死。事實是這樣的嗎？讓我們來看看現代醫界如何治療癌症。

當前錯誤的治療法

先是切除原發病灶，當然這裡有個條件，是要找得到原發的腫瘤。然後，開始放療、化療，輪番操作，一直把腫瘤細胞消滅至死為止。於是西醫認為，腫瘤已經治好了，可以無憂了。可是患者經過這樣的治療，病真的好了嗎？臨床所見，若患者沒有死於手術、放療、化療，那是幸運，然後，過幾年又會復發。那時，又輪番以上操作，結果三番五次，最終患者死了。

儘管醫療技術發展很快，但西醫對於腫瘤的治療，仍是手術、放療、化療這三招。這樣的治療是本末倒置，不顧命而只顧癌。

導致患者越是開刀，越是死得快；越是放療、化療，越是壽命不長。況且，西醫在開刀之前往往要立下霸王條款，病家簽字畫押：若死亡，與醫無關。

我在門診治療一患者，女，六十三歲，乳癌手術數年，並做過放療，自述放療後出現膈肌與肚臍之間一橫帶疼痛，數年未癒，而來求治。並且放療後出現頭暈、青光眼。這是放療損傷了中焦陽氣，陽虛而寒滯所致，當以四逆法扶脾陽方可。我先取三焦經、膽經以開通身體上下氣機，並配合背後的夾脊穴點刺，疼痛即去。

我在臨床上經常治療腫瘤，特別是經過手術及放療、化療之後的腫瘤患者。這些患者經過放療、化療後，普遍臉色蒼白、乏力疲勞、精神不振、食欲減退等，皆為放療、化療損傷中焦陽氣的表現。偏偏西醫不知扶助中陽，只按療程來放療、化療，至於患者是否陽氣極虛？是否無力支持下一步的放療、化療？西醫好像沒有什麼興趣。豈不知若生命的陽氣沒有了，談什麼對抗腫瘤呢？放療、化療之後建議服補中益氣湯或四君子湯加附子、黃耆，都會有極好的效果。千萬別服六味地黃丸等滋陰之藥，否則會讓患者的陽氣消耗得更快、更虛。

中醫治腫瘤的道理

對於腫瘤，中醫有明確的理解與治療理論。腫瘤是病邪，而且是寒邪。患腫瘤者都是三陰體質，否則寒邪不能客入並形成腫塊。因此治療法不在於祛除腫瘤，而在於扶助陽氣，改變患者的三陰體質，才是治本之道。治療腫瘤時，中醫看到的不僅是病邪，還要觀察人體的陽氣強弱，從而扶正以祛邪。西醫看病多重視疾病，強調抗菌、消炎、殺毒，病毒不去不罷休，無論什麼症狀，所有檢查方法在於尋找病毒，徹底殺滅；而中醫看病，重視的是人體的陽氣狀態，強調扶助陽氣以祛除病邪。所以，好的中醫看病不會濫用寒涼中藥以清熱解毒，相反，更重視正氣與邪氣在六經的哪個層次交爭，從而根據這個層次來用方用藥。

病邪客入人體，導致疾病的發生。這時該如何治療呢？西醫的方法是找到病邪，服藥或打針，以身體為戰場，直接殺死病邪；中醫的方法是看看正氣的強弱，服藥或針灸，調整身體的陽氣平衡，讓陽氣把病邪清除出去。所以，一個是祛邪的方法，一個是扶正的方法。兩者頗有不同，其結果也不一樣。若人體正氣尚強，西醫的治療法不失為高明，邪去而病退。若患者屬三陰體質，陽氣素虛，再加入西藥的強力攻邪，導致陽氣更虛，體虛而邪氣更加深入，結果疾病持久不癒，以致形成痼疾，至死方休。

當然，中醫也有三六九等，並非每個都會治療腫瘤。但能治大病重病危病疑難病的中醫，一定會治腫瘤。凡是病，其理都一樣，好醫生看到的不是疾病本身，而是機體的陽氣虛不虛，邪氣客入哪個層次，如此而已。

經過以上的分析，我們知道，腫瘤是可以治癒之疾病，並非死證。患者一定要樹立生存的信心，配合醫生治療。經常見到有些人在沒有得知腫瘤時，精神還不錯，一旦檢查出有腫瘤，且是晚期，精神就崩潰了。而且死得也特別快。這告訴我們，腫瘤不會馬上導致患者死亡，但恐懼卻讓人死得更快。

腫瘤到了晚期，正氣已敗，腎陽虧損，那時真的是回天無力了。所以，關鍵還在於平時，要知道養生保健、保養元氣。否則生活腐化，不知節制，正氣內耗，陰邪內聚，化生腫瘤。

從中醫理論來看，腫瘤就是陰邪凝聚而成形的。我們知道「陽化氣，陰成形」。腫瘤是形，其根在氣。氣化旺則其形可散，氣化滯則其形必凝。單純開刀切除是一種笨法，只見形，不知氣化之理，反加以放療、化療，則正氣大損，臉色蒼白，氣血皆虛，其時當急急扶正，千萬別只知殺死腫瘤，卻不知道保護正氣，正氣一旦被滅，則生命也就結束了。

中醫治癌的方法

腫瘤不可怕，雖是重病，卻非不可治之病。中醫治療腫瘤有著兩千年的歷史經驗的沉積，完全有辦法控制腫瘤。以下結合中醫理論談談治療腫瘤的方法：

一、托透法

腫瘤患者已至三陰伏寒之嚴重程度，只能抽絲剝繭，層層融化，且越在裡層密度越大，形如堅冰，癌症難治也就在於此。邪氣侵犯人體時從表入裡，從皮毛、肌腠順經絡到臟腑。邪之入路亦是邪之出路，固當開門逐盜，中醫稱為「托透法」，最常用莫如麻黃附子細辛湯。所有腫瘤都已形成垃圾陰精，三陰伏寒，只可先扶助元氣以立命，然後托透。簡言之，若中氣尚足，腎氣被寒邪冰伏，尺脈極沉，而關脈在浮中取時略有，或指下四分之一、指下滑等，合用四逆湯以化陰寒。若尺脈頂關，合白通湯以通暢陽氣。中氣乃元氣斂降藏至坎中化生而來，若中氣虛弱，則下焦元陽之氣必不足，需「三陰統於太陰」，合用附子理中或是附桂理中湯。若陰陽氣血俱衰，如放療、化療後（形同瘡家、亡血家、汗家），合用陽和湯，以麻黃通行十二經。

二、溫陽法

既治體質之陰寒，又可有效預防重症之中焦阻隔。此法烏附劑同時使用，且附子大劑量30至100克，要用同一批附子，逐日疊加，直至找到患者之瞑眩暈，即自身排毒反應。用烏頭同時加防風、黑小豆、蜂蜜各30克。

三、攻癌法

一則：十八反之甘草、海藻、紅參、五靈脂，相磨、相蕩、相激。二則：止痓散、全蟲、蜈蚣各3至6克。使用的前提，胃氣足；若胃氣很差，不可使用。三則：夏枯草、木鱉子，正氣漸強時加用。四則：川貝、大貝，大貝60至120克，川貝只打粉，6克沖服。五則：盡量少用或不用寒涼解毒的中藥，以防傷正。

四、中焦阻隔法

此為大虛至大實，萬不可只用通法。常見於中焦部位腫瘤，如胰頭癌、胃癌、腸癌、肝癌、子宮癌。中焦包括脾胃、大小腸、膀胱、三焦，亦是氣化場所，若大便不通用大黃附子細辛湯，若小便不通用小量升陷湯去知母加五苓散（紫油桂8克、澤瀉21克、其餘13克），此時只能四兩撥千斤，因根本已大虛，氣化無力，重劑不受。黃耆30克，柴胡、升麻各6克，紅參或高麗參15至30克，煎好後送服五苓散，每次5克，直至兩便通暢，即停藥，立即回到治本上。

五、基本藥物

化痰：海藻、浙貝、夏枯草。解毒：白花蛇舌草、半邊蓮、半枝蓮。平補：太子參、黃耆、白朮、北沙參、生地、麥冬、石斛、天花粉、仙靈脾。又有人提出各種腫瘤首選半枝蓮，無論做飯，日常所有用水，都要用此藥煎水。

若患者服用中藥三年後，腫瘤一直沒有復發，以後也就很少復發了，此時算是治癒了。另外，腫瘤體質多屬陽虛陰盛之體，否則，也不會有腫瘤。因此，若見此類體質，當時時以四逆湯自保。四逆湯內在機理是補土伏火，而在治療腫瘤時這是一大法。

綜上所述，腫瘤局部是實證，但全身是虛證。故欲治腫瘤，先扶正氣。正氣虛則瘤反擴散，攻之反危。正氣實則瘤必退縮，撥之可動。虛人宜守不宜攻，相安即可。實者，津液凝聚成痰毒之實，實者能守復能攻，除惡務盡。要在虛實之辨為先，攻補結合，攻局部之實，補全身之虛。攻者，化痰解毒、活血化瘀；補者，益氣養陰、補益脾腎、調整陰陽。需綜合治療，時時顧護正氣，切莫汲汲於攻取之道，否則正氣內敗，其命不保。

再次強調，腫瘤是可以治癒的。醫生有信心，患者也要樹立信心。否則，信心一敗，則必成死症。

腫瘤患者的忌口與注意事項

當前社會對腫瘤往往有所誤解，其實腫瘤不是絕症，只要不是晚期，一般中醫都有辦法治癒。即使是晚期，也可服中藥取得良效。因此，患者要有信心，醫生才有辦法。否則，誰也不能救你的命。

注意飲食調養，是腫瘤患者康復的重要關鍵。否則，必致服藥無效，甚至本來已經康復的患者因而出現病情反覆。因此，腫瘤患者不能隨便吃東西。不可認為反正活不久了，想吃什麼就吃什麼。這樣反而會刺激腫塊轉移，促使患者早死。

腫瘤為陰寒之病，因此，凡是陰寒之物，皆不可入口。請參照〈飲食禁忌〉一章，再配合以下說明，嚴格忌口。

(1)寒涼之物，如冰淇淋、冰塊、牛奶、各種乳製品、綠豆、海帶、綠豆芽、苦瓜、番茄、豆腐、竹筍、芋頭、空心菜、黑木耳、金針菇、萵苣、冬瓜、芹菜、莧菜、茭白筍、黃瓜、西瓜、柿子、香蕉、枇杷、梨、桃子、甘蔗、兔肉、鴨肉等，以及鯉魚、螃蟹、牡蠣、田螺等海鮮，都會損傷人體的陽氣，腫瘤患者一定要忌食。

⑵高脂肪、高糖及低纖維素的食物，都要少吃或不吃，如漢堡、炸薯條、奶油、巧克力、肥肉、魚籽、蛋黃等。

⑶刺激類的食物盡量不吃，如油炸、煎、燒烤、烘烤等。燒烤食物包括任何使用木炭、煤炭、煤氣、電力燒烤的食物。盡量少吃辛辣食物，包括辣椒、生薑、胡椒、生蔥、生蒜等。

⑷紅色肉類要少吃，如豬肉、牛肉、羊肉等。但可吃土雞肉，其肉色是白的，養正氣，順肝氣。

⑸所有加工的肉製品，統統不能吃。一則裡而添加了亞硝酸鹽，能致癌。二則肉質極差，裡面有動物肝臟、淋巴腺等有毒組織器官。

⑹醃製物都不可以吃，包括鹹菜、臘腸、鹹魚、火腿、魚罐頭等皆含有亞硝酸鹽，且性屬陰寒。

⑺凡工業生產或包裝食品，盡量少吃，因為裡面有不少種類的添加劑，都是化學毒素，能致癌。

⑻忌食富含荷爾蒙的食物，如動物內臟。現代豬牛雞多是吃飼料長大的，飼料裡含有生長荷爾蒙、低劣的抗生素及各種添加劑，多數都儲藏在動物的肝、腎、心等器官。若要吃肉，宜選用糧食餵養的動物的肉，如土豬、土雞，但雞屁股不能吃。更忌食公雞、豬頭肉、海魚及豬油。

⑼忌食熱燙食物和熱燙的水。

⑽忌吃飯過快，要細嚼慢嚥。

⑾忌食生魚、生肉、霉變食物及酸菜。

⑿忌食黏膩、油膩及堅硬的食物。

⒀忌食發物，如芥菜、韭菜等蔬菜，及葷腥的蚌、蛤、河豚、蝦、蟹、蛹等高蛋白食物，以免引起過敏反應。

⒁平時不喝酒的人就不要喝酒。若經常喝酒的人，則可少量喝點紅酒。白酒必須戒掉。忌用藥酒。

⒂戒菸，且拒吸二手菸。抽菸已經確定為肺癌的致病原因。

⒃忌濫服補品，如鹿茸、人參、黃耆、冬蟲夏草、桂圓、枸杞、西洋參等，需經醫生指導才用。亦不可濫服各種維生素、魚肝油、ＤＨＡ等。更忌亂注射干擾素、胸腺素等藥物。

⒄忌食壯陽食物，如狗肉、鴿子、麻雀等。壯陽不是補陽，壯陽會耗陽，導致病情惡化。

⒅少食鹽。

⒆從來沒有吃過的東西，不得吃。

⒇不能蹲著吃飯。

食道癌患者忌食高碘食物，尤指各種海產品，如螃蟹、蝦、無鱗魚、海帶、烏龜、鱉、海參等，也包括加碘食品和加碘鹽，否則會導致腫塊破潰。

肝癌導致腹水患者忌以下食物：萵笋、蒟蒻、雞、鴨、海魚、牛、羊、豆類、鹽。多食蕎麥則可通利肝腹水。

以上是腫瘤患者的飲食忌口。有人會問：怎麼這麼多呀！到底可以吃什麼呢？其實，可以吃的東西很多。如當季當地生產的蔬菜瓜果，只要不屬於以上所列，皆可以吃。再如，白鵝、雞蛋、驢肉、有鱗的河魚都可以吃。還可適量食用烏龜、甲魚。另外可吃蘑菇、煮熟的大蒜、蘿蔔、白菜、菠菜、生菜等多種綠色蔬菜；花生、瓜子、核桃、板栗等堅果；以及大米、小米、玉米、小麥、蕎麥等。

蔬菜和瓜果可以適當食用，但寒性瓜果，如西瓜、柚子、蘋果等應避免過量。

經常喝米粥或八寶粥可以養胃氣。消化不良時要補充營養，可喝鱉湯。就是把鱉的肉與甲切碎，小火煎煮至肉爛，喝湯即可。腫瘤患者可以經常喝牛筋湯。我認為兩者經常交替服用，可以固正氣，祛陰邪。

腫瘤患者要保持飢餓感，吃七分飽即可。

腫瘤消失了，想吃什麼就吃什麼，不在此列。

罹患癌症，表示以往的生活習慣不健康。要仔細分析，堅決改正。

腫瘤患者盡量保持好心情。務必早睡，至少晚上十一點前上床休息，不得熬夜。

適當練習氣功，有益於恢復健康。每天運動至少半小時，除了散步、跳舞、慢跑、打太極拳外，做家務也是很好的運動。

一般不建議接受放療和化療。殺敵八千，自損一萬，只會折壽，無益於治病。一旦誤做放療、化療，必然導致正氣受損，要及時找中醫調整身體。

腫瘤小偏方

腫瘤是個大病，治療腫瘤是個系統工程。患者與醫生都要有信心和希望。患者尤其需要每天堅持服中藥。各種民間偏方僅作參考，還是需要辨證治療。建議依醫生處方，適當配合以下方法，將有助於病情康復。

⑴每天早餐以60克薏苡仁煮成稀粥，不加鹽和其他東西，把粥吃光即可。薏苡仁健脾化濕，有抗癌作用。特別是放療、化療後的患者，更要以此法扶助脾氣。任何腫瘤患者以此方堅持下去，自見療效。

⑵食道癌、胃癌患者以製作豆腐時擠壓下來的漿汁，適量當茶飲，每日取用約一〇〇〇毫升，不拘時頻飲即可。以有效為度。

⑶重灸關元、中脘、足三里等穴數百壯。因為癌症屬於積聚，就是由於氣血不通造成的，灸法可扶助正氣，疏通陽氣。重灸兩、三次，每次需間隔三個月，可收顯效。

⑷食欲不振的患者以生山楂50克、枳實25克，煎水常服，可以消食化積，提高食欲。

⑸血癌及咽喉癌可服六神丸，每次服十粒，每日兩次。在口中含化後再溫開水送下。

⑹治療腫瘤疼痛的小偏方：取一隻約500克重的活鱉，洗淨後放人沸水煮十分鐘，然後取出膽囊，擠

出膽汁，加入50毫升紅酒中，稍混勻，一次溫服。腫瘤疼痛時患者往往十分痛苦，要用嗎啡止痛。而用此偏方，止痛效果明顯。

中醫胃癌術後的康復治療

中醫對於腫瘤的認識與西醫不同，因為兩者的理論基礎不同，其治療效果也不同。從某種意義上說，中醫是完全能夠治療腫瘤的，但對於不同臟腑及不同時期的腫瘤，其治療效果也有所差異。無論如何，當病情已經十分嚴重，且西醫已經完全放棄治療時，不妨試試中醫，也許效果會令人滿意。

臨床上我經常治療腫瘤，有得有失，有成有敗。晚期腫瘤多數效果不好，但對於早中期來說，成者居多，患者滿意，我也十分欣慰。但即使是晚期肝癌，肝區已經劇烈疼痛，西醫斷定只能活三、五個月的患者，經過積極的中藥及針灸治療，多數患者可以無痛苦地多生存幾年。雖然最終回天無力，但中醫能解決疼痛的折磨，亦不失為有效的治療法。

中醫治癌，講究既保命也治病，既要扶正，也要祛邪。最忌學西醫的樣子，見癌而攻癌，濫用苦寒有毒中藥，完全不顧護衰敗的正氣。如此治療註定要失敗。關於這個問題，臨床屢見患者手執某醫處方來診，其方不過是諸多苦寒抗癌中藥的堆積，毫無扶正觀念，且一意抗癌，不死不休。最終癌細胞還沒死光，患者卻撐不下去了。如此治病，病家之禍，而醫生又如何能夠心安？

在此提供一例胃癌術後的治療經過，說明上述觀點：扶正亦可以祛邪；見癌休治癌。當前腫瘤氾濫，此類病例很多，既然臨床取得良好效果，說明我的思路有可取之處。以此病例拋磚引玉，希望能對醫者病者有所啟迪，亦希望能得到良醫的指點。

董某，男，四十六歲，新疆人，患胃癌三年，於二〇〇八年十二月做胃部切除術。近四個月來漸而清瘦，多汗，臉色萎白，環鼻色蒼白，納差，聲低無力，經常感覺腹脹，大便時乾時稀，飯後馬上要解便。尋醫良久，於二〇〇九年三月十六日來我門診求治。當時其脈左關沉澀，右浮而無力。舌下瘀甚，舌邊紅，舌苔黃厚。此為術後傷正，氣虛血瘀，中氣不升之象。即為處方如下：

紅參10克、五靈脂10克、石斛15克、麥冬10克、玉竹15克、三稜10克、山茱萸15克、莪朮10克、雞內金10克、山藥20克、白朮15克、天花粉10克、生黃耆15克。

三服，水煎服，日一劑。

三月十八日二診，自覺舒暢，腹脹消失，飯後即需解便的感覺稍減，左關脈大滑不澀，右脈略有力，右關略軟，舌下仍瘀，舌苔小白膩。藥已對症，右關顯示中氣仍未提起，上方扶中尚嫌不足，囑原方加白朮30克，繼服三服。

三月二十日三診，臉色略紅潤，右關寸沉澀，舌苔小白。藥症相符，久必見功，囑續服三服。

三月二十三日四診，患者對治療效果十分滿意，因食宿不便，要求回家繼續治療。略調其方，以為長期之計。

紅參10克、五靈脂10克、石斛10克、麥冬10克、玉竹10克、三稜10克、莪朮10克、雞內金10克、山藥10克、白朮30克、葛根10克、生黃耆45克、山萸肉15克。

十服，水煎服，日一劑。

並為處散劑一料，以固本培元，活血祛邪，冀圖緩緩收功。

炮山甲10克、金不換10克、雞內金10克、紅參10克、五靈脂10克、甘遂10克、珍珠10克、蜈蚣10條、土元10克。

上藥共研極細末，裝瓶備用。

每日一次，每次1克，與藥液一起沖服。

同時配合民間治癌驗方常服以幫助攻癌祛毒。其方：取土雞蛋一個，打開個小口，放入去頭足四肢的斑蝥一隻，然後於火上燒熟雞蛋。每天吃一個雞蛋，吃時去掉斑蝥。

四月二十五日來信表示：身體狀況有明顯改善，體重增加，身心狀態良好。只偶爾會出現犯睏、心跳加快症狀。四月二十二日檢查血液，白血球和血壓均低於正常值，注射增加白血球的針液後，血壓恢復正常。但有以下不良反應：一、肚子時常有脹氣；二、胃部有時仍然會泛酸；三、偶爾感到心跳加速，全身犯睏；四、對胃部按摩時偶爾感到有一個小疙瘩，但有時又沒有。患者自述，第一天食用斑蝥雞蛋一個，出現吐白沫和犯睏症狀，第二天藥量減少為半個雞蛋，至目前無不良反應。

病情正在恢復之中，之所以會出現犯睏，血壓低及心慌反應，我認為仍是中氣不足之象，當略加益氣升提之品。再改藥方如下：

紅參10克、五靈脂10克、麥冬10克、玉竹10克、三稜10克、莪朮10克、雞內金10克、山藥30克、白朮30克、葛根10克、生黃耆45克。

十服，水煎服，日一劑。

藥粉繼續服用，不需停藥。

服藥期間，患者曾告知服藥時有拉肚子和口腔潰瘍的症狀，為了緩解疼痛，患者在當地私人診所注射點滴，當天打完第一針後，就出現嘔吐症狀，以至於飯食和水等均無法下嚥，第三天打完後，口腔潰瘍有所好轉，但嘔吐現象更嚴重（口吐物非飯食，僅是苦水，像啤酒沫，症狀與化療反應相似），打完針後三天內任何東西都難以下嚥。家人以為是胃內有異物或腸黏連，故迅速趕往醫院住院檢查。胃鏡結果顯示，胃內生長很好，無任何異常現象。而食道發炎，經電腦斷層掃描，顯示肝、脾、腎等未見任何陰影或異常現象，但腸子有點紊亂，腸間長有小小的淋巴，脾臟有點肥厚。醫師認為結果良好，令出院。上述期間，事出緊急，所有中藥藥方暫時停止約二十天。

此是中氣不足之象，若加上苦寒抗生素，則必然陽氣受損，脾陽不升，胃陽不降。囑不可濫用抗生素，於原方減去麥冬、玉竹兩味滋膩之品，原方繼用，不停。

六月十五日患者女兒來信：「於二〇〇九年六月一日在醫院做了術後半年的追蹤。結果令醫生和我們家人都非常欣喜。通過胃鏡和電腦斷層掃描的檢查，發現身體內未有任何異常現象，醫生非常驚訝，他們認為我父親恢復得如此之好，很大程度上應是歸功於您的中藥治療。所以，我們全家對您表示由衷的感激，再次謝謝您！」

數年來，我治療許多術後腫瘤患者。多數患者初診時伴有明顯的正氣虛弱之象，比如臉色蒼白、言語無力、口唇青暗、精神不振、食欲不振、噁心、消瘦、肌肉鬆軟等表現。在這種情況下，我完全不考慮患者所患的是不是腫瘤，念念所在，只是顧護正氣，增強元氣，一般我喜歡用四君子湯加味。以此為本，徐徐調理，患者自然恢復健康。數年前我在某醫院工作時，曾經治療該院一女醫生腫瘤術後，面診時極是萎靡虛弱。我用扶正的方子，調理一月餘，臉色竟然紅潤起來，且其健康程度遠遠超過正常人，當時許多人歎為神奇。

我在奧地利多用針灸治病，也治療了不少腫瘤患者，而且效果神奇。特別是腫瘤放療、化療後，或手術後需要恢復元氣者，針灸顯示出極強的生命力，而且腫瘤患者都十分喜歡針灸療法。舉個例子：

Bruno，男，四十五歲，在義大利聽說我們這裡針灸效果不錯，慕名來診。患者患腦腫瘤三年，已經做過腦部腫瘤切除術。現左側上肢上舉無力，走路左側無力，能獨自緩慢行走。其左脈沉軟無力，這是左升不及的表現。自述開始接受化療，感覺十分疲乏，伴有噁心感，由於化療傷了正氣，必然會出現中氣不足諸症。我為針小腿部足陽明經數穴，用兩寸針深刺，並配合百會、上瘤穴，針入患者即有輕鬆感。留針半小時後，說已經十分舒服，疲乏感大減。經過數次治療後，患者臉色紅潤，精神振奮，走路明顯好轉。二〇〇九年上半年患者一直在做化療，但配合針灸與推拿治療，元氣未見明顯衰退，且精神漸好。七月八日患者告知，檢查後醫生發現其腦部腫瘤細胞幾近消失。在高強度的持續化療，患者通常會有明顯的副作用，且出現乏力，難以支撐，但此病例透過針灸治療，而能承受持續的化療療程。

總結我近年來的臨床針灸腫瘤的經驗，發現若在放療、化療之前適當配合針灸治療，能有效提高患者對放療、化療損傷的耐受性，也就是說，針灸可以保護患者的正氣，提高患者經歷放療、化療的生存力。這可以幫助本來體質虛弱，不能耐受放療、化療的患者堅持完成預期的療程，同時減少放療、化療的毒副作用。

第七節　中醫對肝炎的解讀

我們周圍的B型肝炎患者不少，顯然，肝炎已成為健康的威脅，因此我們應該重視防治這一疾病。按中醫理論，肝炎應該如何康復？以下從肝的生理到病理，結合六經辨證及臨床誤治來分析肝炎的正確治療與康復之道。

生理病理

肝炎，顧名思義是肝的炎症。這是西醫病名，中醫兩千年來壓根沒有這個名字。中醫如何解讀肝及肝炎呢？我們先從中醫理論來分析肝的生理病理特點。

肝屬木，應東方，其味酸，其性溫。肝主升，主藏血。也就是說，凡是人體的陰血要向上升發就一定要依賴肝的作用，肝可以從左面把陰血溫升上去，這是肝的基本作用。而肝病就是肝的功能受到損害，患者首先表現的就是陰血左升不足。表現為臉色萎黃、乏力、精神不足等症狀。木剋土，若肝氣過強而傷害了脾胃土氣，就要導致脾胃土的運化受納功能受損，患者出現食欲不振、四肢萎軟、睏倦思睡、腹脹腹滿、黃疸等症狀。肝鬱不暢，則肝氣不舒，氣滯則血瘀，因此，患者經常會出現脅痛，脅痛久則慢慢會發展成肝區硬痛，都與血瘀有關。

如何恢復肝病患者的健康呢？最基本的就是恢復肝的溫升功能。肝喜溫惡寒，喜潤惡燥，喜升惡降。因此，凡是溫的、潤的、升的往往都是肝所喜歡的，也是可以治療肝病的。凡是相反的就一定會傷肝，導致病情加重。

先看看肝炎的一些常見症狀：急性肝炎早期有疲乏、發燒，類似感冒，大約三至五天後燒退，容易被誤診為流感。之後即出現消化道症狀，包括厭食、噁心、嘔吐等，繼而出現眼黃、尿黃、全身乏力等症狀。慢性肝炎多出現全身疲乏無力、頭昏、口乾、口苦、肌肉或關節痛、食欲減退、噁心、厭油膩、右上腹不適、腹脹、腹瀉。嚴重者出現黃疸（皮膚、眼睛發黃、小便黃如濃茶色等）。有些病例出現肝病面容，表現為臉色暗黑、黃褐無華、粗糙、唇色暗紫等，還會引起顏面毛細血管擴張、蜘蛛痣及肝掌，部分患者有脾腫大。

我們按中醫理論來分析這些症狀，對於正確認識肝炎有極大的好處。

首先這種患者多屬三陰體質，陽氣素來不足，因此，易受邪客而發病。其早期出現的是明顯的太陽病，但正虛於內，邪客於外，太陽抗邪無力，發燒也必為低燒。三、五天後，邪自太陽而深入少陽，發為少陽病之口苦、咽乾、乾嘔、不欲飲食等症。少陽為陽氣樞紐，此時若不能透邪外出，則病邪繼續深入，客入太陰，發為太陰病，出現眼黃、尿黃、目黃之黃疸，及全身乏力之太陰陽虛證。此時邪初客入太陰，正氣未受其損，尚可扶陽抑陰以透邪外出，則邪透而身安。若見黃疸而辨為濕熱，濫用苦寒以創傷陽氣，則正氣無力祛邪，病邪得以深伏三陰，發為慢性肝炎。所謂的慢性肝炎，一定是陽虛而邪戀。

若邪氣伏於太陰，則表現為腹脹、腹滿、腹瀉、惡食油膩等症狀。從症狀上來看，此時肝炎其實是中醫的脾胃病。人體正氣已傷，脾胃升清降濁功能失司，清陽不能左升，濁陰不能右降。可以說，多數慢性肝炎即是太陰病。患者平時當屬太陰體質，脾陽素來不足，臉色蒼白，長期慢性腹瀉者，邪客則伏入其虛處，纏綿難癒。此時之肝炎，已經不是肝病，而是明顯的脾胃病了。

若伏於少陰，則表現為精神不振、疲乏、欲眠、臉色暗黑或黃褐無華、脈微細等症狀。患者必屬少陰體質，平時必有手足冰冷、畏寒喜熱喜溫、環唇蒼白等表現。腎陽不足是肝病轉成慢性的主因，而扶助少陰陽氣才是治本之道。莫見「炎」字而濫用苦寒消炎藥，則病情必轉而加重，甚至導致肝硬化。

若伏入厥陰，則表現為口苦、腹瀉、腹痛、食欲不振、脅痛、顏面毛細血管擴張、蜘蛛痣、肝掌、脾腫大等症狀。厥陰乃陰陽離合之關鍵，欲治B肝要先明厥陰。厥陰為三陰之盡，或陽回而轉為少陰，或陽出而轉為太陽，或陽絕而轉為死證，因此，病到厥陰時，全憑人體一點陽氣的去向來預知其疾病轉歸。病及此者，必陰陽錯雜，上熱而下寒。上熱則蜘蛛痣，且多在面部、上肢或胸處。因為肝主藏血，肝病則血必瘀滯於上。兩脅疼痛是邪正交爭於肝經所致。肝病多口苦、咽乾、頭兩側脹或按痛，這是厥陰經證，不可認定為少陽證。腹瀉，速度快而不痛，這是上熱下寒，陰陽分離的典型症狀，不可認定為太陰證。

綜合以上分析，我們已經明確，所謂有肝炎就是外邪自太陽而深伏三陰之病。其初期當開太陽以解表，兼以扶正，則可速效。等病邪深伏三陰，則要認定肝炎是一個陰證，要扶陽氣「益火之源以消陰翳」方可，萬不可濫用苦寒傷陽之藥。

六經辨證論治

對於慢性肝炎的中醫治療，具體來說有以下關鍵點。

若少陰、太陰症狀明顯，則先去少陰太陰症狀為先。不要見肝而治肝，當隨證而治。太陰證要扶太陰之陽，用四逆湯為主，兼以透表以祛邪外透少陽。其方必配合柴胡劑。少陰證則以附子湯為主，配合重灸關元穴以扶少陰陽氣，培元固本。厥陰病要首先破冰去寒，以四逆湯加減應用數劑，等脈右尺由沉軟無力轉而稍起略弦，即可換方烏梅丸，以直搗厥陰，引陽入陰而消其陰翳。

若證見上熱下寒明顯，則以柴胡桂枝乾薑湯開太陽，扶太陰，樞少陽。若寒邪較盛而疼痛明顯或低燒不退，則以當歸四逆湯合厥陰而開太陽之門。若四肢逆冷，用柴胡桂枝乾薑湯合四逆湯以加強溫少陰之功。若太陰寒盛，患者胃脘寒涼脹滿而食欲不振，大便溏泄，於附子理中湯加硫磺粉沖服，直補太陰之陽氣。若三陰合病，則四逆湯配合附子湯先扶三陰陽氣，以為治本之道。

肝炎是難治病，肝炎指數很難轉陰，為什麼難治呢？因為陽虛而邪盛。病邪比較猛烈是一方面，但其根本原因在於機體的陽虛之本不能完全恢復，醫生過於見症治病，見指數而退指數。因此，治療慢性B肝就要抓住三陰病這個本質不放，一心溫陽，一心扶助正氣，則必有完全治癒的一天。陽虛是患B肝的根本原因，而溫陽是治療B肝的根本方法，就是要從三陰下工夫。中醫在此有積極的意義，請患者千萬不要忽視。

陽無陰不生，陰無陽不化。重視扶陽的同時，切忌過於剛燥傷陰，則病必加重。因此，稍佐酸甘之品以生肝之津液，柔其燥性，亦屬必需之舉。我常在扶陽大劑中配合當歸、枸杞等藥，則溫而不燥，頗能順肝之柔升之性。

總之，治肝病的關鍵就是寧溫勿寒。

錯誤的治療

常見的慢性B型肝炎，因為有個「炎」字，因此，抗炎成了醫生治療的首選方案。那麼，肝炎真的要抗炎嗎？

臨床所見，肝炎患者往往轉氨酶升高，所以，西醫認為只要轉氨酶升高就是肝炎。有的醫師順著這個「炎」字發展成一套道理：轉氨酶升高就是濕熱，就是熱毒，就要清熱、解毒，或涼血、活血。據說這種治療可改善肝功能、消除肝細胞炎症壞死、促進肝組織病理損傷的修復等。

然而，把B肝當成濕熱治，不知標本，是謂妄行，所以越治越重。凡用此方法治療過的肝炎患者，有幾個是完全康復了？又有多少患者因此臉色萎暗、食欲不振、精神變差？這種治療，充其量不過是暫時緩解了肝病的症狀，貌似有效，實則為害非淺。脾胃為後天之本，必須依賴先天腎陽來溫煦，才能發揮運化水穀的功能。濫用苦寒先傷了脾胃之陽氣，既之再傷腎中陽氣，美其名曰有效，實則把患者打入了萬劫不復的境地。從此患者因陽虛無以化陰，陰寒邪氣肆虐，永無癒期了！正如李可老中醫所告誡我們的：「其面色黧黑，腰困如折，即是明證。」所以，請肝炎患者千萬謹慎，別被醫療所害。

關於黃疸的治療亦是如此，千萬不要一味地清熱利濕退黃。真正陽黃並不多見，臨床上見的多是陰黃。應該溫通，而不是寒通。因此，茵陳蒿湯的使用頻率不高，倒是茵陳五苓散或茵陳朮附湯經常用到。這是原則性的問題，治療肝病若過用苦寒，雖然當時有些效果，黃疸消退，肝指數也會下降，但久了必然損害陽氣，最終各項指數又反彈上去。屆時想降下來，就難之又難了。所以，臨床上治療肝病，我最不喜歡治的就是濫用寒涼中藥而陽氣嚴重受損的患者。當前中醫界又有幾個是真正明白這個道理呢？以苦寒為能事，患者不死於疾病，反而死於治療，是誰之過？

另外，不少人相信一些中成藥可以治療肝炎，聽說逍遙丸可以舒肝、龍膽泄肝丸可以降炎消炎、黃連上清丸可以退熱等，於是濫用此類中成藥。豈不知逍遙丸、龍膽泄肝丸、黃連上清丸皆屬行氣破陽之藥，初服似可減輕症狀，代價卻是消耗人體陽氣，比西醫西藥可怕三分。請肝病患者千萬不可濫服。

日本曾經流行小柴胡湯治療肝炎，當時每個肝炎患者都服小柴胡湯，導致因而死亡，於是才停止這種做法。中醫與西醫不同，中醫講辨證論治，有其證則用其方，不像西醫那樣把抗病毒用到底。肝炎只有屬於少陽證時才可以用小柴胡湯，非此證而濫用此藥，必然導致禍患。從整個慢性肝炎的發病過程來看，多數患者是不能服小柴胡湯的。

濫用寒涼清熱，使寒邪從三陽轉入三陰，病邪潛伏三陰層次，轉為慢性B肝。此時尚不罷休，又用清熱利濕藥攻伐陽氣，最終令陽氣崩潰，而陰邪成形，由肝炎變成肝硬化、肝壞死，甚至肝癌。這樣一步一步，隨著人體陽氣逐漸減退，抵抗力量也逐漸縮小，最終治成不治之症。

患了肝炎不可怕，可怕的是誤治，患者一定要堅信這個觀點。正確的中醫是完全可以治癒肝炎的。有人認為若肝炎屬母嬰傳播者，則不可能完全治好。這是一種非常消極的認識，在中醫的眼裡沒有不能治療的慢性病，有的只是沒有辨證能力的醫生。對於這種情況，關鍵在於重灸關元、中脘穴以扶助少陰、太陰陽氣，則陽旺而陰邪自退。

肝功能指數異常時，千萬不要見指數升高而急著用抗病毒西藥，這樣會把急性肝炎變成慢性的了。此時的肝功能異常其實是體內正氣在攻擊病邪，就如同發燒一樣，是抵抗反應。這時應該做的是扶助正氣以抗邪，而不是濫用西藥以傷正氣。正氣足了，病邪自然會消退，這是機體的自然康復反應。我們從臨床上知道，高燒不可怕，低燒最纏綿，因為低燒表示元氣不足，要恢復元氣才是治本之道。同理，肝功能指數升高亦如同發燒，治法亦是如此。

肝炎患者千萬不要做肝穿刺，這對身體的傷害極大，而且會直接導致肝病加重，慎之，慎之！

預防與康復

透過以上分析，我們知道所謂的肝炎，初期其實是太陽病，若因誤治損傷陽氣則極易轉變成慢性肝炎。肝炎這種所謂的炎症不是身體的陽氣太多了，相反，是因為機體的陽虛，三陰體質才是導致肝炎持續難癒的根本原因。因此，預防肝炎的關鍵在於改變體質，扶助陽氣，使三陰體質慢慢轉為三陽體質，才是真正的預防之道。

灸可扶陽，且可改變體質。三陰體質者經常灸關元、足三里、中脘等穴位，可扶足正氣，防病於未然。亦可依體質類型斷續服用四逆湯、附子湯、附子理中丸等方藥，扶陽氣，抑陰邪。有空就按摩肝經諸穴，特別是太沖、陰包、期門等穴位，對於疏通肝經氣血十分有益。

肝屬木，木氣生於酸味，因此酸味可以滋養肝血。適當食酸能養肝血以柔肝之燥性，或依中醫指示的食療預防。有建議常服茵陳湯預防肝炎的說法，這是非常錯誤的。茵陳苦寒清熱，久服必傷陽氣，既不能預防肝炎，又會讓體質下降。

怒傷肝，春天應肝氣之動。因此，在春天，肝病患者一定要戒怒。大怒時陽氣會上逆，肝血隨氣升而瘀滯，使人發生肝鬱氣滯。肝經過頸項側面上達癲頂，且注於眼睛。因此，春天若大怒，極容易導致肝病加重，且出現頭暈、頭痛、眼病、中風等其他症狀。

肝炎不是大病，若整天鬱悶不樂，肝氣鬱結，進而加重肝病，引起其他疾病。若心情愉快，氣血通順，就能疏肝理氣，健脾和胃，大大有利於肝病的康復。

肝病患者進補一定要慎重。因為肝病不僅是肝血不足，同時亦多伴有濕滯或瘀滯，所以用滋補品時要注意勿濫用滋補劑。治療期間不要暴飲暴食，不食生冷的食品，更不要飲酒。綠茶性涼，肝病忌之。肝屬排毒器官，凡是有毒的食品皆要少吃。

總之，經過中醫的正確治療，B肝完全能轉陰。而要轉陰，不是拚命苦寒抗炎，相反應該是大補元陽，陽足而邪自退，邪退則肝氣自然左升無礙，而指數自然恢復正常。因此，要徹底祛除體內的B肝病毒，最佳辦法莫過於治其先天之本。先天元氣藏於腎中，肝腎又同源，因此大補腎陽即可肝腎並治，標本兼顧。更配合生黃耆以順應肝之左升之氣，兼可補益中氣，再配合六經辨證，可望取得明顯療效。

第八節　亞健康狀態當顧護陽氣

重視陽氣的理論同樣適用於亞健康狀態的治療。在這方面，中醫扶陽觀顯現積極的生命力，對於治療亞健康狀態有顯著的臨床效果。

何為亞健康狀態？

亞健康狀態的本質是陽氣的不足。

按照現代醫學，所謂亞健康狀態，多指無臨床症狀，或有病症感覺而無臨床檢查證據，但已有潛在發病傾向，人體處於一種機體結構退化，以及生理和心理失衡的狀態。亞健康狀態的臨床表現非常複雜多變，可能會涉及多個系統的功能下降，患者也處於痛苦狀態。

從中醫理論來看，所謂亞健康狀態，就是陽氣不足的狀態。看看我們周圍的人，多少人不是陽的功能釋放過度？我認為人的機體是體陰，陽用太過，則會出現一些症狀。什麼症狀呢？就是亞健康狀態的多數症狀。另外，濫用抗生素的導致陽用太過；濫用荷爾蒙耗傷真陽。有人會說：「我不用荷爾蒙和抗生素。」但現代人為了提高動物的產蛋率、產肉率，確保動物不生病，往往在飼料裡加入各種荷爾蒙、抗生素、添加劑等。我們吃了這樣的肉和蛋，怎麼能不出現各種亞健康的症狀？

如何促進亞健康狀態的康復？

一、重視腎陽，不妄作勞

少房事。房事過度則傷腎陽，而腎陽為一身根本之陽，寄存於下焦之中。因此，氣功理論將下焦稱為丹田，認為此處之陽非常重要，關乎人之生死壽命。腎陽不傷，則一身五臟六腑之陽有根。《內經》將腎陽比作「天之大寶只此一輪紅日，人之大寶只此一息真陽」。認為此陽不息則生命之火不熄。

夜半早睡。早睡以養少陽，少陽內存相火，為腎陽所支配之陽。若腎陽是體，是根本；則少陽是用，是枝葉。少陽受腎陽所使而安排五臟六腑的正常功能，因此少陽陽氣旺盛則全身臟腑機能旺盛。晚上十一點至淩晨一點為少陽膽經之時辰，此時睡覺可養膽之少陽升發之氣，葉旺則根自然旺。

不妄作勞，不劇烈運動。過度勞累會耗傷真氣，傷及腎中元陽，因此古代大醫和氣功家強調養氣，不可過勞。依陽主陰從的觀點，陽氣是人體生命的根本，但過耗陽氣則會導致陽損及陰而陰陽俱損。因此，如跑馬拉松、長途跋涉等，都會傷陽氣，不利於養陽。

二、重視脾陽，不食寒涼

飲食要溫。自從有了冰箱之後，人類的飲食結構發生質的變化，以前多以熱食為主，現代則貪涼食。特別是在夏天，更是肆意食冷，如雪糕、冰淇淋、涼茶、冰啤酒等。殊不知過食寒涼之物會傷及中陽。中陽傷則易見腹瀉、腹脹、腹痛、食欲減退等症狀。而且，中陽為人身後天之本。先天不足是父母給的，後天就完全在自己的掌握之中了。

天地人合稱三才，人居中，靠天地之氣而生。鼻以呼吸天氣，口以飲食地氣，中焦陽氣是人一生飲食天地的基礎，捨此則無緣得地氣之養。不少人不知謹養中陽，結果面暗肌瘦、精神不振、飲食不香，皆是中陽不足所致。後天得傷則壽命自然不能得到謹養，且雜病叢生。

三、扶助陽氣，少用西藥

不要濫用抗生素及各種西藥，以防傷正。多數西藥以化學合成，根本不屬於人體所有，而是外來的東西。機體不能直接接受化學藥物，需要陽氣去消化吸收。況且西藥本身多屬寒涼，會傷害人體陽氣。

西方人服用各種綜合維生素保健，更是不智，維生素僅是化學物質而已。當前濫用西藥的現象非常嚴重，其後果非常可怕，一方面導致許多新病大病的出現，另一方面也讓機體抵抗病邪的能力下降。

四、中藥調理

正確應用中藥可有效改善亞健康狀態的各種症狀，相比西醫治療，這才是治本之道。注意多用溫性藥物，少用寒涼，或合理地配伍應用。

有虛熱不見得是陰虛，當然肯定不是熱盛，因此要從陰陽平衡上考慮，不可肆意攻伐，否則陽氣一傷，病必不除。製附片是一味扶陽的好藥，與寒涼中藥配合可以取得非常好的退骨蒸虛熱的效果。

中年婦女過度操勞，或長期服用西藥後，往往出現臉色晦暗、面頰有黃褐斑等，此時當重視機體陽氣，從扶陽入手，進行調理。在扶陽的基礎上，適當地配合苦寒中藥以清瀉少陽的相火，數劑即可取得明顯效果。這遠比去美容院從表皮上治療黑斑要高明得多，而且是治本之法。

人過四十，或在更年期時，多容易疲勞，整天沒有力氣。這是陽氣不足的表現，這樣的症狀其實是提示機體累了，不能再過度消耗，需要溫養陽氣。大家都知道用西洋參、人參來補氣，部分病例的確效果不錯。但這僅僅是補了氣，治療了症狀，並沒有治療產生疲勞的本質病因。人為什麼會容易疲勞呢？那是因為五臟六腑不協調，產生能量的能力減退，導致機體的能量不足。此時治療的關鍵是扶助陽氣，協調陰陽，以恢復五臟六腑的正常功能。因此，既要補氣，也要扶陽，還要考慮氣血的平衡。

亞健康狀態最常見的症狀是煩燥，容易上火。稍有不順，即火冒三丈。當然不少人修養很好，表面上看不出上火，但壓抑的鬱火在機體內燃燒，對健康的影響更壞，發出來反而好一些。當然，正確的治療不能光讓患者發火，而是要治療產生煩燥的病因。這樣的患者往往伴有兩膝痠軟、腰痠背痛、性欲下降等其他症狀。這提示了所謂的煩燥、上火根本不是實火，而是虛火，是腎中的陽氣不足而產生的陰火上炎。因此，千萬不能喝涼茶來降火，那只會越喝越傷陽氣，越喝火越大。正確治法是扶助腎中的真陽，適當配合降火中藥，把上浮的陰火引下來、潛下來，歸入丹田。這樣自然心靜神安而陽氣得養。

第九節　萎證是陽氣不足

萎證是指肢體經脈弛緩、軟弱無力、不能隨意運動，或肌肉萎縮的一類病證。本證與西醫的多發性神經炎、急慢性脊髓炎、進行性肌營養不良、運動神經元病、重症肌無力、周期性麻痺、帕金森氏症、癔病性癱瘓和中樞神經系統感染併發軟癱的後遺症等臨床表現類似。西醫多認為是絕症，但中醫卻有神奇的療效。近年來，我治療許多萎證患者，取得不錯的效果。如腦幹腦炎、重症肌無力，都曾靠中藥、針灸而治癒。

萎證是肢體運動功能的喪失，功能屬陽，因此其陽氣虧損既是標，又是本，治療上要治標治本，以扶陽為法。《黃帝內經》云：「治萎獨取陽明。」陽明是多氣多血之經，因此，治療原則宜用大辛大甘以扶助陽氣，陽氣足則經氣足。經絡能正常轉輸精微於四肢，則萎證自然可癒。凡萎證皆不可過用滋陰潤燥之品，恐其加重陽虛，出現夜尿增多、耳鳴等症狀，又不可過用荷爾蒙，雖能治標，但要及早停用，能不用就不用。

萎證的發生，既可由後天因素所致，也可由先天因素造成。如進行性肌營養不良症等與遺傳有密切關係。因此，萎證之治療，既要自身保重，又要責之於遺傳因素，有時很難取得療效，大概因於此。

在治療肌肉萎縮的過程中，骨節和肌肉會非常痠痛，這是真陽深入骨節、肌肉，疏通經脈、驅趕陰邪的表現，此時切不可停藥，盡量避服荷爾蒙類止痛藥。這樣的疼痛，是無害的，因為它預示著萎縮的肌肉又長了一圈。反覆數次即能完全恢復肌肉。若實在疼痛，可暫時以芍藥甘草湯止痛，之後立即恢復到扶陽的方法。

針灸對於治萎證效果明顯。特別是各種炎症性肌肉萎縮，如急慢性脊髓炎、腦幹腦炎及肌營養不良等，都能產生神奇的效果。若能配合重灸關元穴、中脘穴，有益於扶助陽氣，恢復健康。

適當參加運動，如體操、太極拳、五禽戲、八段錦、跑步、打球等，都對促進萎證康復有積極意義，但以微微出汗為度，不可大汗淋漓，否則會損傷元氣。治療過程中要適度休息，勞逸結合，尤其是腦力勞動者、老弱婦幼及病後體虛之人，更要注意不可過分勞動。

對於重症肌無力患者，在扶陽的同時，可考慮用補中益氣法以升提中氣，同時配合桂枝法以濡養營氣，宣暢衛氣。與四逆湯、當歸四逆湯、附子湯、附子理中湯等同時使用，可很快治癒。在開始中藥的治療過程中，一定要停服荷爾蒙類藥物，否則極難恢復。因為服中藥是為了恢復精氣，而服荷爾蒙是在抽取精氣。抽取精氣容易而恢復精氣極難！（服中藥期間，使用少許荷爾蒙緩解症狀，對暫時吃飯困難或無法行動者無妨。）

對於不同的萎證，我治療的難度也有不同。一般中樞神經系統感染引起的肌肉萎縮比較好治，如急慢性脊髓炎、腦幹腦炎等；重症肌無力經過一段時間的治療，也能康復；小腦共濟失調性肌肉萎縮一般能取得不錯的效果；進行性肌營養不良稍微難治，但仍然能有很好的效果，且能在短期內止住肌肉的持續萎縮；最難治的是運動神經元病變（或稱肌萎縮性側索硬化），幾乎難以取得療效。西醫對於萎證的治療目前無法達到患者所期望的治療目的，中醫中藥有優勢。但以早期發現、早期用藥為主，以控制和延緩病情發展。中醫對於萎證有特殊的療效，但療程很長，甚至長至數年。患者要積極配合醫生，堅持治療，不可輕易放棄。

第十節　減肥就是扶陽

肥胖似乎成了當前社會普遍的問題，其實，年輕女孩稍微胖一點無所謂，重要的是健康。我不主張減肥，而是主張有病治病、無病健身。胖著健康總比瘦著生病好。常見臉色青暗，臉上滿布痘痘的瘦女孩，這是典型的陽氣不足、虛火上炎。若能稍胖一點，身體狀態會健康起來。

單純性肥胖的主因是吃太多，攝取熱量超過消耗量，剩餘的就轉化為脂肪而積聚在體內，長期以來使用的減肥法往往是節食（厭食）、腹瀉和體能消耗等。而世界衛生組織制訂出健康減肥三大原則是：不節食、不腹瀉、不乏力。並且指出每週減重不能超過一公斤。對照坊間減肥產品，何者為真、何者為假，一目了然。

雖然媒體宣傳的多是增加腹瀉來排毒減肥，但肥胖本身不是實證，而是虛證，所以應該用補法。瀉法減肥的代價是健康受損，補法減肥才是真正的治本之法。依目前肥胖現狀，多數肥胖患者宜用溫補法。若用瀉法，既傷身體，又易復發。

肥胖最主要的病因是脾陽不足，因此從扶脾陽的角度，調整脾之運化功能。脾陽足了，自然可把堆積在腹部、腰部、四肢的肥肉（痰濁瘀毒）消化掉。

針灸減肥有效。常用的穴位如梁丘、公孫、內關、足三里等。針灸減肥是不需要節食的，但針灸治療期間要控制飲食。總的原則是不餓不吃，餓了再吃，可吃青菜、瘦肉、雞蛋，有飽足感即可，但辛辣和開胃食物盡量少吃，忌甜食、肥肉、馬鈴薯、蓮藕、粉條等。針灸減肥的效果與季節、氣候都有關係。通常春夏見效較快，秋冬見效較慢。因為春、夏兩季，人體的陽氣旺盛，氣化功能通暢，而有利於減肥。針灸減肥對二十至五十歲的肥胖者效果較好。針灸減肥過程是通過經絡系統的調整作用，停止之後不會很快又發胖。針灸減肥是漸進的過程，不能指望幾針扎下去立刻變苗條，而且，不主張「飢餓療法」，不強調過分的控制飲食。

中醫治療肥胖，需要辨證論治。也就是說，並非專門針對肥胖來治療，而是依機體五臟六腑的狀態進行綜合調治。臨床上我經常遇到患者在治癒疾病的同時，體重也減輕了。這說明了臟腑功能協調，機體會自然把不需要的能量代謝出去。這是不減肥而減肥，是真正意義上的減肥。那種不顧臟腑功能，盲目減肥的做法，會使人生病，結果得不償失。

第十一節　高血壓本在陽虛

近年來，高血壓好像突然從地裡冒出來一樣，遍地開花，成了普及的病種。目前中國有一億人患有高血壓，平均四個家庭中有一人有高血壓。然而，受現代醫學觀念的影響，社會對於高血壓的認識有偏差，或許這就是高血壓多發的原因。

高血壓發病的原因：一方面是傷於內，由於房勞傷腎、鬱怒傷肝造成的肝腎陰陽虧損；另一方面是傷於外，因濫用抗生素、荷爾蒙而傷了陽氣，邪氣因此內入，潛伏於三陰。所以，治療高血壓既要扶助陽氣以治本，還要祛逐內伏的邪氣以治標，簡言之，就是要扶正祛邪。

高血壓的發病與房事過度、生氣鬱悶有關。若要治癒高血壓，必須在欲望和性情方面有所克制，認真遵守傳統養生方法，才是根除疾病的法寶。在高血壓初期，節制房事即可治癒高血壓。服藥期間絕對禁止房事，而且，將保養身體放在第一位，家庭瑣事和工作其次。治癒後也要節制房事兩年。

高血壓是可以完全治好的，但需要一定的時間，一定的條件。絕非現代西醫的治療法，用西醫的觀念與藥物，尚無根治高血壓的特效辦法，現有藥物只起抑制作用。

西醫發明的降壓藥物，是抑制浮陽的方法，這種方法一用就有效，但一不用血壓就上升。其實，這與抗生素治療發燒是一樣的，因為它根本沒有從陽氣上考慮，結果僅僅是治標之法。急用尚可，真要治病則是萬難了。那些想發明一種快速治癒或根除高血壓藥物的想法是不可能的。

中醫認為肝左主升，因此多把高血壓辨證為肝陽上亢，但按照鎮肝潛陽來治，效果也並不理想。其實，高血壓不但是一個左升的問題，還包括肺與大腸的右降問題，因此要左右同時治療，既要舒肝理氣平肝，還要通利陽明。

高血壓患者長期服西藥，損傷真陽，肯定有房事不舉的表現。一方面是病的根本就是陽氣不足；另一方面，西藥傷陽，加重陽氣的虧虛，藥越服、病越重、越要加量服藥的惡性循環。從此患者進入萬劫不復的深淵。所以，若要治癒高血壓，必須補足真陽，使患者恢復性欲（這是補足陽氣的證明），但必須禁止房事才能治癒。

高血壓不能長期服涼降中藥，如番瀉葉傷陽，長期應用，極易導致陽脫而猝死。高血壓之根本即是下元不足而虛陽上浮。（番瀉葉其歸入脾、胃及大腸經，可瀉積熱，通大便，清熱解毒利膽，治熱結便祕，積滯腹脹。）

六味地黃丸當前成了高血壓患者的安慰劑，受媒體廣告影響，好像人人都是腎虧，人人都要服六味地黃丸。其實，這個藥根本不補腎陽，反而偏補腎陰。沒有陽氣氣化陰精，光補陰只會越補陽氣越虛。真要服六味地黃丸，不如服桂附地黃丸，因為方中有肉桂與附子扶陽，比單純滋陰有效。

中醫對於高血壓的治療，既要治標以降血壓，又要治本以扶正，兩個方面都要重視。若血壓較高，需先把血壓降下來，以免中風。針灸方法非常有效，針下血壓即降，是真正的治病而沒有副作用的方法，遠比西醫藥物降壓高明。因為針灸是調動身體的積極能動性調整血壓，也就是說，身體透過經絡臟腑的功能調整，自動把血壓降下來，而不需要外力幫助。一般取四關、鼻尖的素髎、曲池、足三里、風池等穴即可。我曾經治療不少收縮壓高到近二〇〇 mmHg 的患者，取上面的穴一針即降。但若要鞏固效果，需要一段時間的扶陽治療。

對於偏於陰虛陽亢的高血壓，需要扶陰與降陽同時進行。六味地黃丸可以扶陰，但需引陽下潛才是治本之法。有人用桂附地黃丸或地黃飲子。這樣的高血壓最好用引火湯，滋陰潛陽，降壓效果明顯。陰虛型的高血壓治癒時間較長，有時長達一年至數年。

對於偏於真陽虛於下、浮陽越於上的高血壓，則需要從真陽入手，以服用補脾腎之陽的藥物進行治療。如用四逆湯、附子理中丸等，要點在於以恢復元氣和臟腑功能為主，不要以恢復血壓值為主。事實上，當前的高血壓以腎陽不足為多見，就是虛寒證為多。此型的治癒時間數月即可。對於陽虛型高血壓，灸關元穴和中脘穴有奇效。重灸法可使高血壓降低，使低血壓升高。因此，也可用來治療低血壓。

高血壓中後期，強調扶正祛邪。在服溫補中藥以扶助陽氣的基礎上，把潛伏的寒邪從三陰逼出三陽。一般用麻附細法，但需要在有經驗的醫生指導下進行。

我們治療高血壓病，主張患者盡早停用西藥。但停藥初期，血壓會暫時升高，甚至頭痛難忍。因為服中藥是治本的過程，血壓都會有所升高。此時可以配合針灸治療以降低血壓。這樣既治本又治標，患者沒有痛苦而大病可除。若患者實在頭痛難受，可以暫時服用少量的降壓藥物以緩解症狀，但要逐漸減少，若不難受，就不必服用西藥。其實，針灸即可完全控制血壓，能不用西藥就盡量不用，以免久用傷陽。以後，真陽充足，臟腑功能強健，也就不會再復發了。

配合每天練習八段錦的第一式「兩手托天理三焦」，或六字訣的「吹字功」，對於緩解高血壓症狀有著極好的療效。

第十二節　頸椎病就是太陽病

隨著電腦、汽車的普及，以及長期伏案工作，頸椎病的發病率越來越高，很多人都有頸椎病。因此有必要認識保健與治療的方法。

頸椎病的西醫保守治療法就是仰面平躺硬板床上，不允許枕枕頭。（頸椎患者有很多是枕高枕頭造成的，低枕頭是比較好的頸椎保健方法。）然後進行頭部牽引，將頸椎骨節間間隙拉開，使移位的部位回復正常而不壓迫神經血管，以達到治癒。但這不是治根的方法，因為病已經造成了，這只是緩解，以後若不注意還會復發的。輕症可以考慮牽引，配合中藥外敷都有一定的效果。重症則需要綜合治療，以調整患者整體平衡為主，不要拘泥於頸椎局部。

頸椎患者多是因為枕高枕頭、伏案工作時間長、打麻將時間長、低頭時間長造成的長期磨損，在緩解後應該避免上述不良生活習慣，且進行頸部鍛鍊，包括頭部依上、前上、前、前下、下、後下、後、後上、上的範圍運動，以及和上述步驟相反的運動。頸椎病切記不要亂按、亂動，很多患者在不具備資格和經驗的推拿師處按摩，結果加重了病情。

平時頸椎患者最好枕非常低的枕頭，或平躺，多做戶外活動，如放風箏等運動，都是對頸椎恢復比較好的。

頸椎處於太陽經位置上，我在臨床上經常以太陽病來治，效果明顯。一般常用葛根湯或麻黃加葛根湯。其中要重用葛根至少30克才行。

用上述方法後，患者會有汗出。也經常見到患者發汗後出現繼續惡風、四肢微微拘攣之症狀，這時需要加點製附片，兩劑即可緩解。

關於中醫治療，可請有經驗的正規醫師，以按摩、針灸、膏藥來緩解，或以內服湯藥來治療。頸椎病光是通經活絡是不行的，需要扶助陽氣。也就是說，頸椎病的根本病因在於太陽的陽氣不足。因此，平時注意補陽是非常必要的。我認為頸椎病就是陽虛證。

針灸治療頸椎病有效，配合中藥等，完全可以治癒。我治療了幾例重症頸椎病患者，有嚴重的頭暈、頭眩、頭痛、手指顫抖、頸部疼痛，針刺加中藥，慢慢就好起來了。

有頸椎病的人，在有風時要注意頸部防風。可以圍一個大圍巾，或穿高領的衣服。避免空調對著頸椎吹，否則邪氣循太陽經入裡，會加重病情，使病情纏綿難癒。

灸法治療頸椎病效果非常顯著。我常用的是用雷火神燈在局部按揉，往往效果神奇。我的老師在南京曾以此法治療上萬例頸椎病，不管輕重，都有效果。

頸椎病非到萬不得已，一般不主張開刀。

第十三節　孕婦的用藥

孕婦能不能用藥？這個問題總有人問起。看來，大家既重視懷孕的護理，又對孕期疾病的治療頗有迷惑。

懷孕後，孕婦吃什麼，胎兒就吸收什麼。孕婦服抗生素，胎兒就被泡在抗生素裡。孕婦服荷爾蒙，胎兒照樣不能倖免。從這個角度來說，孕婦最好忌服任何藥物，凡藥皆是毒，凡毒皆不利於胎兒。

若孕婦生病了，怎麼辦呢？這個問題要辨證地看。若小病輕病則不需服藥，可透過其他方法治療。如感冒可服神仙粥，或拔罐，或針刺合谷、大椎等穴位，或用低毒性藥方也行，像蔥豉湯就非常有效，而且全是食物，安全有效又不傷身體。

再如懷孕引起的妊娠反應，出現噁心、嘔吐、飲食不下、頭暈、體倦等症狀。這也不需要服藥，針灸效果就十分明顯，可取內關、足三里、印堂、攢竹等穴位，一、兩次即癒。病症比較重的，還可刺絡風府、啞門諸穴以加強止嘔效果。我在奧地利治療數例此類病症，數診皆癒，不需服藥。

若孕婦患有大病，則盡量在針灸治療的基礎上，配合內服或外用中藥。如摔傷骨頭，伴明顯的疼痛時，以針灸止痛，另外用中藥外敷，促進骨胳癒合。再者，艾灸傷口局部，加快傷口的癒合時間，避免傷口癒後的搔癢不適。

若孕婦得的是慢性病，如高血壓、糖尿病、重症肌無力等，需長期服西藥，我建議懷孕前應該控制症狀，透過中醫治療，扶足正氣，讓病情緩解，再考慮懷孕。若懷孕期間症狀反覆發作，則以針灸、中藥或其他辦法控制症狀。不得已才服西藥，且注意劑量，以控制八九成症狀即可，不必力求治癒。

西藥是化學藥品，成分全是生命之外的東西，對健康並沒有好處，只是在控制症狀方面有所幫助，只有不得已才可以用。而中藥，多數是草根、樹皮這些東西，是自然界裡循環生命的一部分。因此，用中藥看病，完全自然，若辨證準確，沒有明顯的副作用。這一點與西藥完全不同。

孕婦若出現陰道出血，可能造成流產。對此，西醫往往要求患者注射安胎藥加止血藥，這是被動保胎，效果尚可。若有西醫保不住的情況，一定要配合中醫治療。這裡提供一個我常用的保胎止血方子，效果十分神奇，數年來為不少患者成功保住胎兒。

炙甘草6克、生地9克、阿膠9克（烊）、當歸9克、桂枝9克、白芍9克、茯苓9克、丹皮9克。

用法：水煎服，日一劑，溫服。

連服三劑，極效。

若孕婦生的是急性病症，往往需要西醫與中醫配合治療。此時當用藥即用藥，萬勿遲疑，否則會耽誤病情，症狀加重，影響胎兒健康。值得注意的是，孕婦若用西藥，務必用常規的、且已廣泛應用過的藥物。千萬別試用新藥，否則容易導致意外的副作用。歷史上因服西藥而引起胎兒畸形的比比皆是。

這裡我舉一個病例，是孕婦骨盆腔積液引起下腹疼痛。一般來說，西醫會建議患者用抗生素治療，若無效怎麼辦呢？中醫是治療此類病症的最佳方法。

二〇〇七年二月二十八日，金某，二十四歲。左下腹疼痛三月餘，呈刺痛。當地婦幼保健院超音波檢查出骨盆腔積液，服抗生素無效而來診。現左下腹按壓疼痛，站立有墜脹感，易疲勞。大便乾，一天一次，納差。既往有流產史、痛經史。因發現已經懷孕四週，不敢再服西藥，求之於中醫。舌淡紅，苔可，伴齒印。脈左關尺略沉軟，右寸尺略沉。

孕而有下腹疼痛，所幸無陰道下血。胎兒尚安。按中醫理論來看，腎氣不固，氣化不利，水飲因而客於下焦。其證本虛標實。當此之時，但以逐邪為先，兼護正氣。邪去而痛可減，正氣自然得安。否則左右掣肘，必致胎損。水寒不生木，木火不相生。且其水飲在下焦，而其本在肺脾腎。肺為上源，腎為下源。其治在脾。活血清下，兼以補益中氣。

全瓜蔞15克、生大黃6克、敗醬草20克、茯苓10克、桃仁6克（打）、當歸10克、炙甘草10克、冬瓜仁20克、生黃耆30克。

二劑，水煎服。

日一劑。

三月二日，二診。服藥一劑即覺痛大減。胃口大好。二劑服完，疼痛已經全部消失。患者非常高興，本擬在家靜養，奈何近二日略覺下腹脹。脈左尺沉軟，右關略滑弦。舌邊尖略紅。且自述今日查孕，呈強陽性。

分析：水飲大去，而正氣未復，略有肝鬱。此少陰不足，太陰邪鬱。

原方加製附片12克、薏苡仁30克、枳殼6克、厚朴6克。

三劑。

繼服。

三月八日，三診，自述三月三日超音波檢查骨盆腔積液盡去。現左下腹部基本已無痛，大便仍乾，略伴噁心，另見唇乾，鼻咽部上火而痛。舌淡略紅，左脈略滑，不弦，左尺略沉軟。右關滑甚。

分析：此為少陰證。水寒未復，故症狀沒有完全消失。另處以桂枝湯合半夏，配扶腎、安胎、暖中之品，服三劑後諸症全去，在家休息。

二〇〇七年底，我從奧地利回國，抱一胖兒子來診室，說起當年治病之事，慶幸能及時來診，沒想到中醫治病如此之快，十分感謝云云，並介紹病患數人來診。

此案有幾個要點。第一，中病即止，不可過劑。首劑不可動輒七劑。第二，身孕需忌動血之品，然水液積滯，不活血無以利水。且邪不去，胎終不能安。第三，清邪後還需適當安胎，所謂邪去則正傷。第四，臨床發現，孕婦若有邪客腹中，往往脈顯示的是弦或緊，而非滑。因此，只需祛邪。脈滑則當注意，不可過用下劑及活血劑。

《黃帝內經》對於孕婦的治療有句話：「有故無損，亦無損也。」意指孕婦生病了，就當成普通的患者來治，這樣病去而不會傷害胎兒。孕婦生病了，身體陰陽氣血有所不平衡，就需要藥物調整其平衡，這時用藥，藥雖然有毒，只會調病，不會損傷胎兒，也無損於孕婦。但孕婦用藥不可用大劑重劑，恐怕傷害正氣，一般病去大半即可停藥。孕婦若生了重病，一定要及時用藥，否則因孕而怕服藥，結果病情日重，以致損傷胎兒。

有人擔心懷孕後氣血不足，因此大量服阿膠，說是可以補血。這是錯誤的觀點。阿膠是可以補血，但其為純陰之品，易傷陽氣，且易致滋膩。一般來說，只有陽氣充足、陰血不足的情況才用阿膠，否則沒有必要。且阿膠久服必然導致胃口極差，這是損傷了脾胃的運化功能，如此則適得其反了。

貓宅主人：我和我哥小時候感冒發燒，我媽也從不讓我們打針吃西藥，她愛用民間土法煮發麵（把紫蘇、蔥白、薑、蒜、香菇、豆豉一起放水裡煮，然後將水濾出，用來煮麵）給我們吃，吃完麵蓋上被子捂汗，多出幾身汗發燒就差不多好了。但是我哥現在不信這一套了，他兒子發燒，他急得不得了，說怕燒壞大腦，馬上買退燒藥給他吃，我們攔都攔不住，也說服不了。我現在感冒也就多喝水，只吃銀翹片、板藍根（看來也是錯誤的，難怪每次感冒總感覺好得不徹底），下回一定試一下董博的方子。對了，最近我們這邊藥店推薦一種銀翹解毒顆粒的沖劑，我吃過一次似乎挺見效的，上面寫的成分是：金銀花、連翹、薄荷、荊芥、淡豆豉、牛蒡子（炒）、桔梗、淡竹葉、甘草。不知道這個藥怎麼樣？

醫者佛：你媽媽的方法是健康的。可惜現代懂的人太少了。上面是辛涼的方子。若治療風寒感冒，用麻黃湯桂枝湯，又快又便宜，還不傷正，可去病根。

浪人：我女兒（八歲）感冒發燒，沒有明顯的感冒症狀，就是發低燒，大約三七・五℃，精神也不錯，看了一個朋友說她母親用老薑給她搓背，效果不錯，就效仿了一下，當時感覺好像退了一些，可半夜又回到三七・五℃，只好用毛巾擦頭。想請教董博，遇到這種情況，有沒有個合適的方子幫助解決一下。

醫者佛：用老薑搓背的方法甚好，極合於自然之理。可以試著用桂枝湯加點附子，量要小，應該有效。

510775302：真不知道抑鬱症這種頑固的病還能治？

醫者佛：抑鬱症若久服西藥，陽氣日衰而病邪日進，逐漸精神崩潰。即使如西醫所謂之已經治癒者，試看其精神與其面色，與其反應速度，皆大不如前。此非為治癒，是病邪深伏三陰。

西方的抑鬱症發病率很高，特別是在深秋和冬天。因為人居天地之間，自然界的陽氣內藏，以致陽氣不能上養神明。我用針灸治療此病，效果相當滿意。

另外，中醫治療精神類疾病效果相當不錯，不僅是抑鬱，即使如癲狂型精神病，也都可用中醫中藥控制住，大可不需要服西藥鎮靜安神。民國時上海名醫祝味菊寫了一本書，叫《傷寒質難》，書中記載了作者弟弟因為高燒而發狂，第一次用中藥，數劑而痊癒。數十年後復發，改用西醫的鎮靜治療法，不幸一月即被治死。

貓宅主人：鼻咽癌患者想熬些甲魚湯喝，但不知道是用鱉好還是烏龜好？鯽魚、海帶都應該可以吃吧？

醫者佛：用鱉好一些。但這也有個度，因為鱉是陰性的。到一定時候，如果感覺效果不明顯，就要停止。鯽魚可以經常吃，作湯最好。海帶可吃可不吃。

貓宅主人：我家小朋友一直都有這些小毛病：經常口腔潰瘍、過敏性鼻炎（不算嚴重，就是經常不停打噴嚏）。去年我給他吃過幾次四逆湯，後來發現過敏性鼻炎好像一直沒犯了。最近幾天他又有點打噴嚏的跡象，還口腔潰瘍，我沒別的辦法，就又上四逆湯，結果喝了三服竟然都好了，就是舌頭上的包還沒好完。

醫者佛：四逆對於陽虛引起的相火上浮有效。患者經常會表現為上熱下寒諸症，當然，用潛陽丹配合封髓丹會更好一些。

浪人：這兩天颳大風，氣溫驟冷，我以前氣管不大好，這兩天有時感覺呼吸不大順暢，是不是也是受了天氣的影響？

醫者佛：風屬木，木旺則陽升。肺金不能制肝木，則金傷。可以喝白蘿蔔湯，晚上睡覺前喝一杯，連喝一週。

百合：現在口臭的人越來越多了，每每碰到這樣的人我都本能地得出這人要麼脾胃不好要麼睡眠不好的結論來。有一個疑問，除了陽明症會口臭，其他六經症裡還有哪些會口氣很重的？

醫者佛：口臭是陽明熱症。但陽明熱症的本質是陽明不降，也就是右降不利了。右降不利的人當前遠比左升不利的要多得多，這就是為什麼口臭的人特別多的原因。另外，像高血壓、糖尿病、中風等病，基本上是右降不利。

第三章 養生之道

養生之道，以養為主，以治為標。

治病之道，是聖人不得已而為之。人之不病，方為大道。

第一節 養生五宜

中國的老中醫為什麼普遍壽命長，就是他們懂得陰陽平衡的原理。《黃帝內經》說：「上古之人，其知道者，法於陰陽，和於數術，飲食有節，起居有常，不妄作勞，故能形與神俱，而盡終其天年，度百歲乃去。」這提示我們在養生上當挖掘中國傳統的健身法。

基於對疾病與健康的理解，我們提出養生的五個態度，簡稱為「養生五宜」：宜淡、宜寬、宜動、宜靜、宜通。患者以此養生，配合中藥治療，可取得相當不錯的效果。

宜淡

養生一定要講究清淡。飲食清淡，意指食物味道要清淡，避免太多肥甘厚膩。過食肥厚油膩的食物，易致生熱、生濕、生痰。偶爾可食豬蹄、魚、羊肉、牛肉等。另一方面是欲念清淡。人要淡泊名利，以使心靜。心靜則內火少，這個內火是陰火，陰火上炎導致各種熱氣病。

飲食清淡，可以減少食火；欲念清淡，可以減少心火。否則，內火燔灼於內，水火不平衡，而疾病叢生，如腫瘤、咽喉炎、糖尿病、心臟病、腎炎、各種腫塊等。

宜寬

養生要心寬，是寬容大度，待人寬鬆、寬容。所謂心寬能容，心靜則安。人能做到心寬待人對事，則減少許多煩惱與困惑；心胸狹窄、嫉妒心重的人是難以做到的。古代醫家指出：「悲哀憂愁則心動，心動則五臟六腑皆搖。」七情致病是當前不少慢性病的主因，包括女性乳腺增生、月經不調、痛經及各種胃腸潰瘍、炎症等。

宜動

「生命在於運動。」鍛鍊身體，確實可促進健康長壽。運動目的在於促使氣血流暢，因此，我們認為：生命在於流動，氣血流動則百病不生。運動要因人而異，運動的量更要因人而異。一般養生運動不可過量，必須選擇適合自己的鍛鍊方法，持之以恆。動太多或不按時而動就成了妄動，那是消耗機體氣血。如當前患者多屬陽氣不足，因此建議不要劇烈運動，以免耗傷陽氣，有礙康復。凡服補陽藥的患者，都不宜運動量太大，特別是高血壓、糖尿病、心臟病、腎病等，切忌太過勞累。

宜靜

「養生在動，養心在靜。」不適宜劇烈運動的患者，可以靜養。靜養，就是養心、養腦。古人云：「靜煉精氣神，養生在養心。」養心即是養生之道。養心之法，靜坐最宜。透過靜坐，可使人體陰陽平衡，經絡疏通，氣血順暢，達到益壽延年之目的。實踐證明，靜坐對神經官能症、頭痛、失眠、高血壓、胃腸道疾病、冠心病及心理障礙等均有良好的作用，且可美容。靜坐的方法非常簡單：端坐，頭頸正直，下頜微收，背伸直，兩肩下垂，全身放鬆，閉目閉口，舌抵上顎，兩手交叉放於腹部，排除雜念，緩慢腹式深呼吸，意守腹部，徐徐靜養。每天隨時都可進行，慢性病患者建議每天靜坐兩次，每次半小時，以養正氣。

注意：養心不是飽食終日，坐著不動，無所事事。

宜通

我認為，宜通不僅是以上「四宜」的總結，也是以上「四宜」的效果。

氣血宜暢。中醫認為，痛則不通，氣血壅滯也。通則不病，氣血調和也。邪自表入裡，導致經絡的氣血阻塞不通，產生疼痛、麻木、痠脹、癢痛，以及腫塊、增生、囊腫、潰瘍等。氣血不通，不僅要靠中藥，還需要患者積極的養生態度。

飲食宜下。六腑氣血通暢，則飲食自然下行，後天之本（脾胃）運作正常，生命得以長全。我非常重視飲食，因為它代表脾胃這個樞紐的運化作用。飲食不下，則生呃逆、噁心、嘔吐、消化不良、肥胖、腹瀉等病症。

兩便宜通。飲入於胃，經過運化，精氣上行，濁氣下行，糟粕通過大小便排出體外。慢性便祕，易致高血壓、中風、老年癡呆、早衰、臉色晦暗及各種退化性病變。小便不暢，則可能是腎或前列腺的疾病。大便通暢對於美容非常重要。但如何通暢則有講究，盲目用苦寒藥瀉下為妄通，並不可取。

不僅是病人，就是不病之人若能做到以上幾點，明天肯定比今天好，後天又會比明天好。若能堅持養生之道，即使不用藥物，很多病也都會自然痊癒。

養生之道，既是防病之道，也是治病之道。懂得養生，何患有病？反之，既已生病，何不從養生開始？世人都相信醫生能治病，豈不知真正能治病的不是醫生，也不是藥物，是自己的心。孟子要養的「浩然正氣」，其實就是養生之道，就是不病之心法，也是治病的良藥。

第二節　養心與養神

佛法中有念佛治病法。其法，如有病痛，皆屬業作，當悉心念佛，久之病痛自去。其能有效，則是真理。而病痛莫不由心而生，且心主神志。若心神能清靜，恰如清瀉心火之針刺或中藥一樣，讓心神得安而諸痛自止。如我們在賽跑時，即使摔倒出血，亦不覺其痛苦。為什麼？因為當時我們的心神用在比賽上，而未放在肉體上。比賽過後，即覺疼痛，是心之神所主之痛，其理一以貫之。所以說一心念佛，一定能治療病痛。心安而神安，神安而痛苦自去。佛家所追求的遠離痛苦，即是安自己的心。

平常人無事當靜坐養神，不可多笑或言語無度，久必傷心神，則亦致病痛產生而不能自止。故養心之法，皆可養神。民間中醫三七生先生有養生箴言，十分精闢，極有益於健康時養生者，或欲從病中康復的朋友。我選擇其數條養心方法，附錄於下，為之小註，以廣其意而明其旨，從而有助讀者安心靜神，於養心中悟得大智慧。

三七生說：「以默養氣，以瞑養血，以睡養精，以靜養神。名過傷肺，色過傷腎，財過傷肝，食過傷脾，睡過傷心。肺病者宜逃名，腎病者宜戒色，肝病者宜散財，脾病者宜節食，心病者宜減睡。減食以助藥，增睡以節耗。舒以養體，緩以卻勞。無病時以勞動養陽，有病時以安靜養陽。動能生陽，亦能散陽。靜能傷陽，亦能斂陽。」

三七生先生妙悟陰陽，圓通醫理與佛理，其理論境界極高，所言諸法具有指導意義。其言也善，其法也易，其效也久，唯世人不明養生之道，但一心一意追求名利中事，不死不悔，死也不悔，把有限之一生，投身之於無限的名利場中，其樂一時而其苦在後。況且因此影響健康，實在不值得。

一、以默養氣

靜默者，非為昏睡也。靜默者，可為靜坐，可為安靜不語，可為默言而心中自明，則必然不會消耗人身之正氣。氣者為動，靜默久則可養其氣之潛力，則心神可養，心氣自足。

二、以瞑養血

瞑者，閉目也，似小睡而非睡。閉目打個瞌睡，可以養血，觀世人不少黑眼圈者，肝血不能靜養而瘀滯於肝也。肝氣不能清升，則濁邪必然陷下，積之於目下。平日閒來即略瞑數分鐘，勝過晚上呼呼大睡數小時，其精力必然因此而足。

三、以睡養精

此處指按時睡眠，晚上在子時前必然要開始入睡，則木氣自然清升，則肝血可養。肝腎同源，腎精自旺。世人不喜睡者，或久而不睡者，必然暗耗腎精，而生大病重病。觀青少年有數日不睡而玩遊戲得以暴死者，腎精耗盡也。有中年人為工作狂，小病因此而大病，中年而逝者，腎精虛極也。有科技工作者，夜晚工作至天明，久之多見面部菜色，或突然而逝者，腎精不能耐久耗也。

四、以靜養神

平時多靜而不嬉鬧，則神必不能傷。何為神？人身的所有生命活動皆是神的表現。若能收斂一下我們的生命活動，則可以減少神的消耗。

五、名過傷肺

名之為名，世人皆喜之。概其可以滿足虛榮心，滿足成就感，滿足諸事爭第一的願望也。名人每多言，言多則損肺氣。

六、色過傷腎

色字頭上一把刀，腎精過泄則諸病同生。且腎精一傷，百無一治。腎精為我們的生身之本，為先天之元氣所化，傷則不可補充。觀世上皇帝少有長壽者，色太過也。因此，腎病者宜戒色，色鬼每虧精，精虧則損腎氣。

七、財過傷肝

財多則思慮不安，則肝血不能久充。患得患失，肝之魂不能久藏。能視錢財如糞土者，肝氣自旺。肝病者宜散財，財主每使氣，氣盛則損肝氣。

八、食過傷脾

食入於胃，先是胃氣動而化食，繼則脾氣動而升，開清降濁。過食則脾胃氣皆在動，久必傷脾傷胃。因此，脾病者宜節食，食客每多納，納多則損脾氣。

九、睡過傷心

睡可養心，蓋心氣因睡而火自旺。但過睡則心火煥散，心氣自傷。我自己有體會，多睡後非常懶散者，心氣不振之象也。而病家多睡，則是因心氣不足，需要久睡以養之。但以適度為佳，不可過於戀床，恐病而反覆。醫者當知而病者當戒。隨太陽而睡起，方是養生之道。逆之，首傷在心。因此，心病者宜減睡，睡蟲每多眠，眠多則損心氣。

十、減食以助藥

減食可以減少胃脾的負擔，則脾可升清，胃可降濁。脾胃為戊土己土，主一身之升降樞紐。清代名醫黃元御在其書中論之最詳，其理最明。知曉土氣升降之機樞，則治病養生但以中焦為本，皆得其要。

十一、增睡以節耗

但睡則睡，不可硬撐。如此可節省一身之能，此能節省下來，久之可增壽。

十二、舒以養體

適當動作，舒展肢節，是養氣的功夫。傳統有八段錦、少林內功、易筋經、五禽戲者；近來有捧氣貫頂法、形神樁、十二微玄氣功等，皆在引關節以順氣養生。另外，中醫佛家道家也都主張舒展身體以順暢氣機，此為養生第一要義。且不需要意念氣功，但活動肢體即可。

十三、緩以卻勞

緩者，慢也，靜也，減也。配合深呼吸調節機體的陰陽平衡，慢慢地、靜靜地、深沉地呼吸動作，提神養神以退勞累之苦。勞者，累也。一身勞累，何可祛之？但以舒展肢體，呼吸吐納即可。其要在緩。緩以養正而不傷正。緩以舒之，則養體而卻勞。其法，從呼吸而論，六字訣最好。從舒展筋骨而論，上述各種功法選其一、二而動之。另外，太極拳是很好的舒展筋骨、緩以卻勞之功法。

十四、無病勞動養陽、有病安靜養陽

無病時以勞動養陽，有病時以安靜養陽。動能生陽，亦能散陽。靜能傷陽，亦能斂陽。此處強調我們需要勞動，但戒在過勞，但以舒展肢體，適當勞累即可。過勞則必然傷正氣。如長跑等均屬耗陽之勞動，不可以之為養生之法。病時正氣不足，無力抗邪，則需要養正氣。而靜可養正，此處之靜也有緩意。緩而舒之，亦是養生之法。但靜而久睡，則會耗傷心氣，不是扶正之道也。真正的養生之道，必順應陰陽四時之變化，則人氣應之。

以上分析了三七生先生關於養心的精闢觀點，希望願意養生的朋友可以學到真正的好方法。對於大病重病患者來說，若能結合中醫養生及正確治療，相信對康復極有好處。按以上方法養心，久則必然心神清靜而身體無病，繼續堅持下去，則能生慧生智，改變性格，改變人生態度，產生意想不到的功效。

第三節　醒腦的方法

當我們工作又多又忙，再加上心中煩躁，腦袋好像被漿糊給蒙住了。這裡提供幾個小招式，有助於馬上恢復精神，趕走疲勞。

首先，放下手頭的工作，把心放鬆下來。然後深呼吸幾次，用胸式呼吸，即吸氣則肺鼓起來，呼氣則肺消下去，吸滿後憋氣數十秒鐘效果會更好。當然最好能到戶外呼吸新鮮空氣。再選取以下方法，認真實行，會產生意想不到的效果。

一、按壓風池穴

風池穴在腦後兩個大筋附著於枕骨處的外側凹陷處。這個穴位的深層是中腦與腦幹部位，重刺激風池穴可以醒腦開竅，提升陽氣，舒解少陽經氣。方法是用兩手大拇指按壓風池穴，其他四指抓在頭頂部位。拇指用猛力按壓風池穴三、五下，一壓一鬆，促進腦部的氣血循環，讓腦子清醒。平衡針法把風池穴定為醒腦穴，此穴可以調節心理、調節神經、調節內臟、醒腦明目、鎮靜安神、抗衰老、保健。可用於治療神經系統、呼吸系統、消化系統、循環系統等引起的臟腑功能紊亂、更年期症候群、旅遊症候群、頸肩症候群、高血壓、低血壓、神經衰弱、糖尿病、白血病、慢性肝炎、慢性腎炎、慢性支氣管炎等慢性疾病。我認為，此穴為強身保健的首選穴位。

二、掐手指端的井穴

每個手指末端都有一個井穴，是各條手部經絡的起止點，連通到頭面及五臟六腑的不同部位。其定位在指甲的根部兩側，距甲根一至二公釐處。簡單來說，就是用一側拇指與食指的指甲去掐對側手指的甲根兩側，稍用力掐三、五下即可，以痛為度。每個手指的根部都要掐到。從中醫的經絡理論來看，拇指根部連通手太陰肺經，食指聯繫手陽明大腸經，中指連通手厥陰心包穴，無名指連通手少陽三焦經，小指連通手少陰心經及手太陽小腸經。並且，以上所談到的手三陽經絡從手指末端向頭面循行，而手三陰經從頭面部位向手指末端循行。刺激各條經的井穴可以促進氣血向頭部運行，從而醒神開竅。而且可預防治療手三陰三陽經所連通的相關臟腑的各種疾病。一般掐時若有井穴特別疼痛，表示此條經絡有病變，要多掐幾次，而且要經常掐，以疏通此條經絡，然後疼痛會越來越少。配合著掐指甲，還可以刺激雙手指節。方法是雙手交叉，翻掌向外伸出，努力反折手背。再搓捏各個指關節效果會更好。從手部全息來看，手掌是軀幹，手指就是頭面。俗話說：「十指連心。」中醫認為心主神，所謂的醒腦即是醒心之神。

三、顛腳跟

這個方法請參看下一節〈從細節上養生〉。

四、按壓耳垂

按全息規律理論，耳朵就是一個倒垂的嬰兒，而耳垂就相當於頭部。其方法非常簡單，先用雙手拇指與食指按壓並向外扯兩個耳朵，以耳朵發熱為度，然後重點揉按或牽拉耳垂幾下，並用兩食指捏住下耳窩的下端橫面向下拉，讓耳垂有麻的感覺即可。從耳部全息穴位來看，耳垂對應著面頰、耳、下頜、眼等部位，而下耳窩的下端橫面對應著腦、皮質下等部位。按壓這些部位即可給相應的大腦頭面部位一定的刺激，促進腦部的氣血循環，從而醒腦。

五、輔助方法

頭部的氣血循環來自頸部的血管，因此若促進頸部氣血運行，則可醒腦。身體哪些部位對應脖子呢？我們先來看看，手腕稱手脖子、腳踝稱腳脖子，都是脖子。同樣的名字與頸部相關嗎？當然相關。按全息理論，若以手對應頭部，手腕即對應著頸部，同理，腳踝也是這樣。因此，活動腕關節及踝關節可以刺激頸部。

平時沒事時，如等車、等電梯，或坐著休息時，就可以左右上下旋轉腳踝，也可以以一手的拇指與其他四指相對握住對側的手腕，反覆旋轉摩擦幾圈，以皮膚微微發紅為度。若能配合著前後左右緩慢地旋轉頸椎，效果更好，因為這樣可以牽引全息經氣上達局部。

當然，還可以刺激頭面局部，如用十指搓面、梳頭、鳴天鼓（雙掌相對蓋住耳朵，用食指與中指在腦後彈打，可以聽到咚咚的聲音，如敲鼓一樣。十幾次後，雙掌稍用力按壓，再突然鬆開，使耳朵有一種猛得壓力減輕感，這樣可以促進耳朵的氣血循環，有益於預防治療耳鳴耳聾）。

以上這些方法都可以配合應用，若能經常練習這些動作，讓頭腦氣血運行通暢，既可預防相應的頭面部疾病，如頭痛、頭暈、耳鳴、耳聾、眼睛病變等，更可以醒神明目開竅益智，其功能不可勝數。

第四節　從細節上養生

鍛鍊身體是養生的好辦法。但養生不只是每天堅持做八段錦、打太極拳，也不是一定要跑步、游泳。從另外一個角度來說，養生更多的是在細節上用功夫。

顛腳跟與養生

腳跟與人體的腎經、膀胱經及大腦關係密切。腳跟中央有一個安眠穴，以全息定位來看，腳跟相當於大腦部位。因此，每天經常輕顛腳跟，對於預防、治療疾病及保健極有好處。

一、健腦

現代流行的足部按摩圖沒有重視腳跟的全息定位，只在足跟中央安排了一個安眠穴，其實還遠不止如此。我另有一個足部全息定位方法，綜合經絡循行、全息理論、腳的特點及手足相參等資訊，重新分配五臟六腑的定位。我把足跟這個部位整個定位為頭部，包括大腦、小腦、腦幹、脊髓等都安排一定的位置，而整個腳跟中間就是一個大腦定位圖。腦位於人的最高處，其對應點當然會在最低處有所體現。刺激足跟部，促進腦部的氣血循環，用腳跟行走，以拉伸膀胱經及腎經，讓腦得到更多地氣。若小孩有腦發育不全或相關腦病，千萬別忽視刺激腳跟這個腦的全息反應區，而跺腳跟是最簡單而實用的方法。

二、醒腦

學生課業壓力大，經常感覺腦子不夠用，讀了一節課，腦子嗡嗡的、悶悶的，趁下課時間，刺激腳跟，讓腦馬上充滿活力，其效果比按摩風池穴明顯。

三、放鬆神經

緩解緊張的方法很多，如搓手、吹口哨、散步、深呼吸等，還可按摩頭部的穴位，如風池、百會、太陽等，都有效果。當然，若能刺激腳跟上的大腦反射區，也有不錯功效，所有這些方法都比嚼食口香糖好，既省事，又有保健作用。反過來說，口香糖是用薄荷之類的東西做的，既寒涼傷陽，還有一些成型劑、添加劑等，不利於健康。

四、抗抑鬱

抑鬱是三陰經病，是因陽氣不能上達以潤養腦髓，導致腦部氣血循行不暢，濁陰蒙蔽清竅所致。顛腳跟可讓更多的氣血上達頭面，邊顛腳跟邊深呼吸，是快速補腦的竅門。配合針刺治療，使陽氣上充腦髓，陽氣宣通則濁陰自降，這是快速讓抑鬱的患者恢複陽氣的好辦法。同時可以刺激膀胱經及足三陰經，包括腎經、脾經、肝經，足三陰陽氣一足，自然可以宣通陽氣於上。

五、補腎扶陽

扶陽不見得要喝四逆湯，也不見得要灸關元穴，只要找到關鍵處，簡單的動作即有大效果。腎氣虛弱、腎陽不足之人，往往有畏寒、足跟冷痛、下肢浮腫等症狀，顛腳跟就可以補助腎氣，以促進腎氣的通陽氣化作用，且效果明顯。在寒冷的冬天裡，經常顛顛腳跟，就是扶陽大法。

六、治療小便不暢

小便不暢，按西醫來說，是前列腺病，多見於前列腺肥大、前列腺炎等。從中醫角度來說，這是膀胱氣化不利所致。腳跟外側即是膀胱經所循行之處，若經常用腳外側走走路，就可健運膀胱，使小便通暢。廣義來說，刺激腳跟是治療前列腺病的方便法門。而前列腺疾病不僅小便不通暢，甚至有陽萎、早泄、性功能下降等症狀，皆可配合這個方法治療。

七、治療腰痛

風寒濕邪客入膀胱經，使氣血運行不暢，不通則痛。刺激膀胱經可開通經氣，通則不痛，自然治療腰痛，還可以治療頸椎病、後頭痛等。因為頸椎、後頭等部位也是太陽膀胱經的循行部位，自然都會有效果的。

八、預防和治療中風

中風的原因不外乎腦缺血或腦溢血，都是腦部氣血瘀滯所致。刺激腳跟非但可以刺激腦部氣血運行，更重要的是引浮陽下行，從膀胱經、腎經而下歸於足底，這是一種潛陽的方法。曾經見過老人中風後，堅持半年的時間跺腳，中風竟然消失了。這比服用任何藥物都有效，而且方便可行。另外，若有中風前兆，出現面紅、頭暈、手足發麻、血壓明顯升高，就要及時預防，其中跺腳跟即是有效的方法。從這個道理上講，跺腳跟可以潛陽，引火下行，凡陽氣上浮、虛火上炎的疾病都能有效，如高血壓、頭暈、美尼爾氏症候群（Ménière's disease）、三叉神經痛等。再說現代人生活在快速而緊張的社會裡，壓力增大，人際關係緊張，處處趕時間，人人拚工作，誰不是虛火上炎、陽氣上浮？因此都應該考慮這些實用的招式。

練過八段錦的人都知道最後一招是「背後七顛百病消」。什麼意思呢？就是說刺激腳跟可以保健預防疾病，還可治病，讓全身病痛都消失。也許有人不相信這樣簡單的動作會有這麼大的效果。與其人云亦云，何如自己實踐一番呢？說不定因為實踐，就嘗到了甜頭。

值得注意的是，顛腳跟要循序漸進，千萬不要用力過猛，否則易致足跟疼痛。若有疼痛的狀況，且莫擔心，休息幾天，用熱水泡泡腳，很快就沒事了。實在痛得不舒服，就服幾帖四逆湯扶扶陽氣，效果也不錯。

提肛法補腎

提肛補腎的方法，非常簡單，而且實用。

什麼叫提肛法？就是配合呼吸收緊肛門處的肌肉。如何做呢？非常方便，什麼姿勢皆可，全身放鬆，注意力集中在會陰肛門處。收縮腹部、臀部和骨盆腔底部肌肉，隨著呼吸將肛門一緊一鬆，一提一放。吸氣時肛門收縮上提，呼氣時放鬆。

我們知道，人身氣機不過是一升一降，一呼一吸，即是左升右降。若能配合提肛，升降幅度更大，氣血更容易通暢周身。因此，提肛法的第一大好處在於能促進氣血的升降運動。人生病了，或左邊肝血升不上去，出現頭暈、乏力、臉色蒼白等；或右邊肺金降不下來，出現高血壓、高血脂、高血糖等病症。如便祕即是右降不利、下肢靜脈曲張即是左升不利，這些都需要調整人體的左升右降平衡。提肛是一個方便法門，不可不知。幾乎各種慢性病，莫不與氣血升降失常有關，知道這個道理，就能明白這個方法的妙處。

提肛法能活動肛周肌肉，促進局部血液循環，清除淤血，促進排便暢通。從中醫理論看，提肛可使中氣升提，臟腑強壯，調節氣血陰陽，對於預防和治療痔瘡等肛腸疾病有益。有痔瘡、慢性結腸炎及大腸功能失調的患者請試一試！這個方法還有助於防治輕度脫肛、痔瘡脫垂、肛門括約肌鬆弛、肛裂等。另外，肛裂、瘻管等疾病術後的患者也要做這個提肛法，以促進傷口癒合。沒有痣瘡的，若整天吃火鍋，建議試試這個法門。

提肛的同時，也可以提管小便的肌肉，就是忍小便時要收緊的那種感覺。這樣可加強升提中氣的效果，調理五臟，對於各種臟腑下垂的疾病大有好處。如胃下垂、腎下垂、子宮下垂等，都有不錯的效果。這個動作還能按摩前列腺，促進會陰部的靜脈血液回流，使前列腺充血減輕、炎症消退，對於預防與治療前列腺疾病很有幫助，包括前列腺炎、前列腺肥大、尿失禁、小便不暢、遺精等。

肥胖者也要學習這個方法。俗云：「十個胖子九個虛。」什麼虛？中氣虛。所以治療肥胖要補虛，而不是瀉大便。凡用瀉法來治療肥胖的，不但越瀉越胖，而且越瀉越虛，體質急劇下降。試看那些用藥品排毒減肥的人，無不後悔莫及。提肛的同時，配合腹部一開一合，還可運動腹部肌肉，自然也是一個減肥的方法。

提肛法既可補虛，又可按摩骨盆下的兩個重要穴位——會陰穴和長強穴。這兩個穴位位於任脈和督脈從丹田向下開始上升的地方，若提肛的同時配合舌抵上顎即可溝通任督，促進任脈與督脈的氣血循行，是真正的健身之道。中醫認為，元氣之所行，與任督二脈關係密切。元氣根之於腎而行於任督，故李時珍說：「任督二脈，人身之子午也，此元氣之所由生，真息之所由起。」因此，提肛法既可升提中氣，又能促進任督通暢，是很好的延年益壽之道。若是一般的小病輕病，如感冒、發燒、咳嗽等，即可用提肛法，舌抵上顎並配合意念交通任督，即可快速治癒。

提肛法鍛鍊骨盆底的肌肉軟組織，按摩長強穴與會陰穴，這些組織和穴位相關的疾病都能改善，如對便祕、尿頻、尿失禁、小便不暢、下腹脹痛等有治療作用。特別是對男性來說，這個方法可增強恥骨尾骨肌，有助於改善對射精的控制，增強性功能。但過度縱欲卻會瀉傷腎精，用此法者不可不慎。

提肛法有這許多的好處，但什麼時候做合適呢？我認為，此法不分時候，每天任何時間都可以。據史料記載，清代乾隆皇帝就喜歡在上朝時做此動作。早晨起床前及晚上臨睡前最好能躺在床上做數十次提肛法，對於升提元氣有莫大的好處。另外，大小便及性生活後要緊接著提肛十數次，預防元氣隨大小便及射精時泄出，可升提固脫。從事勞力活動時做一做提肛法，能保護元氣不泄。

提肛法簡單易行，一提一鬆，配合呼吸，即是人體氣血升降運動。平時多練習，有百益而無一裨。清代醫家汪昂在《勿藥元詮》裡提出養生十六宜，特別強調「穀道宜常撮」，指的就是提肛法。

預防性病

別人剛剛坐過的椅子千萬不要直接一屁股坐上去。俗語說：「十人九痔。」有痔瘡的人坐過的地方，會有瘡毒存在，這是一種熱毒，能瘀滯督脈，誘發痔瘡發作。再者，有性病的人其下陰部也有毒性極強的病氣，患者離開後也會暫時殘留在椅子上，最好不要直接坐上去。否則，這些病氣薰蒸下陰、肛門，慢慢使人生病。

臨床常見到一些性病患者，其實他們非常正派，絕沒有亂交、吸毒等行為，只因用了病人的內衣或公共場所的浴具，結果染上性病。患者痛苦異常，家屬也不能諒解。因此，平時要避免錯誤的生活習慣，如共用衛生用品、使用公共廁所、坐在患者久坐過的椅子上等，都要特別小心。

養正護元

保健康，不僅是不受到病邪的侵襲，還要注意在日常生活中保護元氣。如每天的小便也是養生的最佳時候。

小便時是腎氣發動，陽氣化濁而陰水排出。小便時陽氣也會有一定程度的外泄，因此如何小便與養生相關。我們每個人每天都要小便，都可能泄掉一部分不該泄的陽氣，如何才能保住陽氣呢？這時最好閉上眼睛，屏住呼吸，直到小便結束。這樣做能使腎中陽氣不隨小便而去，還可補益精氣，強腎健腰。小便時最忌諱開口說話或大笑，否則陽氣會隨小便泄出。

吐唾沫是一種非常不好的習慣。古人講：「遠唾遠傷，近唾近傷，不唾不傷。」又說：「遠唾損氣，多唾損神。」什麼意思呢？唾，指唾液，為腎之液，其藏於脾而歸於腎。吐唾沫會損傷脾氣與腎精。由於腎主藏神，精能化氣生神，故多唾遠唾會損耗陰精，而損氣、損神。吐得遠，對於脾腎的損傷大；吐得近也是吐，照樣有損傷。最好是留住唾沫，不要輕易吐出去。現代研究也認為唾液含有消化酶，能促進消化。

以上談了一些關於養生的細節，若各位能堅持數月，即有小效，堅持三、五年，必見大效。養生保健，請從生活的細節上入手。

第五節　自然規律與養生之道

中醫重陰陽。陰陽的不斷運動變化影響了我們生活的各個方面。這裡討論自然規律與養生保健。

自然界是人類生命的源泉，自然界的千變萬化必然影響人體的生命活動。人與大自然是一個有機的整體，每時每刻都與自然界有物質、能量、資訊的交換。中醫提出「人與天地相應」的觀點，人既然是自然界的一員，就必須順應自然界的規律，才會健康長壽。

人的生命本身就在規律之中。人從出生到長大，到壯年，到老年，一直到死亡，無時無刻不受規律的影響。因此說，規律就是生命。順應規律，人就長壽，逆之，就生病。從這個角度來理解，所謂健康，就是順應自然的規律。所謂疾病，就是違逆自然的規律。

兩千多年前，古人開始對天地規律與健康關係進行探索，發現順應自然而長壽的道理。據《黃帝內經》記載，上古人的壽命比較長，「春秋皆度百歲而動作不衰」，就是說隨隨便便就能活一百歲，而且可以生活自理。後世則不然，「年半百而動作皆衰」，到了五、六十歲就動作不靈活了。這樣的患者比比皆是。試看那些高血壓、中風、腫瘤、關節炎的不都是半百而衰嗎？

為什麼同樣是人，健康差別如此大呢？《黃帝內經》中，黃帝也有這個疑問，於是就問岐伯。岐伯說出健康長壽的祕訣：「上古之人，其知道者，法於陰陽，和於術數。食飲有節，起居有常，不妄作勞，故能形與神俱，而盡修其天年，度百歲乃去。」岐伯告訴我們，只要按照「法於陰陽，和於術數」的總原則，就能夠健康長壽。

這八個字究竟是什麼意思？這是養生的總原則。整部《黃帝內經》都在詮釋「法於陰陽，和於術數」。

「法於陰陽」就是效法陰陽。什麼叫陰陽？陰陽是天地間的變化規律，是宇宙萬事萬物的運動規律。這是古聖先賢給我們提出來的重要思想，就是陰陽之道。中醫思想就是建立在這上面的。中國人都知道陰陽，至於什麼是陰陽卻說不出來，總覺得是個虛而不實的概念。實際上陰陽深入我們生活的每個角落：日出日落是陰陽，人體上下左右是陰陽，疼痛疾病都離不開陰陽。若離開陰陽來談中醫，無異於西醫看病不用西藥手術。

人們生活在世間陰陽千變萬化之中，必須順從於陰陽的不斷變化，這些變化包括人們所處的地理、氣候、季節等不同環境。只有適宜於這些變化的環境，才能使人們達到機體內部和外部陰陽雙方消長對立的平衡，健康長壽。

什麼是規律？規律最主要、最本質的東西，還在陰與陽上面。雖然我們的一生是由時間決定的，但時間的規律也是由陰與陽兩者變化而組成的。

如何理解陰與陽在人生規律中的作用？最簡單是把一天分陰陽，白天是陽，晚上是陰。再從一個月來看，上半月為陽，下半月為陰。從一年來看，春夏是陽，秋冬是陰。知道了時間的陰陽屬性，應該如何做呢？天冷要保暖，就是適應天冷的這個規律，才能不生病。也就是說，陰的時間裡，我們要保住陽氣，反過來，在陽的時間裡，就要釋放一些陽氣。如夏天穿著棉衣試試，身上會不會長痱子！這就是順應自然陰陽規律的保健方法。晚上是陽氣休息的時間，就要睡覺，讓陽氣休息，休息好了，白天陽氣興奮，才可以盡情學習、工作。若晚上陽氣得不到休息，第二天怎有精神學習呢？久而久之，陽與陰就形成不平衡的狀態，這個狀態就是疾病。陰陽不平衡，自然不能長壽。因此對高明的中醫來說，治療疾病根本上也是依陰陽來分析判斷。因此，詢問患者的生活規律是很重要的指標，據此分析患者五臟六腑陰陽的盛衰，從而應用中藥或針灸進行調整。

術數，是修身養性的法則，《黃帝內經》談到養生、養長、養收、養藏之道就是術數之一。「法於陰陽，和於術數」這是「道」的總原則，不是抽象的、虛空的，它就實實在在地表現在我們每一個人的日常生活當中。

健康的生活習慣

具體應該如何做呢？岐伯指出，養生是一種生活習慣，一種健康的生活習慣。什麼是健康的生活習慣？就是在日常生活中按照「法於陰陽，和於術數」來做。具體有：

一、食飲有節

上古的人懂得養生之道，飲食是有規律、有節制的。簡單來說，按時飲食，以八分飽為度。想一想，我們是否做到了呢？

二、起居有常

起居，不僅是起床、睡覺，還包括日常的活動。起居要有規律，不能有事早起，沒事睡大覺；也不能晚上半夜不睡，忙於享樂等。

三、不妄作勞

就是說勞動、運動要適度，過猶不及，而且不做分外之事。現代人的馬拉松、鐵人三項、冬泳、冬季長跑等，都沒有按自然規律收藏陽氣，屬於妄作勞。

只有這樣做，才能「形與神俱」，形體和靈魂合在一起。形體與靈魂是不能分開的，若分開了，人就死了，或成植物人了。我們活著的狀態是形神合一的，神離不開形，形也離不開神。形是神的依託，神是形的主導。我們說人死了是魂飛魄散，形體還在，但神走了。

飲食、起居、工作和勞動，這三方面是每一個人在日常生活中都會涉及的。保健養生說到底就是在說這三個方面的問題。按照以上方法養生，保持精力充沛和精神旺盛，就能健康長壽，即「形與神俱，度百歲乃去」。因此，養生沒有什麼高深的難度，就是一種健康的生活習慣。

錯誤的生活習慣

後世的人如何養生呢？岐伯說：「以酒為槳，以妄為常，醉以入房，以欲竭其精，以耗散其真，不知持滿，不時御神，務快其心，逆於生樂，起居無節，故半百而衰也。」岐伯針對人們的生活習慣說明為什麼半百而衰，進而說明不是時事的不同，而是人事的不同，一切都是人自己沒遵循「道」所致。

一、以酒為漿

凡物之有漿者，味甘而美，把酒當成味甘美的東西。酒是什麼？酒最初是藥用的。人人皆知酒傷肝。酒味辛辣，能升陽開陽，導致肝陽過升過耗，少服精神興奮，那是陽氣上升的緣故。再服至醉則精神恍惚，萎靡不振，那是陽耗太過，正氣不足之象了。長期過量飲酒，必然肝陽不足，溫升無力。

二、以妄為常

古人認為，人要養生，應該「春夏養陽，秋冬養陰」。也就是說，春夏要幫助人體陽氣溫升，秋冬要幫助人體陽氣收藏。若不知依四季陰陽保養陽氣，會導致陽氣該升不升、該降不降，陽氣受損而生病折壽。這意味著要按自然規律養生，否則必然遭受自然規律的懲罰。

三、醉以入房

以情欲而竭其腎精。腎精是父母遺傳給我們的生命之本，腎精越多，壽命越長、越健康。耗盡腎精，生命之火就會萎縮。年輕人當精滿時不知保持腎精，過於耗傷，將為一時之快樂而導致神與形分離的嚴重後果。

岐伯說的不僅是人的健康，也包括自然。因為人是自然的一部分，適應於人的道理同樣適應於自然界。地球也是一個生命體，氣候變化是地球健康的表現，地球發燒發冷取決於天地的媾合是否順利。現代人開採石油、煤礦無節，是逆道而行。石油開採，植被減少，就像現代人之「飲食無節，欲竭其精以耗散其真，不知持滿，不時御神」，地球病了，如何能天地媾合順利呢？地球上不時的颱風、地震、海嘯、全球暖化，就像一個陰虛陽亢的病人，四肢發熱、精神萎靡、全身痠痛、時而發燒時而發冷。我們要身體健康，也要生存的環境健康，所以既要保證自己身體不生病，還要盡量減少對自然的消耗。而簡單生活，多食素少吃肉，不失為兩全的辦法。

看看現代人的所作所為，是不是與岐伯兩千年前講的一模一樣。這三條是兩千年前的古人對當時人們的忠告，亦可看作是對現代人的規勸。起居無常，飲食毫無節制，不僅損傷脾胃，也容易耗精傷神，久而久之，百病乃生。在當今的社會中，這種現象屢見不鮮。所以現代人很難突破一百二十歲，往往半百而衰。岐伯時代的人已經開始不知養生了，到了現代依然如此。為什麼現代疾病這麼多，各種慢性病盛行？請思考岐伯分析的情況是否為根本原因？

所以說，生活有規律，人就會延年益壽；生活沒有規律，人就會早衰短壽。

第六節　預防中風

現代中風的人太多了。一旦中風，任你曾是聰慧靈巧、學高八斗，皆成一場空。這麼多人中風，表示人們對中風的認識尚有不足，而且不懂得預防。

中風有前兆

重視中風前兆，即可有效地預防中風發生。在中風發生前的數日或數月內，常出現各種前兆。老年人，尤其是患有高血壓、動脈硬化、冠心病、糖尿病等慢性疾病的老年人，若出現下列前兆，如單眼一過性發黑、頻繁打哈欠、眩暈、手足麻木等，就要想到是中風的可能。此時因為元氣不足於內，營衛之氣也必然虛弱，頭部和四肢的血液得不到強有力的氣的推動，必然流動緩慢而容易導致氣血不足的徵象。及時服中藥、針灸可以有效地預防中風。

中風應治本

有上面這些慢性病的患者，應經常看看中醫，做些針灸、服中藥、推拿等治療，即可有效扶助元氣、調節臟腑陰陽平衡、疏通經絡氣血，就不容易中風了。治療頻率不用太高，每週一、兩次即可。關鍵在於長期鞏固治療的成果。別只是天天服西藥，結果服藥一輩子，還是中風，因為治標沒有治本。中醫的預防措施比每年去醫院吊點滴疏通血管既高明又有效。西醫只知疏通血管，卻不知補充元氣。元氣不足，必定使血栓再生，這是中風患者出院後極易復發的原因。所以，疏通血管是治標，補充元氣是治本。況且吊點滴雖可暫時稀釋血液，但藥性寒涼，既傷陽氣又引邪入裡，遠不如扶陽理氣中藥有效。

中風的好發時節

中風發作多在秋冬之交，此時氣溫驟降，陽氣潛藏不足的人就容易中風。因此，平時需要保暖，以保護陽氣。依節氣變化而配合養生，使五臟氣機順應自然天地氣機變化，則可保健康。《黃帝內經》指出：「秋三月，早臥早起，與雞俱興。」秋季人身陽氣開始收斂、收藏，此時陽氣在內，陰氣在外。早臥可順應陽氣的收藏，且能養肝膽少陽之氣；早起以順應陽氣的舒達，防止陰濁上瘀於腦部，可避免中風的形成。

中風可預防

一、房事不可縱

中風發作之前是虛證，是元氣不足所引起。中風發作，就成了實證，或虛實夾雜證。平時顧護元氣，是預防中風的根本之法。包括節制房事、不妄作勞、飲食調養、少生氣或不生氣等。而最關鍵的是房事方面一定要少。即使中風治癒了，兩年之內，也要絕對禁止房事，否則一定復發。

二、適當運動

有人每天早晨大量運動，不是明智之舉。早晨陽氣初升，尚不健旺，大量耗陽會導致下午睏倦。建議在下午三至五點之間運動最好。且運動量不必過大，以微微汗出為度。馬拉松是傷陽的運動，不值得提倡。尤其是冬日，運動量一定要小。陽氣此時處於收藏收斂的狀態，應該靜以養陽之藏。

三、睡前一杯水

每天睡前一杯溫水，可養肝膽少陽之精。中風多是肝陽上亢，而肝陽上亢與肝膽少陽空虛有關。因為木喜濡潤，水可以生木，即可以生肝膽。晚上十一點前入睡，人體一陽之氣逐漸升發，正是氣功家所謂的「活子時」，正常人此時安靜入眠，膽氣即自然升發，得水之潤而氣機通暢，則全天陽氣升降運化自然。人的生命是由每一天組成的，每天都是一個生命小周期，天天陽氣健運，則不易生病。

四、平時注意養脾腎陽氣

現代人多屬陽氣不足，因此，有必要常服理中丸、桂附理中丸、桂附腎氣丸等，以預防中風的發生。脾主運化、主四肢，為後天養生之本。陽氣充足則運化正常，四肢自然氣血通暢而百病不生。養脾陽關鍵在於飲食，切記不可過食寒涼。腎主陽氣，為先天養生之本，此陽氣不可耗傷，則能得長壽。少耗精氣包括：節制房事、不妄作勞、按節氣養生等。

五、飲茶預防中風

平時經常飲用藤茶、烏龍茶、普洱茶等，對預防中風有益。綠茶多偏寒涼，多飲恐傷脾胃，只可稍稍飲用。花茶或玫瑰花茶，其他功能複雜，最好在醫生指導下飲用。

若中風癒後要不復發，則服以下方子：

防風、獨活、秦艽、生黃耆、白芍、黨參、茯神、白朮、川芎、山茱萸、山藥、肉桂、厚朴、升麻、丹參、水牛角、五加皮、防己、牛膝、石斛、地骨皮、生甘草各60克；麻黃、製附片、遠志、橘皮各45克；生薑30克、菊花45克、薏苡仁120克、生石膏90克。

用法：上藥共研粗粉，每次60克，紗布包，加天門冬5克，麥門冬5克，生地10克。水煎服，日服一次即可。

第七節　節氣養生

大家都想要健康，但長期服藥或其他治療往往不容易做到。其實，保健也並非要那麼辛苦，若能掌握時機，在關鍵的時間段裡做治療，往往事半功倍。

何為節氣？

按中醫理論，我們人體是順著天地自然的變化而變化的。自然界氣機的循環運動，形成周期。小如一天，有早午晚夜的變化；大如月亮的變化，形成一個農曆月，也有月出、上弦月、滿月、下弦月及月晦（即月亮消失）；再大如一年的變化，春夏秋冬，往復不止；還有六十年、六百年、六千年、六萬年等以六為單位的氣機循環運動。例如人類的壽命，應該是兩個六十年的循環，即兩個花甲子，實質上卻很難做到，因為我們的生活沒有完全遵守自然規律，沒有與自然天地的氣機變化相符合。

這個道理是根據《周易》而來的。《周易》理論是整個中醫理論的基礎與核心，其中的許多思維模式決定了中醫的治療思路。拋開《周易》的思想來談中醫，相當於抽去了中醫的靈魂，剩下的只是膚淺的中醫治療技術了。《周易》理論特別重視人體與自然間的適應與協調關係，並且提出了適應自然的中醫治病與防病觀念。

我們就太陽的變化來掌握自然的規律。二十四節氣的每一節氣，表示地球繞太陽運行軌道上的一定位置。當地球通過這些位置時就稱為交節氣，所以日曆說某月某日某時某分某個節氣開始，就是這個意思。按天文學來理解，在某個特定的時間裡，一個新的節氣開始了，而這個節氣持續一段時間後，又會交出另一個節氣。按一年三百六十五天來分二十四節氣，每一個節氣的時間是十五天多一點。因此，所謂的節氣變化，就是太陽與地球位置的變化。我們在地球上體會到的溫度變化。這是節氣變化的本質。因此，節氣變化，即是陽升陽降的循環運動。天地如此，人必感之。

太陽日復一日的東升西降，一天之中就形成了白天與黑夜，並且有早晨、中午、下午、晚上的交替變化。每一天的變化本質為何？就是陽的運動。

陽的變化，形成了一天、形成了一年。每一年之中因為陽的運動軌跡與狀態的不同，形成二十四節氣。一年分四季，有陽氣的升降規律，也就是春生夏長秋收冬藏。同理，每天也有升降規律。人身元氣跟著自然變化，在每一天、每一年產生升降。簡單來說，早晨陽氣升，中午陽氣最盛，下午陽氣沉降，晚上陽氣收藏。一年之中也是如此，為什麼有二十四個節氣？二十四節氣是先民根據一年之中太陽的不同位置而確定二十四個關鍵的陽氣變化點。

理解節氣，還要了解天文學與物候學的知識，特別是不能把節氣與天氣的溫度混同一談。

例如立秋，按字面意思來看，是秋天開始了。然而，在黃河流域生活的人會發現，立秋之時，天氣照樣非常炎熱，到秋分時節才算涼爽。這裡就有幾個問題要搞清楚。

第一，先秦時代中國人觀察物候變化時，所在位置為中原，即黃河流域，相當於今天的河南、山東、安徽、陝西一帶。這一帶是黃河所流經的區域，也是中國古文化的發源地。我們看節氣變化，也要從這一帶的氣候來觀察。若按南方或東北的節氣來看，則二十四節氣基本上不符合實際情況。但即使我們沒有感覺到明顯的節氣變化，也照樣要按照節氣的變化規律來養生。這條原則是不容質疑的。

第二，四季變化有節氣及物候學兩個方面的不同。我們往往能體會到，按節氣來看，所謂立秋應該是秋天的開始，但溫度仍然很高，天氣很熱，不太符合秋天開始的季節變化規律。而立春之時，正是五九將盡、六九開始之時，天氣還相當寒冷。往往到了立春之時反而是天氣最冷的時候，把最冷的立春當作春天的開始，顯然有些不合情理。物候學上是以春分、夏至、秋分、冬至作為春夏秋冬四季的開始，這樣的四季劃分反映出自然界物候的變化規律。

我們談中醫，談天人合一，就要完全按自然的規律來分析疾病、養生保健。我認為，節氣的規律是陽氣的變化之始，而天文學是以物候出現的規律來分析。一為陽氣之生、一為陽氣之成，並不矛盾，反而具體呈現陽氣升降的變化規律。如從天文學來看，夏至之日太陽最高，白天最長，但是不是夏至之時最熱呢？一定不是。因為夏至之時雖然太陽光最足，地面吸收的熱量也最多，但地面沒有達到積累和保持熱量的極限。夏至之後，地面吸熱減少，溫度卻在繼續升高，直到地面吸收的熱量等於它所釋放的熱量時，地面溫度才不再升高。這時便是最熱的季節了，一般相當於大暑節氣。大暑一過，氣溫即慢慢地下降。同理，也可理解為什麼大寒時節最冷，而不是冬至。

第三，自然界陽氣的變化雖有節氣的大規律，但也有每天每時的小變動。因此，按節氣養生的同時，也要注意觀察節氣前後的氣候變化，從而按自然規律以養生。中醫是靈活而變動的醫學，以自然界的規律為轉移，絕不是一成不變的死理論，因此，養生保健時不可拘泥。

節氣養生的道理

節氣的「節」字，就像是竹節，節與節之間是滑利的，但一到節上，氣便不能通暢。宇宙大氣，交節必鬱而後通。大氣鬱，人體元氣必應之。所以久病之人，交節前三日多容易死亡。久病之人，腠理乾塞，交節不能通過，所以多見死亡。臨床所見，凡在交節之前病情有所起色，節後的恢復必然很好。

名醫彭子益解釋得好：「二十四節氣，簡言之，就是夏季太陽射到地面的熱，經秋降入土下，經冬藏於土下的水中，經春由土下的水中升出地面，經夏浮於地面之天空，再同夏季太陽射到地面的熱，降入土下。秋收冬藏，秋降冬沉，春生夏長，春升夏浮。升者，陽熱升也。浮者，陽熱浮也。降者，陽熱降也。沉者，陽熱沉也。藏者，藏陽熱也。收者，收陽熱也。長者，長陽熱也。生者，生陽熱也。」

我們若能順陽氣變化規律而養生，就可以取得良好的效果。

二十四節氣的日子裡，自然界的陽氣變動非常劇烈，人亦應之。若身體虛弱，元氣不足，就容易在此時生病或病情加重。臨床所見，凡是在節氣前後病情變化的，多是元氣虧虛之人。其治療非常簡單，先扶足元氣，然後依各個節氣時陽氣的不同狀態稍作升降調整，即可取得效果。

在節氣的日子裡，人體的元氣變化比較大，最需要好好休息，適度減少運動，且不可房事。建議需保健的人在節氣那天茹素，或只吃點水果、喝點水，不吃飯。因為肉食需要調動人體不少元氣來消化，而減少肉食可讓元氣好好休息。

節氣時，也可以服四逆湯以幫助身體補充元氣。

製附片10克、炙甘草10克、乾薑10克。

水煎，分兩次或三次溫服。

節氣時在可能的情況下，最好少服或不服西藥，因為西藥傷害元氣。亦不可熬夜、不可酗酒、不可大食冰冷食物，如此這般小心翼翼，方可使身體元氣不傷，順應自然而健康。

有的人仗著自己年輕，身體好，平時不知節制，在節氣時也任意造作，那是對自己生命的極端不負責。若元氣消耗殆盡，疾病將隨之而來。

二十四節氣養生，其實就是借天之力，利用季節轉換的特殊時機以將養人體的陽氣，意義在於提前預防身體即將產生的危機。這就叫上工治未病。

以下先講解兩個最重要節氣（冬至、夏至）的陽氣變化規律及其養生要則。請讀者觸類旁通，了解其他節氣的陽氣升降規律，從而得出養生法則。

冬至養生

至者，極也。冬至，表示寒冷的冬天即將來到。冬至之日白天最短、夜晚最長，陰旺盛到極點而開始衰退，陽虧虛到極點而開始升發，這是陰極而陽生的關鍵時刻。此時陽氣沉降至極點，開始返回上升。若幫助陽氣，即可使新周期順利開始。若陽氣在此時升不上來，將影響一年的整個陽氣運行平衡。

冬至陽生，古人講交節病作，就是指冬至。此時伏邪外出，人容易不舒服。特別是患過大病或各種慢性病的人，冬至當天會非常疲乏。臨床常見患者在冬至前後病情加重，甚至死亡。我的家鄉有句俗話：「冬至收老頭兒。」就是說冬至時節，人體的元陽發動，升發開始。若身體的元氣非常虧虛，已經無力把僅存的一息真陽升發上去，結果陰寒凝滯而真陽不升，生命最後一口氣也就結束了。諺語：「傷寒偏死下虛人。」其實說的就是下元虧虛的人，不耐陰寒，但也無力升發陽氣。

冬至之時，若天暖不冷，或聞雷、或起霧，人體陽氣本該緩緩升起，反而因自然的不當變化而陽氣外泄，導致上熱下寒，下虛的人往往容易病情加重，來年春夏病會更重。冬至之時，人的下部陽多，陽多則動，多病遺精白帶。

冬至之後是小寒與大寒，天氣應該越來越寒冷。只有這樣，才能把地上的陽氣收藏到下面，若冬至後天氣非常寒冷，陽氣將收藏得充足，根本深厚，來年的生機自然旺盛。因此，冬至後寒冷，明年乃能豐收。對於人體來說也是這樣，冬至後天寒的年分，往往不容易在春天發生一些危險疾病。甚至在南方，冬天向來沒有冰雪，亦須寒冷，這樣才能少生病。地下水中封藏的陽熱，升出地面，則成雷、成霧。冬季陽熱應當封藏，而反升泄，根本拔起，這時病情加重，要重扶腎陽。如重慶冬天的霧大，病人就要多用附子補陽。現代我們住在城市裡，很少能在冬季體會嚴寒，表面上看是身體舒服了，卻導致元陽外泄。長此以往，陽氣必然虛衰而上浮，高血壓一類的病就容易發生。

因此，冬至這天，最好的保健方法就是休息。不要操勞、不要房事，要靜養元氣。若可能的話，用艾條灸肚臍下三寸的關元穴，有助元氣的升發。實在不舒服，則服四逆湯扶扶陽氣。

冬至之時開始，常服四逆湯加味方以助陽氣升發，直至立春為止。其方如下：

製附片10克、炙甘草10克、乾薑10克、烏梅10克、冰糖30克、生龍骨20克、生牡蠣20克。水煎服，日服兩次。

夏至養生

夏至，表示炎熱的夏天就要到來。夏至之日白天最長、夜晚最短，陽旺盛到極點而開始衰退，是陽氣升極而降。冬至為陽熱降極而升之時，夏至為陽熱升極而降之時。夏至之後，經小暑大暑，於是立秋。冬至之後，經小寒大寒，於是立春。立春則陽升，立秋則陽降。夏至陽降，必經小暑大暑之熱，然後降。冬至陽升，必經小寒大寒之寒，然後升。升降範圍大，則氣機運動必然充足。所以地處夏天極熱、冬天極冷的人，往往特別聰明。冬至以後，交立春而後陽升。夏至以後，卻未交立秋，先有初伏、中伏，而陽已先降。造化之道，唯恐陽氣不降。因為陽性本升，而不容易降。所以《黃帝內經》認為，虛損是由於陽氣外出所導致的，而壯實之人必是陽氣內入。陽升則出，陽降則入，所以人的機體每逢春夏之交則倦怠，乃因其中陽氣不足的緣故，而逢秋冬則健康，是體內的陽氣充足了。

中醫有句話：「春夏養陽，秋冬養陰。」是說春夏之時，人體內的陽氣虛了，就要養陽、扶陽；而秋冬時，體內的陽氣容易外泄上炎，就要讓陽氣降下來，收藏起來。夏至之時，是陽氣開始沉降的關鍵時刻，這時就要幫助陽氣下降。要補陽，還要引陽下行。就不能過用升發的中藥，反而要用沉降的藥物了。在夏至時治療，就要用生龍骨、砂仁、磁石等，引陽下歸丹田，配合扶陽之品，往往可取得成效。

夏至之時，除了節氣的注意事項之外，最好能用艾條灸足三里、湧泉穴，引陽下行，扶助陽氣。

有的人素體陽氣不足，屬於三陰體質，往往因為陽氣不足而虛陽上浮，這在春夏之時特別難過，總有心煩、失眠、焦慮等症狀，夏至時症狀極重，而夏至一過，特別是立秋後，才開始舒服起來。還有一些高血壓頭暈的患者，也會在夏至前後症狀加重，皆是陽氣過升不降引起，就要扶陽、潛陽，引陽歸根。在夏至之時，注意多用沉降性藥物以引陽氣下歸丹田。可用以下這個方子，直服至立秋之時。

製附片10克、炙甘草10克、乾薑10克、生龍骨30克、生牡蠣30克、白芍20克、山茱萸30克、黃豆一把。

水煎服，日服兩次。

自由人：所有含附子的藥，是否都是補陽藥？補陽的過程是漫長的，能否從外觀判斷陽氣上升了？如指甲上出現月牙（雖不是太大）。原來身體特怕風，現在比以前好多了。這些是否為陽氣上升的表現？

醫者佛：所有含附子的藥都是扶陽藥。完全可以自己判斷，所謂有諸內必形諸外，你的這些表現，是陽氣開始升騰的表現，但仍有所不足而已。

稀飯泥：孕期似乎總有些不知所以的毛病出現，若不嚴重的話是否可以不要理會？如背部某塊肌肉神經痛、小腿長小紅點瘙癢之類的。長小紅點是不是傳說中的胎毒呀？

醫者佛：建議孕婦若要看病，最好用針灸，有效且不傷胎氣。據我在奧地利的經驗，針灸對於孕婦的妊娠反應、腰痛、下腹痛、周身不適及保胎、催產等都有不錯的效果。另外，盡量食補，勝於藥方。小紅點不一定是胎毒，就算真的是胎毒，也不需要清，但可活血化瘀。

平常心：現在是蘿蔔的收穫季節，請問：服中藥是不是不能吃蘿蔔？吃蘿蔔都推薦白蘿蔔，我們老家可都是青蘿蔔呀。

醫者佛：若是吃補益氣血的藥，最好少吃或不吃蘿蔔。若是消利之藥，吃蘿蔔反而好。白蘿蔔、青蘿蔔都可以。秋天和冬天是吃蘿蔔的好時候。秋冬吃蘿蔔既適應天時，又是當季食品，還可以養生保健。這是大自然送給我們最好的保健食品。

第四章 治療之方

病都可以治，沒有治不好的病，只有治不好病的醫生。

《黃帝內經》說：「言不可治者，未得其術。」

第一節 咳嗽

咳嗽是病，也不是病。關鍵在於為什麼會咳嗽？外邪犯肺會引起咳嗽，反過來，「邪之入路亦即邪之出路」，邪氣從三陰經向外透發，經過太陽經時，也會咳嗽，這時的咳嗽是病將癒的表現。若一概把咳嗽當成病來治，就可能加重病情，導致咳嗽持久不癒。

明代著名醫家周慎齋提出：「內傷久病，必轉病而後陽氣活動。傷風咳嗽是太陽經陽氣通也。陽氣通，則病自退。」意思是說，對於各種慢性病、重病、大病、危病等，把陽氣扶起來，陽氣足了，就能衝開陰邪，則邪氣必然會自皮毛散出去，而從內向外走的過程中，會經過太陽經，引起咳嗽，這種咳嗽很像是傷風感冒，卻是邪氣排出的必然反應。

俗云：「名醫不治咳喘。」根本原因在於不理解咳喘的本來病機，只是見症治症，的確是不容易治癒。這樣的名醫，徒有虛名。或者，雖有名聲，但心中不明白，也不算是「明醫」。做醫，要做明醫，而不是名醫。

咳嗽並不難治，關鍵是要掌握六經理論，知道正氣在哪個層次與邪氣抵抗。《黃帝內經》說：「五臟六腑皆令人咳，非獨肺也。」真正的「明醫」治咳嗽需要考慮全身各個臟腑，而不限於肺臟。麻黃湯、桂枝加厚朴杏子湯、小青龍湯、二陳湯等，都是治療咳嗽的實用方子。但貴在辨證。

以下試舉我在威海治療的一例。

五歲男孩，咳嗽一月餘，痰多，呼吸音粗。當時僅是感冒，吊點滴後未癒，逐漸轉為咳嗽，西醫診為急性氣管炎，經吊點滴、用抗生素等治療數日，效果不明顯，西醫要求繼續吊點滴治療。因機緣，其母親帶來尋求中醫治療。當時為處方三服，並囑可來信改方。以下是患者與我的交流問答，未作任何刪節。

二〇〇八年八月二十六日問：我是那天……讓您瞧病的五歲男孩的母親。非常感謝您，小孩服了您開的藥方，現在病情已經大有好轉。小孩共服了三服藥，現在醫生聽著氣管裡面已經好了，只是呼吸音有點粗，每天偶爾咳嗽一聲，好像還是有痰。因為小孩小，不會吐痰，所以還要麻煩您，看是需要換個藥方還是繼續服現在的藥方？謝謝！

上次的藥方是：

桂枝8克、白芍8克、麻黃8克、乾薑5克、細辛5克、法半夏8克、生甘草5克、五味子5克、陳皮8克、製附片5克、杏仁8克（打）。

回覆：依患者的情況，原來的方子稍作調整即可。

桂枝8克、白芍8克、麻黃8克、乾薑5克、細辛5克、法半夏8克、生甘草5克、五味子5克、陳皮8克、製附片5克、杏仁8克（打）、旋覆花8克（包煎）、生薑兩片。

再服兩服，基本上就好了。

八月二十七日問：今天早上吃完飯兩小時後，才給他喝了半劑，喝完他奶奶領他上超市，還沒買完東西就吐了，吐完了現在好像也沒什麼事，能吃能玩。我們也不知道怎麼回事，是因為藥刺激胃，還是別的原因，所以還要麻煩您指點一下。謝謝！

回覆：吐出來是好事，把肺裡的邪氣吐掉，病也就好了。這服藥不是幫助吐的藥，吐是身體的排邪反應。可以繼續服完這服藥，病該好了。不用擔心。

九月二日問：經過您的精心調理，我兒子的病已經好了，非常感謝您！如果方便，我還有一個問題想請教您，我兒子免疫力很差，從去年上幼稚園開始就經常感冒，基本上一個月一次。一感冒，肯定支氣管就會犯病，咳嗽，嚴重的時候還會喘。服藥不管用，沒辦法只能吊點滴。我想問問您，有沒有什麼藥方能增強他的抵抗力，少犯病？謝謝！

回覆：這才是中醫治本的地方。用點中藥慢慢就能完全地改變小孩的體質。以後，把西藥徹底地停掉。有了小問題，用點中藥要直接得多。

黨參10克、白朮10克、茯苓10克、炙甘草6克、製附片6克、桂枝10克、白芍10克、生薑三片、大棗五枚（切）。

五服水煎服，日一劑。

九月十二日：謝謝您，中醫確實很神奇！您的醫術也很高明，服了幾服藥就好了，而且小孩現在狀態很好，胃口也很好，真不知道該怎麼感謝您。祝事業有成，每天快樂！

分析：此病例非常典型，從中可以看到中醫治療小兒疾病的快速與神奇。小孩感冒後，如果治療不及時或濫用抗生素，非常容易把在表的邪氣壓到三陰經裡。這個男孩身體尚屬不錯，邪氣未能直入三陰，但停在肺部，這是手太陰的位置，發為氣管炎，痰多，咳嗽。

根據六經辨證的道理，要扶助正氣，開表祛邪，也就是要用溫性中藥把脾胃的功能補好，再開肺化痰止咳。所幸此病例時間尚短，只有一個月的時間，西藥沒能把正氣消滅乾淨，患者的正氣充足，尚能抗邪，所以表現為持續的咳嗽。若患者的正氣虛弱了，邪氣將乘虛而入，直入少陰。

一般會出現這種情況，患者本來僅僅是感冒咳嗽，突然變成急性心肌炎，或急性腎炎，這就是邪氣從太陽進入少陰了。（手少陰是心，足少陰是腎。）

這樣的患者，其體質多是虛寒性的。而這種病態的體質與長期應用抗生素、荷爾蒙等有關。患者一般怕冷、易感冒、體質虛弱、食欲不振、手足冰冷等。但也有患者平時表現一切正常，但一感冒，極容易變成少陰病（心肌炎、腎炎），這種情況反而更危險，因為少陰的陽氣已經空虛了，所以在表的太陽的邪氣容易內陷少陰。

怎麼辨？首先要扶少陰的陽氣，平時多服四逆湯。然後，依感冒咳嗽的病情，適當宣肺開表，健脾化痰，往往可快速治癒。

一旦變成急性心肌炎或急性腎炎，千萬別再找西醫。西醫先用抗生素，再用荷爾蒙，慢慢消耗生命元氣，讓人從急性變成慢性，然後變成纏綿難癒的大病。其中的花費及患者所受的痛苦尚不計算在內。

若找中醫，就當成感冒來治，三服藥基本上可以治好。就是這麼簡單。因為中醫的六經辨證非常清晰，邪氣在哪個位置、正氣在哪兒抵抗，一清二楚。只要對症用方，找到邪正相爭的關鍵處，就會手到病除。我曾治療朋友女友的急性腎炎，是感冒治療錯誤所引起。三服藥，好了，沒有任何後遺症。

看病，最怕按照西醫的病名去看。腫瘤也罷，看感冒也罷，根據脈象，想的都是正氣在六經的哪個層次抵抗邪氣，再依正邪的抵抗程度考慮用方用藥，效果不錯。若先想到這是個腎炎、那是個腫瘤，依檢查報告來開中藥方子，豈不是牛頭不對馬嘴。

第二節　感冒

感冒是常見病，也是易治病，但目前情況往往一個感冒耗時長、花費多，還不見好。有人要問：感冒既然是小病，真的不能快速痊癒嗎？中醫治感冒行不行？感冒會不會有後遺症？在此我提供一些關於感冒的知識和幾個實用的感冒方子，只要辨證準確，會立即見效。

感冒的病因

感冒是邪氣侵入機體的表層，體內陽氣奮起抵抗的反應。一般來說，感冒是太陽病，就是邪正在太陽經層面上交爭。若正勝而邪退，感冒痊癒，諸症狀全部消失。若邪勝而正退，則感冒諸症狀也消失了，但邪氣進入身體深層的三陰經，表現為機體抵抗力下降、畏寒、精神不振、食欲下降、手腳冰涼等症狀，這是陽氣受損，陰邪內伏的必然症狀。

因此，治感冒其實很簡單，就是打開太陽經，把邪氣趕出去即可。這時一般伴有汗出而邪去。中醫治療感冒一定要開太陽經，這是不容質疑的原則。若相反，不開太陽，反而攻下或寒涼傷陽，則正氣大虛而邪氣自表乘虛而入裡。這時感冒就會從一個小病、一個表病，變成大病、變成裡病。

實用的治療感冒方子

我喜歡用經方，就是醫聖張仲景的方子。經方治病，效果快捷方便，治大病往往一服即效，數劑即可癒。以之治療感冒，更是藥到病除，效若桴鼓。為什麼經方治療感冒有效？因為按六經辨證，知邪犯何經，有是證即用是方，方證相合，自然效好。

先按六經分析治療感冒的基本原理。感受外邪後，依患者六經虛實的程度，會出現不同的反應。如太陽經陽氣不足，則邪氣可能直入少陽，發為少陽病。若素體陽明熱盛之體，則可能深入陽明發為高燒或便祕，這時是標準的陽明病。若素體陽虛，三陽抗邪無力，邪氣也會直接深入三陰，發為三陰諸病。因此同樣是感受外邪而感冒，其人不同，六經虛實亦不同，其治法當然就完全不同。同是麻黃湯，用於太陽表實證效若桴鼓，但用於太陽表虛證就會傷陽。小柴胡湯也不是什麼人感冒時都可以用，是少陽證的一用即靈，不是少陽證的，用也白用。

麻黃附子細辛湯扶少陰開太陽，用於少陰陽虛證一定有效，但若是太陰陽虛外感，則必然效果不好。因此，治療感冒一定要辨證，就是要辨清這個六經的證型，然後對號入座，方可無誤。

此列八個治療感冒的經方，請自行對症用方。只要症對其方，效果必然明顯。請注意，服一、兩服後若無效，就不要再服，當諮詢醫生。小孩感冒後病情變化極快，應及時看醫生，而不要自用中藥。以下皆為成人用量，不適合小孩。治療感冒的方子取其攻表祛邪之悍氣，煎煮一次即可，不必再煎。

一、桂枝湯

患者外感風寒，若出汗且周身肌肉疼痛，怕風吹，怕寒冷，食欲減退，沒有或略有發燒，就用桂枝湯。其方：

桂枝20克、白芍20克、生薑五片、炙甘草20克、紅棗十枚（切）。

每服藥加入六碗水，大火煮成兩碗。

每三小時空腹喝一碗。

服用後有微汗出，效果最好。若無出汗，則食熱米粥以幫助發汗。注意發汗後要馬上換衣服，以防受風後反而加重感冒。

這個方子很常用，是治療感冒最實用的方子，既可調節陰陽平衡，又可調和營衛氣血的平衡，因此不僅用於感冒，也用於不少大病的治療。若辨證準確，以桂枝湯治療感冒，一服即可痊癒。

二、麻黃湯

患者外感風寒，若無汗且周身肌肉關節非常疼痛，甚至於痛得有如鞭打，而且非常怕冷，發燒，怕風吹，怕寒冷，就用麻黃湯。其方：

麻黃20克、桂枝20克、杏仁20克（打碎）、炙甘草20克。

每服藥加入六碗水，用大火煮成兩碗，空腹時服用。

一般用麻黃湯多在冬天，或天氣突然變冷的時候，患者一般都有受寒史。注意，若有心臟病，就不要自己服這個方子，免得出現意外，需請醫生幫助處方。

三、大青龍湯

患者外感風寒，若發燒，甚至高燒四〇℃，但患者自覺體內熱而體外寒，怕冷，無汗，且周身肌肉關節疼痛，口渴，能喝水，食欲減退，就用大青龍湯。其方：

麻黃20克、杏仁20克（打碎）、石膏30克、炙甘草20克、桂枝20克、生薑五片、大棗十枚（切）。

每服藥加入六碗水，用大火煮成兩碗。

每三小時空腹喝一碗，服後會汗出。

大青龍湯是標準的治療感冒發燒的好方子。奈何西醫不識，平庸中醫更不敢使用，結果一個如此有效的方子被扔在故紙堆中。凡是感冒高燒，我用此方退燒，百用百效，從不失手。

一般來說，發高燒多與外感邪氣有關。而且，能發起高燒的，一定是患者的正氣尚未被傷害，因此，用此方最是時候。若發燒後先吊點滴、服西藥，久之高燒既退，卻低燒不斷時，表示人體的陽氣被傷害了，對病邪的抵抗力下降。這時就要用當歸四逆湯配合四逆湯來扶陽氣、退低燒。

四、葛根湯

患者外感風寒，若出現後項強痛，頭痛，怕風吹，身體肌肉疼痛，喉嚨痛，口渴等症狀，就用葛根湯。其方：

葛根30克、麻黃20克、桂枝20克、白芍20克、生薑五片、炙甘草20克、大棗十枚（切）。

每服藥加入六碗水，用大火來煮成兩碗，每三小時空腹喝一碗，服後會微汗出。

葛根湯是治療感冒後脖子後面緊或咽喉痛的好方子。一般小孩若感冒後發燒、喉嚨痛或出現脊柱強直抽搐時，就用此方。往往一服而燒退。退燒後有時小孩會全身起水痘，這是邪氣祛出體外的反應，請家長不要著急，其實病已經好轉，燒退後自然會恢復的。當小孩胃口恢復正常時，即可停藥。

再者，凡是感冒後出現口渴時，多認為是溫病，是熱盛傷津。此時時醫多會用上銀花、連翹、蘆根、淡竹葉等清熱解毒涼血中藥。而葛根湯即是滋陰退熱的好方子，功勝他方許多。

不但是治療感冒發燒咽喉痛，葛根湯治療頸椎病也極有效。一般患者若脖子後面疼痛，牽引到手指麻痛、或伴後頭緊痛、或轉頭則頭暈等症狀時，都可用葛根湯來打開太陽，疏解筋急。

五、小青龍湯

患者外感風寒濕邪，若出現咳嗽，痰多且色白，自覺身體冷痛且沉重，無汗，不渴，也沒有胃口，喉嚨癢，有時感覺背後兩肩胛骨之間有一片冷冷的區域，轉動肩胛有不順暢感，或伴有發燒，此時就用小青龍湯。其方：

麻黃20克、白芍20克、生薑20克、桂枝20克、五味子20克、炙甘草20克、法半夏20克、細辛10克（後下）。

每服藥方加入六碗水，大火煮成兩碗，每三小時空腹喝一碗，服後會有汗。

小青龍湯是治療外感寒濕的主方。此時患者所患之感冒，不單獨有寒邪，還有濕邪。因此用此方時，患者多有在水中或雨中受寒史。小青龍湯治療寒濕型感冒，服汗出即燒退，咳嗽將好轉。

小青龍湯更是治療咳嗽有痰的常用方子。無論患者新久咳嗽，只要有咳嗽、咽癢、有痰、痰稀色白、患者怕冷、臉色蒼白，就用此方。我用此方治療過數例久年咳嗽，配合金沸草散，效果明顯。

六、麻黃桂枝各半湯

患者外感風寒，一會兒發燒、一會兒畏寒，反覆發作，數天不癒。食欲尚可，不渴。此時可用麻黃桂枝各半湯。其方：

桂枝10克、白芍10克、麻黃10克、生薑五片、炙甘草10克、大棗四枚（切）、杏仁10克（打碎）。

每服藥方加入五碗水，大火煮成兩碗，每三小時空腹喝一碗，服後會有汗。

麻黃桂枝各半湯既解表寒，又溫腠理，是治療寒熱交作，反覆難癒的好方子。這個方子也可以用來治療瘧疾的寒熱反覆發作。

若感受風寒或風熱，患者或熱或寒、或汗出、或症狀不明顯，辨不清該用麻黃湯還是桂枝湯時，即可先處以此方以開表透邪。

七、小柴胡湯

患者外感風寒，若出現忽冷忽熱，噁心，口苦，咽喉發乾，食欲減退，心煩，眼睛發花，同時兩胸肋部位有脹滿感，即可用小柴胡湯。其方：

柴胡15克、法半夏15克、黃芩15克、黨參15克、生薑三片、大棗十枚（切）、炙甘草10克。

每服藥加入六碗水，大火煮成兩碗。

早晚餐前空腹時各喝一碗。

小柴胡湯是治療少陽感冒的主方。一般病邪初客入體時，正氣在太陽經上與邪氣交爭，此時所患之感冒即是太陽病，多屬麻黃湯或桂枝湯證。若感冒持久不癒，漸而出現以上症狀時，表示邪氣已經侵入太陽經下的少陽層次了。此時趕緊用小柴胡湯來疏解少陽，以排邪外出。另外，有的患者素體少陽不足，也容易感冒後直接出現少陽證，那就直接用小柴胡湯。

再有，女子若逢經期而感冒，多容易出現少陽證，即可先用此方。並且女子經期氣血不足，感冒後很容易因正虛無力祛邪而變成反覆難癒，結果以後每逢經期即發作感冒，痛苦異常。小柴胡湯即是治療此類病症的一個主方，效果十分明顯。

平時身體素質比較差的人，感冒後往往不容易康復。因為正虛，所以經常反覆感冒，前面的感冒未癒，緊接著又來一次新的感冒，甚至常年處於感冒狀態。此時也可用小柴胡湯配合桂枝湯來治療虛人感冒，往往效果明顯。

八、麻黃附子細辛湯

患者若不知道是不是感冒了，反正經常出現鼻塞、頭痛、打噴嚏、流鼻涕、嗓子痛、舌苔白膩、口中有膩感、無味、四肢無力等症狀，就用麻黃附子細辛湯。其方：

麻黃20克、細辛20克，後下，製附片20克。

每服藥方加入六碗水，大火煮成兩碗。

早晚餐前空腹時喝一碗。

麻黃附子細辛湯是一個幫助機體排除外邪的常用方子。因為各種原因，我們的陽氣常有不足，有時感受風寒濕氣，並沒有明顯的症狀反應，也不覺不適。這是正氣無力抵抗，但不表示一定不生病。這些侵入的病邪會潛伏在三陰層次，等身體正氣一旦大虛，即可與新的外邪裡應外合，引起大病。

有沒有什麼方法可以預防呢？我認為，一方面我們可以常服四逆湯以增強機體的陽氣，加強防病保健作用；另一方面，適當排一排伏於體內的邪氣，就用麻黃附子細辛湯。服這個方子時會微微汗出，即可達到效果。

上述方子大多有發燒症狀，服這個方子時一般患者沒有發燒，但多伴隨有臉色蒼白、平素手腳冰涼、畏寒等陽虛症狀，也就是說，這是典型的少陰體質所用的方子。凡是少陰體質，多需長期扶陽，但也要時時用此方來扶少陰以開太陽，祛邪外出。一般服後臉色轉為紅潤，畏寒減輕，即是佳兆。

關於虛人感冒

什麼是虛人感冒？就是體虛之人出現感冒。體虛包括氣血陰陽的偏虛，既有遺傳因素，也有後天失治、失養、誤治等因素。虛人若感冒，極易出現反覆發作，持續不癒。有時患者會一年到頭都處於感冒狀態，十分痛苦。

虛人的氣血陰陽有所不足，表現為太陽的不足，即抵抗邪氣的能力下降。若感受外邪，太陽經無力鼓動起來抗邪，則邪氣易於通過太陽經向少陽經或向三陰經走。久之，侵入機體的邪氣會在三陰層次潛伏下來。一旦患者又出現外感，則內外相應，引起各種複雜的病症。因此，虛人外感，表現的症狀雖是感冒，但其機理卻不盡在於太陽受邪。《傷寒論》說：「血弱氣盡，腠理開，邪氣因入，與正氣相搏。」說的就是虛人感冒的病理機制。

根據這個道理，治療虛人感冒，就不能局限於扶正解表（一邊補虛，包括補氣、補血、補陰、補陽；一邊開太陽，祛邪外出），更需要考慮到虛人感冒的本質，即使出現太陽表證的惡寒、發熱、身痛、咳嗽等症狀，這些是病之標、是表象，實質是腠理空虛，邪氣與正氣相搏於少陽層次。可以從少陽為樞考慮，用樞轉少陽的方法來鼓舞正氣，達邪於表，則太陽標證亦可除。因此可以用小柴胡湯配合桂枝湯治療虛人外感。其方：

柴胡15克、桂枝20克、白芍20克、黄芩12克、法半夏15克、生薑三片、大棗六枚（切）、炙甘草10克、黨參15克。

每服藥加入六碗水，用大火煮成兩碗，每三小時空腹喝一碗，服後會微汗出。

若不出汗，要喝點熱的稀粥，以幫助出汗，這樣才有效果。

臨床上我應用此法治療不少虛人感冒，效果十分明顯。特別是對於虛人反覆感冒，這次感冒初癒，下次尚未感冒時，及時服此方可以有效預防再次感冒。遇到流感或天氣大的變化，正常人也可連服三服此方，有助預防感冒。平時總覺得身體虛弱，似有病又無病，但又渾身不適的人，即是虛人，可服用此方十餘服，既可消除不適的各種症狀，又能改善體質，調整陰陽氣血平衡。其實，這是從少陽與太陽兩個層面來修復機體的。

再者，常服玉屏風散亦是扶正固表的好方法。其方：

防風30克、生黃耆60克、白朮60克。

一服，共研成極細末，每日兩次，每次6克，開水送服。

但要求是感冒已癒時服用此方。若感冒期間，以不服為好，以防斂邪之弊。

另外，還有一個快捷的法門，凡陽氣素虛之人，若有外感，就可試用參蘇飲這個方子，也有不錯的效果。其方：

蘇葉10克、杏仁10克、法半夏10克、茯苓10克、陳皮10克、前胡10克、桔梗10克、枳殼10克、生薑三片、大棗五枚（切）、黨參10克、木香10克、葛根10克。

水煎服，日一劑，分三次服。

治感冒風寒，頭痛發熱，惡寒咳嗽，涕唾稠黏，胸脯滿悶等症。

感冒好了，怎樣才能預防不再發作呢？我認為，適當鍛鍊身體是必要的。但不建議劇烈運動，平時我們都要工作，能抽點時間散散步、打打球、打一趟太極拳即可，以微微汗出為度，若不出汗，效果就不好。因為不出汗，太陽經沒有打開，無法把正氣疏布到表層，無法排邪外出。因為汗出是排邪的。微微汗出就是機體排出邪氣的最佳方式。大汗淋漓可不一定排邪，弄不好還會傷津脫水，導致津虧。所以大汗時一定要及時擦乾身體並避風寒。若不注意，反會招致邪氣客入太陽經，因為毛孔全部打開了，極易被外邪乘虛而入。

很多人一年四季天天洗澡，這個習慣對健康不太好。特別是陽虛之人，最好不要養成這樣的習慣。因為水濕浸體，極易引起汗出，若護理不當，則陰寒邪氣因而內客。冬天天氣寒冷，腠理內閉，熱水洗澡即是打開太陽，則陽氣外泄。久之，必然引起陽虛，出現臉色蒼白或偏暗、臉部黃褐斑、精神不振、容易感冒、體力下降等症狀，甚至容易出現我在〈何為陽虛？〉一節所描述的各種症狀。因此，經常洗澡，雖然身體乾淨，卻不利於養陽，反而會耗陽，引邪內客。冬天若不得不洗澡，就要馬上擦乾淨，而且吹乾頭髮。有人喜歡洗完頭後讓頭髮自然乾，若在冬天，頭髮的濕氣蒸發時，會帶走頭部陽氣，容易頭內陽虛。陽虛則寒盛，如此久之，必患頭部寒痛。因此，常洗澡的人而不注意防邪，必然陽虛邪伏，要服點麻黃附子細辛湯才好。

注意：臨床上疾病非常複雜，不是全用幾個方子就能治好感冒，也需要辨證加減用藥。因此，患者不必執著於原方。再者，現代人多偏於三陰體質，單純攻表逐邪有時力有不足，需要扶中陽以滋化源。因此，常配合理中湯於諸方之中以加強扶正之力，則正復而攻表有力，表解而陽氣不傷。

治療感冒是預防內傷大病的基礎。按照邪氣的入侵途徑來看，外邪先侵入皮毛，次之肌膚，次之腠理，次之六腑，最後到五臟。到了五臟，病情已經很重了。所以當年扁鵲見蔡桓公，初見還願意為他治療，以後病邪越來越深入，就成了不治之症。這說明治病是有時機和順序的。外邪初客機體，要用解表的方法，祛除邪氣，以後病邪漸深，又需要合解少陽，或清瀉陰濁，或扶陽抑陰等方法，但最基本的、最開始的方法一定是解表法。而解表法也是治療感冒的大法。因此，擅於解表既可治療感冒，又可預防邪氣步步深入。若患者既有內傷雜病，又有感冒，該怎麼辦呢？基本原則是：只要有表症，有邪氣客入皮毛的情況，就要配合解表法，或先用解表法把外邪透發出去，然後再重點治療內傷雜病。也就是說，安內必先祛邪。

什麼是感冒治好了？就是所有的感冒症狀都消失了，而且患者食欲恢復，臉色紅潤，小便通利，手足不冷，周身舒暢，精神清爽。若有這些表現，表示感冒痊癒；反之，若治療後雖沒有感冒的諸多症狀，卻出現食欲減退、手足冰涼、精神不振、小便略澀、欲臥欲睡等，表示病邪沒有排出去，而是病邪深入，壓進三陰層次。千萬別再服西藥或寒涼中藥了，趕緊找好中醫幫助調理身體吧。

第三節　中風偏癱

中風急性期，是救治的關鍵。一旦錯過了急救期，往往預後不好，或留下嚴重的後遺症。中醫有寶貴的中風治療法和經驗，認識或理解了這些方法和經驗，有助於我們預防中風，保身健體。

中風急性期的救治

居家要常備安宮牛黃丸，特別是家有患高血壓、高血脂、中風前兆的老年人。凡見中風，即在最早的時間裡，用溫水將安宮牛黃丸研化餵食，一天一丸，先用小勺取下三分之一，以少許開水在碗中化開，慢慢餵到嘴裡。若有效，則連服三日。早用此藥可促進患者及早甦醒，減少中風後遺症。安宮牛黃丸最好是用含有真牛黃的。有的是用人工牛黃的，雖然價格便宜，但效果打折。

此處提供兩個方子。第一個方子先服兩服，可多加水，煎的時間稍長，但不宜超過兩小時。一服藥煎兩次，把煎好的中藥合在一起，分三次餵食。一天一服藥。

生半夏15克（打）、生南星15克（打）、生附子15克（打）、木香10克、蜂蜜150克、三七10克、桃仁10克（打）、生薑30克（切）、紅花10克、全瓜蔞10克、薤白10克、黃酒30毫升、石菖蒲30克。

水煎服，日一劑。

同時每天用麝香0.5克分兩次用藥液沖服。

中風急性期一過，緊接著用以下方子。這是藥王孫思邈創製的方子，稱續命煮散，孫思邈近百歲時中風，他說：「吾嘗中風，言語蹇澀，四肢朵頤，出此方，日服四服，十日十夜服之不絕，得癒。」就是說，這個方子是他自己用過而且有效的。李可老中醫善讀古書，發現此方，建議用於中風症，包括急中風、慢中風、中風後遺症等。李可本人二〇〇七年六月在深圳中風時，右側麻木，舌頭發硬，講話困難，回去就開始服這個藥，半個月就基本恢復了。

麻黃45克、川芎45克、獨活45克、防己45克、生甘草45克、杏仁45克、肉桂30克、生附子30克、茯苓30克、升麻30克、細辛30克、紅參30克、防風30克、生石膏75克、白朮60克。

用法：上藥共研細末，每天取14克，紗布包，加生薑50克，再加1公升水，煮成500毫升，分三次服。

日日不斷，至少連服十日，必有效果。若病很重，可以加倍，而且二十四小時不斷藥。

正確的治療思路

把中風者送到醫院治療。若是西醫，就不太注重患者的大便情況，然而，大便通暢與否直接反映濁氣是否下降，是中醫治療中風時非常重要的體徵。一般中風患者多是便祕，甚至十幾天大便乾結不通。此時就屬於陽明腑實證，大承氣湯重劑以通暢大便就是救急，是治療中風的第一關鍵步驟。而僅僅是吊點滴則顯得無足輕重。我會診過不少急性病中風患者，早期及時通暢大便後，第二天即見舌面長出舌苔，表示中氣已經開始恢復，其效果遠非西醫吊點滴所能比擬。另外，還要觀察舌象，中風多見舌紅、少苔，表示陰虛於內，虛火內灼，肝陽上亢，治療要急下存陰、滋陰降火。若有苔黃厚膩，就要清化痰熱。總之，詳細觀察患者，就能得到正確的治療思路。

針灸治療中風

一般認為，中風者經西醫搶救後，十幾天病情穩定，再配合針灸康復。豈不知這樣早已耽誤了病情，導致嚴重的後遺症。我們看到經西醫治療過的中風患者，極少沒有偏癱後遺症的，有的甚至終生不癒。這說明這樣的治法是不對的。若能在中風病的急性期就配合針灸治療，幫助患者提高康復的效率。而且越早應用針灸，治癒率就越高，後遺症也就越少。在中風的第一時間，枯等救護車就太晚了，要自己動手為患者針刺。取一支小的縫衣針，或用一支細的注射針頭，消毒一下，在十個手指尖上輕刺，出點血即可。刺完再在指肚上擠壓，以放出更多的血來。刺完手指尖，再刺十個腳趾尖。另外，再刺鼻子尖，也是刺一下出點血。大約每個穴位出三、四滴血即可。看似簡單的治療，卻對患者的甦醒與康復有意義，千萬不要忽視了。

在中風的康復期，也要配合針刺治療，這樣才能有效地減少後遺症狀，並且使中風的轉歸和預後更好。世界衛生組織也主張用針灸配合中風康復，因為針灸能改善腦組織病灶周圍細胞的缺血、缺氧的狀況，增強腦血流量，促進腦側枝循環的建立，提高腦組織的氧分壓，改善病灶周圍組織的營養，起到活血化瘀作用，加速腦組織損傷的修復。

救治中風須知

一、注重早期的家庭治療

中風早期，特別是腦出血的患者出現神志昏迷，此時若能讓患者神志清醒，對於減少死亡率、降低殘廢率有莫大好處。如剛剛發現中風，在送醫院之前慌慌張張的時間裡，患者親友可用針刺激人中、足三里、四關、十宣（十個手指尖）、鼻尖，配合艾灸關元穴等，對於病情恢復非常有益。中風極早期的家庭治療是最關鍵的步驟，到了醫院往往都在數小時之後，那時已經錯過恢復的最佳時期了。

二、飲食宜清淡

不用考慮營養不足，目前多數人的營養不是不足，而是太過。不少人喜歡膏粱厚味飲食，過食鹹辣等，痰濁瘀毒，上攻大腦，導致神明失聰。這就是中風。因此，中風患者一定要清理胃腸，忌食太多肉食，因為肉生痰，痰濁隨肝風而上，加重病情；忌食有翅禽鳥，如雞、鴨、鵝、鴿子、鵪鶉等，也包括各種蛋類。中風本來就屬於內風太多了，導致肝木太旺，化火化風。再食風類食物，豈不是在體內的風火上再加把風，患者怎麼可能痊癒呢？

三、忌用鎮靜劑

中風後數天會出現渾身抽筋、痙攣的現象，這是陽虛而不能潛藏，虛陽上越的反應，此時忌用鎮靜劑，因為鎮靜劑傷陽，會導致病情惡化，甚至死亡。建議服四逆湯、參附湯等扶陽中藥，以便振奮真陽，則真陰上升，虛火下降，大腦自然清涼，渾身痙攣的症狀自然消除。

四、避免過早進行體能鍛鍊

傳統主張早動早康復，其實是錯誤的。因為患者元氣大傷，鍛鍊會損傷元氣，使病情更加嚴重。必須用恢復元氣的治療法，使元氣和臟腑功能恢復一半以後，才能開始鍛鍊。此時的鍛鍊，才會對恢復肌肉和體力有所幫助。

其實中風不可怕，最可怕的是錯誤的治療。若濫用西藥，把一息尚存的正氣給傷了，那就回天無力了。因此，在中風急性期，一邊搶救、一邊扶助正氣，用中藥是最好的辦法。

我治療中風患者非常多，效果也很好。四年前曾治一位坐了十七年輪椅的西班牙人。治療一個月，就可以站起來，推著輪椅走路。二〇〇七年初治療一英國患者，中風三年，走路要靠拐杖。治療兩週，他扔掉拐杖自己走路了。這就是中藥加針灸治療取得的效果。

中風患者度過急性期後，身體出現功能障礙，宜配合以下方子常服，培元固本，促進身體康復。這是李可老中醫的自創方，稱培元固本散加減方。我給病人試用後效果不錯，因此推薦給大家。

三七10克、琥珀10克、細辛10克、五靈脂10克、水蛭10克、全蟲10克、蜈蚣兩條、地鱉蟲10克、血竭10克。

用法：上藥共研細粉末，每次5克，溫水沖服，日兩次。

第四節 肝鬱脾虛

常見女性月經症候群和更年期症候群。具體表現有：不喜歡說話、心情不好、喜歡獨處、喜歡安靜、不喜熱鬧、怕見生人、容易煩躁、易上火、稍不如意即大發雷霆等。另外也多伴有手腳發冷、食欲不振、臉色蒼白等脾虛症狀。

這樣的病千萬不要只服逍遙丸，沒有用的。即使當時有用，過後也沒有什麼效果，反而會使病情越來越重。

治這樣的病，關鍵在於扶元氣。人體的元氣不足才是生病的本質。看看小孩，元氣充足，永遠不會肝氣鬱結。肝氣鬱結的首要條件在於元氣的不足。

因此，治療此類病症，但扶元氣即可治癒。用下方保證有效，根本不需要服什麼逍遙丸之類的。

先用炮薑20克、炙甘草20克，水煎服，日服兩次。

五服後，用製附片20克、乾薑20克、炙甘草30克，水煎服，服至病好為止。

此方屢用屢效，病家無須懷疑。

第五節　健忘

常有朋友抱怨記憶力下降、記不住東西。中醫認為，心主神明，是管記憶的器官。若心氣不足了，就可能記不住東西。這時不能繼續消耗心神，而該養心補心。

古代有一個方子，稱孔聖枕中丹，是一個可以使人聰明的方子，專治讀書善忘，是治療健忘、失眠最常用的基礎方劑，亦兼治神志恍惚、頭昏、心跳、耳鳴、夢遺等症，久服令人聰明。以本方隨證加減，治療腦神經衰弱，或腦供血不足而致失眠、記憶力減退、精神不易集中，甚至頭腦發昏、昨事今忘、無精打彩等。又治思慮過多、陰虛火旺、健忘、煩躁、心煩、噩夢、恐懼畏事、易驚、痰厥頭痛、心悸怔忡、頭暈、夢多、夢遺、盜汗、癲癇、精神障礙、失眠、智力下降、心神不安，健忘等。有補心、安神、益智之功。本方服之可治健忘諸症，使人聰明，讀過之書易誦易記，所以我給它起個新名字，稱聰明散。讀書學子往往苦於精神不集中，記憶力差，服此方一定有效。組方：

九節菖蒲30克、炙龜板30克、遠志30克、生龍骨30克。

用法：上藥共研極細末，每次取3克，用黃酒沖服，若學生則以溫水沖服，日三次。作湯劑時，龜板和龍骨各用15至30克（先煎），其他兩味各用10克。可隨症加味。

第六節 便祕

便祕的人真多，從中醫理論來說，便祕是陽明不降。陽明不降是因為陽氣不通，或陽氣不足。這個方子主治便祕症，目的在於扶正通便，不傷正氣。現代人多陽虛，更兼運化無力，胃降失司，發為便祕。其治不可強通下，強通下，則恐傷正氣而便祕成頑疾。更不可常服番瀉葉、黃連上清丸等寒涼瀉下藥，必致正氣大傷，元氣不固，易繼發高血壓、糖尿病，甚至猝死。組方：

肉蓯蓉10克、當歸40克、製附片50克、厚朴40克、枳實20克、生大黃20克、炒萊菔子90克、桃仁10克、陳皮20克、柏子仁10克、杏仁10克、火麻仁10克、黨參30克、升麻10克、乾薑10克、生甘草10克、細辛10克、烏梅20克、芒硝20克、白朮40克。

用法：上藥一料，共研粗末，每次取20克，加生薑三片，水煎服。只煎一次即可，分兩次服。並常服附子理中丸以扶脾氣。

此方不僅可治療便祕，也用於降血脂、降血壓。患者若無便祕，則需減少生大黃與芒硝的用量。服此方後若大便已經通暢，即可停藥。此方雖顧及扶陽益氣，但仍恐久服傷正。久患便祕者可以斷續服用此方以保持療效持久。

第七節　痛經

痛經是女性的多發病、常見病。其原因頗多，主要在於少腹陽氣不足，陰寒凝滯，經絡不通，不通則痛。因此，我設計一個溫通少腹的方子，基本上對於各型痛經都有不錯的效果。且不拘年限久遠，都可試服之。組方：

小茴香15克、炮薑30克、元胡30克、五靈脂60克、沒藥60克、川芎60克、蒲黃90克、肉桂30克、赤芍60克、丹參90克、製附片30克、香附60克、當歸90克、益母草90克。

用法：上藥共研粗粉，每次取50克，加米酒100毫升，水適量，煎服，日兩次。

治療痛經，可於經前一週開始服藥。連續服至經來，然後停藥。等下個月經前七天再開始服一週。連續兩、三個周期將有明顯效果。

另外，針灸或中藥治療痛經即時發作，效果明顯。特別是針灸，可以說針入而痛止。我已經治療過數十例痛經，皆是一、兩針而痛止。即使患者抱著肚子劇痛不安，也能馬上取效。我在奧地利曾讓不少痛經患者立止疼痛，而且反覆發作數年的痛經患者，也在數次治療後徹底治癒。

第八節　不孕

不孕症的根本原因在於腎氣不足。中醫認為，腎是主管生長發育生殖功能的。

女孩只有腎氣充足到一定的時間，才能產生月經，有月經是腎氣充足的標誌，也是可以生育的標誌。《黃帝內經》有詳細說明：「女子二七而天癸至，任脈通，太沖脈盛，月事以時下，故有子。……七七任脈虛，太沖脈衰少，天癸竭，地道不通，故形壞而無子也。」到了更年期，腎氣不足了，月經也停止了。也就是說，女人已經失去了生育能力。所以，更年期來得越晚，表示機體的腎氣越是充足；若四十出頭就到了更年期，表示多年的消耗已讓女人失去懷孕能力，該要重視自己的健康了。

總之，只有在腎氣充足的情況下，女性才能懷孕生子。適齡而不孕的女性應想想是否因過度勞累消耗腎氣，對有些生活習慣、飲食習慣及其他可能影響腎氣的工作、行為，都需要認真思考一下。

西醫認為，不孕是輸卵管阻塞、排卵異常、荷爾蒙不平衡等，因此有大量服雌性荷爾蒙以及試管嬰兒的治療法，這些都違反自然，很難產生良好的結果。

按照西醫的方法，即使僥倖懷了小孩，也不見得是好事。就說荷爾蒙療法，以大量荷爾蒙衝擊，調動人體腎中所藏元氣，以刺激產生卵子。這種條件下，人體是勉力而為，其產生的卵子先天不足，其中包含的腎精也必不足。在勉強條件下生出來的嬰兒必有母親先天的不足，這樣的小孩特別容易生病。

再說試管嬰兒，那是逆天道而得的小孩。卵子與精子只有在母親的體內受精，才是自然的生育之道。在受精的一刻，有著靈魂與神魄的交流，更有不可思議的信息傳遞，那是非常神聖的時刻，生命的誕生也只能在母體內才能完成。若把這一過程放在機器裡，其生命歷程必然出現問題。天地的規律是我們不能改變的，我們能改變的，只能是我們自己。逆天而行，天必責之。若勉強生育，不如不生。天道如此，人不必強之。

但中醫中藥對不孕的治療是天然的，不是逆天而行的。不孕症的主因在於腎虛，而補腎是治療不孕的主要方法。但腎虛的原因非常複雜，除了勞累消耗外，還可能存在肝氣鬱結、氣滯血瘀、痰濁阻絡、腎水不足等多種原因，因此，單純補腎無法完全治癒不孕症。

數年來，無論國內外，我曾用中藥及針灸幫助不少不孕女性成功生育健康寶寶，伴隨著不孕的治癒，患者全都變得更健康了，這也證明中醫治療不孕是一種自然療法。有的患者臉上的黃褐斑自動不見了，有的患者畏寒的毛病消失、手足也暖和起來了，更有的全身病痛都自然消失了。緊接著，當機體恢復健康時，居然懷孕了。聽著患者告訴我時的欣喜表情，我知道，是中醫產生了這種神奇的效果。我為自己能掌握這門世界上最自然的醫學而驕傲。

提供一則治療不孕的藥酒，對於久不懷孕的夫婦可能有所幫助。組方：

生黃耆15克、黨參15克、當歸9克、枸杞15克、川芎9克、白菊花9克、女貞子9克、仙靈脾9克、首烏9克、熟地9克、牛膝9克、杜仲9克、巴戟天9克、鎖陽9克、製附片9克、茯苓9克、肉蓯蓉9克、木瓜9克、桑螵蛸9克、白朮9克、黃精30克、桂圓肉30克、紅棗120克、黑棗120克、遠志9克。

用法：米酒10斤，浸十天後開始服用。每次一小杯，日兩次。夫妻同服。

另外，張仲景的溫經湯是治療女性不孕的實用方子，臨床療效極是不錯，可惜少有中醫重視。在《傷寒雜病論》的此方原文下有「亦主婦人少腹寒，久不受胎」之語，可見此方不僅溫暖子宮，且為治療不孕而設。我多年來治療婦女宮寒不孕，遵用此方此法，每每獲效。臨床以月經後期，經量偏少為主要適應症。我認為，該方法度多非後人思議所能及，因此不可妄加更改處方用藥及比例。組方：

吳茱萸5克（開水沖洗七次）、紅參10克、桂枝10克、炙甘草6克、阿膠10克（烊）、生半夏10克（開水沖洗七次）、生薑三片、麥冬12克、當歸10克、川芎6克、白芍12克、丹皮10克。

用法：水煎服，日一劑，分三次服。必須在行經期服藥，三、五劑後，經淨而止，以後每月皆如此照服。

假如經期不來，則多已受孕，不必再服。亦不可輕易做婦科檢查，以免手法粗糙，導致流產。

第九節　排毒一身輕

生活在現代的我們，每個人的體內都蓄積不少毒素，包括各種食物添加劑、防腐劑、農藥、抗生素、荷爾蒙等，這些東西極消耗我們的元氣，導致經絡阻滯、臟腑功能衰退，甚至各種慢性病的發生。試看我們周圍許多患者，有幾個不是因體內蓄積大量毒素而引起？再想想我們的身體，幾十年下來，吃的、喝的，都可能蓄積了不少身體本不該有的毒素，只是暫時還沒有生病而已。

為了健康，為了不生病，為了早日康復，我們需要排毒！要把體內蓄積的毒素排出去，讓血液乾淨、讓組織重新充滿活力，找回失去已久的健康。

依各類毒素的特點及人體對於毒素的反應，我設計了一個處方。這個方子表裡通治，名之為「排毒散」是指能排出陽明表裡的毒素，而這些毒素正是積聚在人體的陽明經部位。

按中醫的道理，毒素屬於各種致病因子，這些毒素導致人身之痰、寒、濕、瘀等，緊接著氣血瘀滯不通，產生疾病。這個方子就是幫助人體把這些致病因子排出去。其方：

川芎30克、白芷30克、生甘草30克、茯苓30克、當歸30克、肉桂30克、白芍30克、生半夏30克（開水沖洗七次、再曬乾備用）、陳皮60克、枳殼60克（炒）、麻黃60克、蒼朮240克、乾薑40克（炒）、桔梗120克、厚朴40克、生附子30克。

用法：上方除肉桂、枳殼另外研成粗末外，其他藥物共為粗末，再用慢火炒一遍，等藥粉的顏色稍變化即可出鍋。攤冷加入肉桂、枳殼粉末，拌勻。每次取20克，用紗布包好，加生薑三片和1公升涼水，慢火煎成400毫升。日服兩次，早晚飯後各服一次。

這個方子還有其他妙用。如因外感風寒、內傷生冷、胃中積冷、痰濕內停、氣機不暢，出現發熱無汗、頭痛身痛、畏寒畏風、胸滿惡食、嘔吐腹痛、女性月經不調、氣血不和、心腹疼痛、痛經、經來乳脹、頭痛身重等症狀，皆可服之。

這個方子疏通周身氣機，偏益於久坐少鍛鍊的白領族，也可以用於經常應酬飲酒的人。另外，這個方子可以祛濕濁、降血壓、降血脂、降血糖、預防中風及心腦血管疾病。這類患者可常服這個方子，三高都會降下來。

按中醫理論，這個方子有解表、溫中、除濕、祛痰、消痞、調經的功效，一方而統治多病，大大有益於以上諸病患者。沒有病的人也可以服用，因為它可以預防疾病，有「治未病」之功效。平時氣候變化較大時，或周圍有人感冒時，趕緊服這個方子來預防。

越是體內毒素積累多的人，服用這個方子後越是會出現不少的排毒反應，要自己心中有數，不要因此而放棄，否則殊為可惜。具體的反應，請參看〈排邪反應〉一節。

第十節　保健長壽

《黃帝內經》有謂：「年四十而陰氣自半也，起居衰矣。」指出不知養身之人，年到四十，腎中陰精已經衰減一半了，人也就開始衰老。這個陰氣，是指腎中的陰精，是我們父母遺傳給我們的腎精，藏在腎中，用以長壽。這個陰精消耗完了，人就油枯燈盡了。兩千年前《黃帝內經》時代的古人壽命較現代略短，按照現代壽命來計算，大約是六十歲，但四十歲時陰精已經減半了。

陰氣不是陰陽的陰，相反，它是指陽。父母遺傳給我們的陰精是透過產生陽氣來維持生命的運轉。陰精不足，必然導致陽氣不足，產生一系列的衰老反應，並出現各種慢性病症。其本質不是陰虛，是陽虛，是陽氣不能維護機體的健康了。

這個時候，我們要怎麼辦呢？不是服六味地黃丸來補陰，相反，要服四逆湯來補陽。只有陽氣足了，生命之火才能更加燦爛，我們也才能更健康。

從當前的社會來看，凡年過六十者，多屬陽虛之體，普遍有陽的功能下降。或伴隨各種慢性病，如高血壓、心血管病、糖尿病、腫瘤、前列腺病、關節炎等，或伴隨著更年期的各種症狀，甚至表現為內熱的類似陰虛火旺的病症，其本質都是陽氣虛衰。絕對不是陰虛，若以陰虛的方法治療，越治越虛，越治越重，以致把陽氣消滅了。

因此，我認為年過六十歲者，應該常服四逆湯以自保，無病的預防各種慢性病，有病的扶助陽氣以治療疾病。

我們經常看到有人到中年而突然死亡，這是因為生活、工作中的不停消耗使人陽氣虛憊而後繼無力。這樣的人多見於科技工作者，年輕人因長時間打電腦遊戲而暴亡也是如此。這樣的人也需要及時補充陽氣，四逆湯是合適的方子。其方：

製附片10克、炙甘草10克、生薑10克。

水煎服，日一劑。

第十一節　雜談補腎

中國人都知道腎是先天之本，腎不能虛，要補腎。然而，何時補？如何補？補到什麼程度？注意事項為何？這些問題可能不是每個人都知道的。

腎的功用

按中醫理論來說，腎是先天之本，藏有腎精，腎精化生為腎陰與腎陽。腎陰與腎陽相互依存、相互制約，維持人體的動態平衡。當這一平衡遭到破壞後，將出現腎陰、腎陽偏衰或偏盛的病理變化。什麼是腎陰呢？腎陰是生命的物質基礎。我們能產生器官，能有各種組織，有不同種類的細胞，都是腎陰所生。什麼是腎陽呢？腎中有相火，這個火藏在膽而寄於腎。相火在腎陰之中慢慢燃燒，產生細胞組織器官的各種不同生理功能，這就是腎陽。

腎精是父母遺傳給我們的生命之精，主宰我們的身體健康情況、生命長短及對病邪的抵抗力量。所謂一生二，太極生兩儀，就是在腎裡生出來的。能不能把腎精補一補呢？很遺憾，這個腎精不能增加，只會慢慢消耗。腎精就如同地球深層蘊藏的煤與石油，只見減少，不可能增加。所謂的補腎，並不能增加腎精，而是關緊消耗的閥門，增加化生腎陰腎陽的品質，或者說提高腎陰腎陽的利用度而已。先天之本，就是我們生命的能量，補充能量的最佳途徑莫過於減少無畏的消耗。若能理解這個意思，就知道補腎的真諦了。至於歷代帝王為什麼早死，史書上早就寫得清清楚楚了。

腎為什麼不能虛？

腎管生長、發育、生殖。腎精化成陰陽後，腎陰主髓，腎陽主骨生髓，兩者相互作用，讓我們慢慢成長、成熟、生育，然後慢慢老去。這個功能一旦不足，就可能出現一系列問題。如小孩發育遲緩，問題就在腎上；小孩提前發育，必然是腎出了問題；女性不能懷孕、月經周期改變，男性陽萎或精子成活度不夠，必然是有相關病理因素影響了腎；骨髓生病了，如白血病，那是病在腎上。如此等等，臨床上的大病重病危病都關聯到腎，都應該從腎的功能去考慮。因此，腎不能虛，虛則必然生病。

相火溫煦五臟六腑，保持身體的生理功能平衡。這是腎陽的功能之一。若腎虛了，相火不能正常工作，會發生各種疾病。如臉色蒼白或黧黑、腰膝痠冷、四肢發涼、精神疲倦、渾身乏力、男人陽萎早泄、女人不孕、性欲減退、大便不成形、尿頻、小便清長、夜尿多、舌淡苔白、五更瀉等。請參看〈何為陽虛？〉一節。若是腎陰虛呢？表示身體的物質基礎出了問題，書上說腎陰虛非常多見，正好相反，腎陰虛並不常見。臉色潮紅、腰膝痠軟、眩暈耳鳴、齒鬆髮脫、男子遺精或早泄、女子經少或閉經、失眠健忘、口咽乾燥、煩躁、動則汗出、午後顴紅、形體消瘦、小便黃少、舌紅少苔或無苔等，多是相火上浮或相火不足引起，根本不是真正的腎陰虛。臨床上到底有沒有真正的腎陰虛呢？當然有，腎陰虛最關鍵的反應主要有兩個，一個是五心潮熱、一個是陽強不倒。有其中一條都表示是真正的腎陰虛。

臨床常見的是腎陽虛，真正的腎陰虛並不多見。因此，補腎就是扶陽，這個觀點一定要搞清楚。請注意：是扶陽，不是壯陽！這兩個詞的意義是不同的。扶陽是扶腎中的相火，使腎陽功能協調，更能發揮溫煦作用。而壯陽是把腎中的相火補大補強，讓它更快燃燒。短時間可以取得功能上的發揮，久之必然導致腎中相火更虛、更弱。因此，補腎不是壯陽。若把滿街的壯陽廣告當成補腎佳品，非但不能真正補到腎，反而病得更重、死得更快。壯陽是促進腎陽的快速消耗，是一種錯誤的補法，也是最容易出問題的補法。因此，補腎就是壯陽是錯誤觀念，請千萬認識清楚。

腎虛不僅是性功能的障礙，許多人認為腎臟是影響男性性功能的最主要器官，腎虛就會性功能不好，服用補腎藥就能補腎壯陽。實際上根本就不是這樣的。性功能障礙的原因很多，年輕人最常見的是壓力太大，而肝氣鬱結、木鬱不升、疏泄無力；年長者可能是腎陽虛所引起，此時適當地補補腎陽，有一定的效果。再者，陽萎本身不是病，而是身體的一種保護反應。身體太虛，不能再泄，因此，機體自動把消耗最大的性功能關閉。這是保命的一種自我調整，奈何少有人懂得這個道理，反而繼續用各種壯陽藥物來刺激性功能，結果泄精過度，先天之本虧虛，大病隨之而來。

綜上所述，腎病有腎陰與腎陽的不同，其病可能不在腎之本身。可以說，五臟六腑全都依賴腎陰與腎陽的協調工作，腎一虛，則百病叢生。

腎虛的判斷

在中醫理論中，腎不僅是指腰後的兩個腎臟（這是西醫的腎臟，只管排尿與排毒，沒有太多的功能），還包括腦垂體——腎上腺——性腺這樣一個分泌軸，是調整機體功能平衡的重要器官。腎與人的精神、骨骼、頭髮、牙齒等的生理病理變化密切相關，其範圍較西醫要廣許多。

腎功能好的人精神清爽、行動靈活、走路輕快、適量運動不覺疲乏、睡眠好、兩便正常、耳聰目明、臉色紅潤有光澤等。相反，腎功能差的人則精神不振、容易疲乏、兩便不正常、夜尿多、常常頭昏眼花、腰痛腿軟、眼圈發黑、容易脫髮、水腫、耳鳴耳聾、臉色不潤等。請自行對照，判斷是否腎虛。

另外，判斷自己腎功能的好壞還要注意日常尿量，正常人每天排尿量應在一至兩公升，多於二・五或少於〇・八公升都可能是腎臟有問題。

當然腎虛的表現非常複雜，不是就此幾點。凡是久病、重病、危病者，多伴有腎虛。而且，若慢性病突然加重或惡化，往往是腎虛引起。久病多虛，其虛即指腎而言。因此，患有慢性病的朋友有必要適當補腎。

再者，長期服西藥的人，多伴有腎虛。如抗生素傷腎之陽氣、荷爾蒙消耗腎中的精氣、維生素之類則增加腎的負擔，其他如抗抑鬱藥、抗精神病藥、止痛藥等都對腎臟有副作用。幾乎所有西藥都是從煤和石油中提煉出來的，這些是沒有生命的純陰物質，進入機體後必然消耗陽氣，影響腎的功能。因此，多數西藥都會傷腎，傷腎則易腎虛。（部分西藥是從植物或動物中提取出來的，如銀杏葉片、青蒿素等等，這些就有生物活性，是西藥中的精華，若對症用藥，既可取效又不傷身體。）

補腎時機

預防未老先衰，現代人（尤其白領族），應加強身體鍛鍊，及時對症滋補，改善腎虛、衰老症狀。若不是極度虛弱的病人，補腎應以平和為主，而且要因時、因人、因地而異，依不同季節、體質和氣候，選擇不同的補腎方法，需要在醫生的指導下進行。此處討論普通人的補腎問題。

腎主水，其色為黑，其應時為冬季。也就是說，冬天是腎所主的時間，此時補腎，恰到好處，最容易取得效果。

冬季補腎，方法很多：針灸、服煎劑或丸劑，還有膏方。這些方法通常有不錯的效果，這裡重點討論膏方。江南一帶流行冬天服補腎膏方，頗成氣候，有人入冬即開始找中醫製作膏方，固定服食。膏方是一種劑型，是把中藥煎煮後加蜜製作成膏，每天服一點，有補腎的效果。冬天服膏方，不僅進補，更可在嚴寒中補足體內陽氣，調整陰陽的平衡，達到四季身體健康、抵抗力增加、不易生病之效果。

不是每個人都可以服同一個膏方。膏方與其他中藥方子一樣，需要辨證論治，不同的人、不同的病，其方也有不同。因此，最精確的辦法就是找有經驗的中醫診脈後開一個膏方。若無法找到好中醫，也可以服通用的膏方。這裡提供一個我常用的膏方，經試用數年，有比較好的補腎效果。這個方子藥味比較複雜，用量也比較大，請自行照方製作。依不同的病症，亦可調整。

這個方子主要應用於以下症狀：臉色蒼白、畏寒、四肢不溫、頭暈、精神不振、易累、心悸、食欲不佳、腰脊痠痛、腿痛足冷、大便溏薄、夜尿多、舌體胖大、舌邊有齒痕、脈象沉遲無力等。一般服完一料後，身體狀態會有所改善。婦女服之，亦可補氣血、美容顏、潤肌膚、調月經。此方用於腎虛諸症，唯宜冬天服用。四季其他時候需按醫生處方。

此方大補腎陽，兼補脾土。服此方一個冬天後，若感覺很好，可以每年冬天都照此方製作，進行溫補。此方劑量可以服一個多月。我於冬天經常照此方製作膏方，不少人服後說身體暖和起來了，也不覺得冬天冷了，而且各種慢性病也有一定程度的改善。此膏方味道很好，要慢慢地服，但不可因為味道好而多服。

黃耆150克、黨參125克、仙茅100克、鎖陽75克、陽起石120克、肉蓯蓉75克、巴戟天（鹽炒）75克、補骨脂75克、桑寄生75克、白朮150克、牛膝75克、製附片120克、肉桂45克、杜仲75克、狗脊75克、核桃（打碎）75克、覆盆子75克、菟絲子75克、五味子45克、仙靈脾75克、蛇床子75克、韭菜子60克、川續斷75克、桑螵蛸75克、製香附75克、沉香30克、當歸75克、陳皮75克、女貞子75克、枸杞子75克、炒穀芽120克、生龍骨120克、炒麥芽120克、神麴120克、川芎75克、桂枝60克、吳茱萸25克、薏苡仁120克、金櫻子75克、芡實75克、麥冬120克、玉竹180克、生牡蠣120克、龜板100克、鹿茸25克。

製作方法：將以上藥物用大盆清水浸泡一晝夜，其中製附片與龜板可在快火上先煎三十分鐘；沉香一味具揮發性，需要後入藥，將其他藥在快火上連煎三次，然後過濾，去渣取汁，再在文火上慢慢熬煎濃縮。濃縮到一定程度後把鹿茸粉兌入，慢慢攪拌使之均勻。另用鹿角膠125克、龜版膠100克，浸於250毫升黃酒中烊化以備用，用冰糖或蔗糖400克，趁熱一同沖入藥汁之中，再加蜂蜜1斤收膏。所有這些均趁熱一同沖入藥汁之中收膏，要不停地攪動，不可煎糊掉。等膏稠狀如米糊時，即可停火。整個收膏過程，必須是小火慢火。待其冷卻後便可收瓶裝好，慢慢服用。

服用上方之前，要先用開路藥調理。其方：

黨參20克、白朮15克、炙甘草10克、肉豆蔻10克（打）、砂仁10克（打，後下）、生山楂30克、神麴30克、炒麥芽30克、木香10克、生薑五片、陳皮10克。

五服，水煎服，日一劑。

服完後胃口大開，即開始服上面的膏方。

膏方服法：每日兩次，每次服食一湯匙，溫開水送服。千萬不要多服，以免太過溫補，出現問題。

注意事項：

(1)每天清晨一匙膏方，開水溶化，空腹服用，有時為加強療效，也可早晚各服一次。若空腹服用出現胃腸不適，可在半飢半飽時服用。

(2)配製好的膏方應儲存於陰涼處，若放在冰箱冷藏更佳。為防黴變而隔水高溫蒸烊後，把蓋打開，直至完全冷卻，方可蓋好。在膏方罐中放一個固定的乾燥湯匙，以免把水分帶進鍋罐裡而變質。

(3)忌蘿蔔、綠豆、滋膩膳食。

(4)若感冒發熱、急性泄痢、胃腸不適等情況，應停服幾日。若出現納食減少、胸悶腹脹、牙痛鼻衄、口苦便祕，應暫停服用，向醫生諮詢。

(5)男女老少都可服用。小孩需稍減用量。
(6)出現鼻出血，是陽氣漸通的反應。小孩見此即可停服，成人可適當減少用量繼續服用。
(7)服膏方後若消化功能下降，可以暫停數天，調整飲食，然後再服。重者可以加服開路藥方。

日常生活注意事項

腎虛者除要服藥之外，還要重視平時的生活保養。應該這樣說，腎虛是在日常生活中造成的，也需要在日常生活中進行保養，這才是補腎的關鍵。

性生活要適度，不勉強、不放縱。

飲食方面，經常食用黑色食品，如黑五穀。中醫認為，黑色入腎，食黑補腎。烏骨雞加點黃耆、當歸煮湯可以補腎。鱉、海參這類血肉有情之品可補腎中精血。

經常進行腰部活動，擦腰、顛腳跟、提肛、捏脊、搓湧泉等，這些運動可以健運命門，補腎納氣。腳心的湧泉穴是腎經在身體最下面的穴位，這是補腎陽、降濁氣的關鍵穴位，經常按摩湧泉穴，能益精補腎、強身健體、防止早衰、舒肝明目、清喉定心、促進睡眠、增進食欲。

充足的睡眠也是恢復精氣神的重要保障，工作再緊張，家裡的煩心事再多，到了該睡覺的時候就要休息。什麼時候該睡覺呢？春夏兩季十一點之前、秋冬兩季十點之前必須上床睡覺。過了這個時間，就會消耗腎中的陽氣了。

第十二節 依天氣變化服保健方

暑月三伏天大熱養生方

夏季天熱，更兼進入三伏天，天氣炎熱。人居天地之間，順天地而陽氣升發而浮之於上，則中焦下焦必陽氣不足。若更兼煩勞、冷飲等傷害中陽，則易虛陽無根，相火外泄，出現心煩、易怒、心中不靜、失眠、痤瘡等症狀。熱極則木氣疏泄失根，易致嘔吐、噁心、食欲下降、小便不利、神昏而中暑等症狀。其脈必浮大而無根、沉取無力、舌苔白厚，皆屬陽根不固，相火浮上而不能歸根。此時當扶助中下焦陽氣，順暢木火左升之路，兼以右降陽明以收相火。

有鑒於此，特製九火湯。其方：

烏梅10克、冰糖20克、黑豆10克、黃豆10克、綠豆10克、紅小豆10克、白扁豆10克、薏苡仁10克、白豆蔻5克、杏仁10克。

水煎服，日一劑。

或多加水，久煮成稀粥，適量喝其粥即可。暑月三伏大熱之日，全家均可同服。

分析：烏梅配冰糖，酸甘化陰，降膽火，安肝木，斂相火而大補木氣，以順暢左升之道。收而不澀，能生津液。且冰糖甘溫補中而不橫滯，緩以養陰而不滋膩。

黃豆與黑豆可以養木和中，平疏泄，兼降膽火以滋津液。綠豆養木和中，兼清肺熱。白扁豆補土養中，可使木之疏泄不傷中氣。紅小豆除濕氣，清暑熱，利小便。

相火浮散，木敗金傷，中下大虛，即成溫病。遷延數日之後，火浮於土上，則生濕氣，故需薏苡仁與白豆寇。薏苡仁健土燥濕，白豆蔻溫運中氣，兩者相伍，可溫潤養中，不傷津液。中氣運則肺金可降，肺金降則相火可降，相火降則中氣通暢。浮散於外的相火既已降入土下的水中，則木氣得根，能行疏泄，濕氣自消，熱氣自降。此為治本之道，清代名醫黃元禦論之最詳。

杏仁降肺氣，開斂結以降相火，從右路斂降陽氣。

此為功參造化之方，臨床用之，必有效驗。不僅用於夏季大熱之時，凡病人感受濕熱之邪、風溫、濕溫、體內高燒、精神不振、熱氣上蒸、煩躁不得眠、臉上多見痤瘡、口腔潰瘍等，皆可服用。

且此方多取平時食用之物，平和清淡，酸甜可口，不傷正氣，且能清降暑熱，化濕和中，誠夏月三伏天可常服之方。特別是兩廣一帶，夏季多熱而濕氣較重，此方可為通用之劑，大人小孩，不分男女，同在炎暑之中，宜時常服之，可保不病。

夏季當熱而反寒之保健方

夏季天熱，木火左升，化陽為熱，這是自然常態，人身氣機也要順應自然，才能完成一升一降的氣機循環。

夏天應該熱，若天氣反而變冷，就是天地病了，這時人受天地氣機影響，容易跟著受病。病則人的陽氣上升不足，陽氣不能完全透發，容易鬱而生成痺證，如關節炎、類風濕及各種疼痛。特別是三伏天，天氣極熱，忽然變冷，人很容易生病，或風寒感冒、咳嗽、周身疼痛、關節不適，凡此種種，都是人體氣機紊亂，不能順應自然所致。因此，在天氣變冷的情況下，要幫助機體升發陽氣，以抗寒邪。

這時可以服以下方子，名之為「加味麻黃湯」。

桂枝10克、炙甘草6克、麻黃10克、生薑三十片（切）、大棗十枚（切）、白扁豆10克、製附片10

克、杏仁10克。

水煎服，日一劑。

分析：桂甘化陽而左升陽氣，麻桂開太陽，以助陽氣升發。薑棗培育中土，養營血，以助升發之本。附子扶陽根，壯太陽，兼祛外寒。杏仁降肺氣，佐麻黃一開一降，宣通肺氣，使肺氣不受外寒而閉滯為咳，兩者配合，兼開皮毛以祛表邪。白扁豆培住中氣，使麻桂開發而中土有根。

此方可以預防夏季天熱突然變冷而生病。另外，若夏季感受風寒而生病，也可用此方以助陽開表，扶正祛邪。因此，也可為夏季感冒風寒之方。

若感受濕邪或熱邪、舌苔黃厚、高燒不退，則此方萬萬不可濫用。

冬季打雷或大風或起霧或天暖之保健方

冬天是藏的季節，此時天氣寒冷，陽氣深藏於地下之水中，不宜外露，以待立春以升發之。若冬天天氣突然變化，出現不該暖而暖，或出現大風、打雷、起霧，就是深藏於水中的陽氣透發出來的表現。這意味著水中的陽根妄動，陽氣過早上升，是自然界的不正常之氣。人與天地相就，人氣必然感受此氣，導致體內腎中所藏的陽氣過於疏泄，不該升而升，不該出來而出來。這是肝木之氣妄動，而腎陽不固是根本。當此之時，急當固住腎陽這個根本。千萬不可再行疏泄，不可開表、不可升發以運動陽氣，否則，陽根不固而陽氣外泄，導致陽藏不住，而升發之機紊亂，春天會生大病。

冬天陽氣不固之時，當收斂，潛藏，回本，因此製烏梅固本湯。

烏梅15克、黑豆20克、綠豆20克、黃豆20克、冰糖30克、杏仁10克。

三服，水煎服，日一劑。

分析：烏梅收斂從左逆升的陽氣，以降回水中。三豆清上部之熱，且不傷中氣。杏仁降肺氣，以助收斂。陽泄過熱，則肺氣不降，杏仁可降之。冰糖甘溫以培土固中。

天寒時下雪，雪是陽氣下降的標誌，表示陽熱已經降入土下之水中，陽氣歸根。來年春天陽氣上升，化為木氣，即是自然不病之象。俗語：「瑞雪兆豐年。」就是這個意思。冬天下幾場大雪，自然界的陽氣才能歸根，歸根的陽氣才能開發。人與自然界相應，冬天寒冷，就是好現象，這樣才能讓秋天收斂的陽氣深藏在腎水之中，然後來年春天始能升發。現代人冬天多用空調、暖氣，極少出門，不容易體會到冬天的嚴寒，雖然過得舒服，卻不利於身體健康。俗語說：「冬練三九，夏練三伏，練出一身汗，小病不用看。」為什麼？就是蘊含著天地陽氣升降的道理。冬天在最冷的時候讓身體感受寒冷，陽氣可以好好收藏。夏天在最熱的時候讓身體感受炎熱，陽氣可以好好升發。這樣就是一個完整的陽氣循環。這個循環的幅度越大，人體越健康無病；幅度越小，人體越容易生病。現代人物質生活舒服，身體反而不太健康。農村人為什麼不易生病，除了運動得比較多，另一方面，也與生活的環境有關，在農村生活能真正感受冬天與夏天的變化。因此，人不能太過安逸舒服，若弄得房間冬天不冷、夏天不熱，這種環境一定會消耗人的健康。

若冬天陽氣未能收藏，過早疏泄升發，則春天容易發作溫病，即各種傳染病。其治療思路不僅是清熱降火，更要考慮陽虛，這才是根本。所以若冬不收藏，春夏諸病都要重視扶陽，以固陽根。重慶冬天經常大霧，就是陽氣外散之象，要用附子以補陽。中國南方往往冬天不冷，甚至出現暖冬現象，所以南方要比北方用更多的附子，道理就在這裡。

翔嵐：食欲不振，飯量很小，身體瘦弱，可有良方？

醫者佛：要健運脾胃才行。先服幾天桂附理中丸以扶中陽，以大蜜丸效果較好。然後對症治療即可。針灸效果也極好，就取手指縫的四縫穴，用三稜針刺一下，擠出一兩滴透明的液體即可，往往針一次即有效。每週一次，三、五次就可以了。

童童媽：若只是單純的膽固醇偏高，能用你網路上提供的方子嗎？

醫者佛：可以。但用此方亦可：生山楂20克、葛根20克、決明子30克。水煎服，日一劑。服用一月餘，有一定的效果。不過，最好是辨證論治，效果更明顯。若有寒證，則以上方為基礎，加入扶陽之品，如製附片10克、乾薑10克、桂技15克。可扶陽而不傷正。

上弦月：為什麼有那麼多人不信服中醫？我個人認為其所知不夠全面，對中醫完全不了解也是其中的原因。我曾經也是一個完全不信中醫的人，但通過網路上、書上的一些資料，慢慢對中醫有了初步的認識，這才發現，原來那種只信西醫的做法是多麼愚蠢。我也是一個中醫的受益者，上次因為右腿關節突然疼痛不能彎曲，請董博開了一處方中藥，兩服後症狀基本消失，中醫的神奇真不是西醫可比的。

醫者佛：記得給你開的是麻黃附子細辛湯加熟地。祝賀你兩劑而癒。其實要人相信中醫，就得給人希望與療效。現代普及中醫，要的不是口號，是實實在在的行動、是切切實實的療效。若天下的中醫都能給出療效來，何慮中醫不能深入人心。

第五章 針灸是最高明的醫療

古人云：針灸不藥，藥不針灸，皆非良醫。

針灸之道，至精至微，治病去疾，效若桴鼓。

灸可扶陽。重視陽氣就應該重視灸法。

歷史早有證明，灸法不但可以防病，更可以養生長壽。

第一節 認識針灸

針灸在中國的歷史要比中藥還早，先人最早發明的醫療技術其實是針灸。兩千多年前的中醫經典《黃帝內經》，其中一半多是針灸理論與技術，可以說，每一種疾病都可使用針灸為主要治療法。黃帝說：「余子萬民，養百姓而收其租稅。余哀其不給，而屬有疾病。余欲勿使被毒藥，無用砭石，欲以微針，通其經脈，調其血氣，營其逆順出入之會。」指出針灸的目的是取代藥物和砭石（放血療法），以針灸治療一切疾病。

應該說，中醫是由中藥臨床與針灸兩大部分組成，我們現在比較重視中藥的臨床，因為中藥有經濟效益。而針灸是完全的技術，效益低，因此不受重視。然而，針灸治療又快又有效，對各種疾病都有針入症消的神奇效果。

我在國外幾乎用針灸治療各種病症，每年治療的病種非常之多，從一般感冒，到中風、肌肉萎縮等，既有臟腑病，也有經絡病，有大病，也有小病，甚至還有大量的急症。所有這些，我都只用針灸，效果非常不錯。在國外，針灸幾乎成了中醫的代名詞。甚至有的外國人認為，針灸包括中醫中藥。

從事中醫臨床者，不可不通針灸。古人有「學醫不明經絡，開口動手便錯」的勸誡，可惜當前中醫內科少有人精通針灸經絡。這也是中醫走下坡路的原因之一了。

我從事針灸研究與臨床十數年，非常珍愛針灸。若學好針灸，幾乎可以治療目前的各種病症。

既然如此，援就臨床常用腧穴整理數則，結合易理醫義，以為臨床有所思。

雜談四關穴

四關，即合谷與太衝，左右共四穴，合稱四關。

首先，讓我們側方向上舉起上肢，橫分開雙腿，站立。這樣的體位更便於分析四關。

關者何？是門戶，是關卡，是一個通行的地方。什麼東西在這個關卡通過呢？我想應該是氣吧。也就是說，關首先是氣之關，是氣之門戶。四者，四肢，居於人體的四個側位：左上、右上、左下、右下。（四正位是上下左右。上者，頭頂天，上焦心肺，通天氣；下者，中下焦，通地氣；左者，肝膽少陽左升；右者，肺胃大腸陽明右降。）

我們來詳細分析這四個穴位的功用，對人體氣機運動將有更清晰的認識。

合谷屬大腸經，屬陽明。合谷所屬的大腸經屬金，即此穴為陽明燥金，以降為順。合谷位於上肢的末端，上舉及天，居於天位，本穴又處於陽經。其所稟者，天氣之降也，從天氣而下降於地。

太衝屬肝經，屬厥陰，其所屬的肝經屬木，即此穴為厥陰風木，以升為順。太衝位於下肢的末端，下踏於地，居於地位，本穴又處於陰經。其所稟者，地氣之升也，從地氣而上升於天。

觀人體諸經，陽經下行，陰經上行。皆稟天氣地氣而或降或升，循行於自然天地之中。合谷之氣在陽，稟天氣自然下降；太衝之氣在陰，稟地氣自然上升。這就是天地陰陽，是自然之道。合於自然則長全，天地給了我們可以長全的物質基礎，若善加利用，即可呼吸於天地之間。

人身有左右，即陰陽之道路也。厥陰居左，稟氣之升；陽明居右，稟氣之降。四關正好適合厥陰與陽明的升降屬性，主我們機體的左升右降。

中藥裡有柴胡法，產生眾多的柴胡劑，都是調理左升的問題；另有承氣法、白虎法調理右降的問題。也就是說，左升右降，是左與右的平衡與協調。這個問題處理好，我們的氣機就能左右升降，氣不通的病自然就沒有了。氣不通會生什麼病呢？百病皆生於氣。氣在經絡裡運行，氣不通則痛，氣通則不痛。因此，氣機的通暢是治療百病的首要問題。

人體是上下站立的機體，特別之處在於：其他動物更多稟於地氣，因此是橫著長的，而我們既稟地氣又稟天氣，是上下的。我們能成為健康的人，必須把天氣與地氣協調起來。這個協調的工作，就是要使地氣上升，使天氣下降。在六經裡就落實到厥陰與陽明。厥陰與陽明協調好，天氣自然下降，地氣自然上升，上下氣機通暢，百病全消。從這個意義上來說，四關是不是非常重要？

除了氣機的上下，四關還關乎陰與陽的上下。合谷屬陽而功在下降，太衝屬陰而功在上升。開四關可以交通上下陰陽，使天地泰。就這個意義而言，四關在陰陽功能上還有交通作用。

因此，四關穴即人體在四側位上的遠心端的四個關卡。這個關卡關於氣機的升降，對於陰陽的平祕、對於協調人體的「天與地」升降至關重要。

有人問：四關穴既然內含左右升降之理，臨床上是不是也能產生了不起的功效呢？我的回答是肯定的。四關穴的作用非常大，幾乎可以治療任何氣機不暢之病。

我的臨床應用有下幾種情況：

一、各種痛症

氣不通則痛。人身任何地方的氣機不暢，開四關都是最佳的整體治療法。《標幽賦》有句話：「寒熱痺痛，開四關而已之。」就是說，這四個穴位把天地上下給通暢了，身體各種痛症自然有減輕，別說手腳不利、關節風濕疼痛，甚至對癌性疼痛也有很好的效果。而且，對於肝陽上亢引起的頭暈、頭痛、目眩，四關清降血壓，引相火下行而能產生卓越的止痛效果。

二、各種精神疾患

人為什麼會有精神方面的問題（即神的問題）？我認為就是天與地、陰與陽的氣機上下的問題。或陽不下降，或陰降太過，以致實陽上越、虛陽上擾，則神不守舍，導致精神方面的病症，這是一個天地否的卦象。若能使陽下潛而交於陰，陰上升以合於陽，自然陰平陽祕，何神志病之有？四關交通上下，即是交通陰陽。陽為上，陰為下。使陰陽上下通暢，則陽下交於陰，陰上合於天。陰陽交合，地天泰，自然神安。諸如癲癇、精神分裂症、精神不集中等神志病患，都可使神志自然安定。

三、失眠

什麼是失眠？陽氣處於陰之上，我們人就是清醒狀態，行使陽的功能，為陰之使。睡著了，是陽氣居於陰之下，這個狀態就是睡眠狀態，陽在陰之內將養，是為了下一個生命周期（即明天）陽的自然釋放。這就是陰與陽的協調平衡，也就是健康狀態。失眠是陽不居於陰之下。陽一直處於陰之上、處於釋放狀態。陽什麼時候休息呢？陽的休息不好，自然其釋放也不好，人就處於沒有精神的狀態。這就是失眠。四關可以潛陽於陰，提陰於陽，使陰陽平衡。各種煩躁、易於上火、易發脾氣等，也是這個機理，也可以應用四關穴。這樣就把四關擴大到治療亞健康了。

四、鬱證

這種病現代比較多見，不但是中國，歐洲也是。插個題外話，我在國內摸的脈沉的多，所以，用補陽法比較多，多用附子輩；在歐洲反而是弦脈多，用藥多是逍遙、柴胡疏肝輩。鬱證，《醫經溯洄集》中有：「鬱者，滯而不通之義。」其病機在於氣機鬱滯不通。《丹溪心法》講得比較透徹：「氣血沖和，萬病不生。一有怫鬱，諸病生焉。故人身諸病，多生於鬱。」陽稟天氣，以降為順，陰稟地氣，以升為順。或陽鬱而不能伸、不能降，居於陰之內，陰反出於陽之外、陽之上；或陰鬱而不得升、不得上、不得伸，膠著於機體某處，陰陽不能自協調，出現精神抑鬱，漠漠不欲識人、情緒不寧、易怒善哭、失眠等症。中醫有六鬱之說，包括氣血痰火濕食等，其治皆在調整陰陽平衡。四關穴正對其證，可以伸張陽氣，上提陰氣，平衡陰陽，以使陽道自降，陰道自升，左升右降氣機通暢，何鬱之有？臨床發現，用四關治療抑鬱，效果明顯。針入後，患者很快就感覺心中非常平靜，氣機順暢。這是陰陽自相協調的表現。

以上四種病症，主要是從氣機陰陽上下升降之理進行分析。其實，只要掌握這個道理，四關的治療範圍非常廣泛，可以應用於所有與氣機失暢、與陰陽失調等相關的病症。這個道理，簡而言之，曰：左升右降而已。

四關在臨床上如何應用補瀉呢？

我的觀點，天氣易降，當補合谷，以促陽明陽氣之降，以輕刺激，補法；地氣易升，當瀉太沖，以提厥陰地氣之升，以重刺激，瀉法。

當然，具體病證要具體對待，這裡只是談一個大略治法，臨證不必拘泥於成法。

我們談到了四關的左升右降，其實結合的是洛書的理論。有人會問：你講了這麼多陽明與厥陰的左升右降的道理，好像是符合了洛書其理，但合於術數者何？

這個問題正揭示了四關穴協調人身氣機左升右降的本質。讓我們複習一下洛書的原文：「天三生木，地八成之。地四生金，天九成之。」木的生數是三，成數是八；金的生數是四，成數是九。生數是什麼？是事物發展的初級階段的數，也就是說，生成主事物之發展；成數自然就是主事物的收穫。木氣（厥陰風木）要以三數以促進其發展，也就是促進其地氣上升；金氣（陽明燥金）要以四數促進其發展，也就是促進其天氣下降。當然，木氣收穫了，就要用八數以暗合木之數；金氣收穫了，就要用九數以暗合金之數。術數的道理非常深奧，這裡只言其簡。

有了生數與成數的認識，再來看四關。是不是太沖稟地氣，應該有三之數，合谷稟天氣，應該有四之數，這樣才算是合於術數之理。

我們看四關的實際之數，太沖正好是肝經三號穴，而合谷正好是大腸經四號穴。術數之巧，神鬼莫測，雖腧穴亦不能離其理。此之謂也。

有了四關合於術數的基礎，在大家心目中，四關穴的理論與臨床應用是不是應該再上一層呢？

以上所論，是四關穴的大略。若從臨床來思考，其理甚深，其義甚妙。上論醫理尚未能盡述其用，故再補充我臨床應用四關穴的些許體會。

一般來說，四關調整左右氣機升降平衡。因此，凡左升右降不正常，皆以四關治療。只要是脈顯弦象，皆為左升之滯，可以先開四關。再如脈寸緊尺弱，皆為左升太過而右降不及，亦是四關的適應證。又如，左右脈或一大或一小，左右之脈不和者，皆為左右氣機不暢所致，盡可到四關而後已。

取四關當在取他穴之前。也就是說，先把上下左右的氣機調暢，再思其他治療思路。抑鬱症、失眠症、心煩喜怒、高血壓等，都可取四關調氣。針後即可再摸脈，則脈多較針前顯平和。對於四關的適應症，幾乎每個病家都可取得相當的療效。

開四關不必先針合谷，再針太衝，甚至可以先下後上，或先左合谷，再右太衝。需依病症而針，不要執著於死法。因為穴為四個，稍顯多了些。若還要配合他穴，則此四穴有時不必全取。取上下兩穴亦是四關之意，全在醫者意也。

我認為四關穴要活學活用。四關既可單獨運用，又可與他穴配合運用，一主氣分、一主血分，氣血變化運用，則以辨證為準則。因此說，四關僅僅是左右上下的四個關卡，不可能包治百病。因此，四關之義理掌握即是，不需濫用。但若有適應症，不用實在可惜。

四關取效，多可由脈而定。脈當針入即變，若針後脈未見明顯變化，則或邪甚，或邪在血分，或正弱，則需因症而增加其他治療思路，不必死執。

臨床上因為經常用到此四關，我開四關比較靈活，甚至有所改變四關的位置。臨床療效尚可。

有人問：補合谷可解，為何要瀉太衝以促進地氣之降？此處補瀉是關鍵。當補之時，從衛取氣；當瀉之時，從榮置氣。補法，即從外向內，應天氣而下降。瀉法，即從內向外，應地氣而上升。引天之氣而入經絡謂之補，引地之氣從行於外謂之瀉。

以上結合易理與醫理，雜談四關穴的穴性與臨床應用。中醫理論不僅是指導中藥臨床的，也是指導針灸臨床的。因此，學了四關穴後，可以嘗試結合中醫理論、全息理論及其他相關的理論去分析周身別的穴位，其道理都是一樣的。一旦能豁然貫通穴位的道理，則理論無礙，針灸的臨床療效必然大進一步，而且對於中醫的認識也將大有提高。

百會穴補陽潛陽

百會，按照古人氣功的氣機運行，處於午位，即子午的午位，是陽氣最盛的位置，是陽之極致。陽升之極則開始降。陽盛必陰，陰盛必陽。因此，此穴即是陽開始轉入陰的所在，是陽極之處。因此，此穴可補陽，更可潛陽入陰。

從這個意思說，還有對午時的理解。午時是太陽病欲解時，也是陽氣最盛大之時。因此從陰陽上來講，百會就是專注於陽。這是治療陽虛的重要穴位，是一個可以使人體陽氣盛大的穴位，特別是用灸法可以使衰微的陽氣得到及時補充。故用於治療陽氣欲脫之休克、意識喪失這樣的病，有明顯的效果。想當年，扁鵲治國太子的屍厥，就是用的這個穴位，三陽五會，用熨法。當然，還熨了兩脅下。想一想：是哪個穴位？我分析可能是食竇穴。

許多病人冬天畏寒，這樣的病，若能在體內形成一個午時的格局，就會減輕。而百會正好是午時所主，應用於陽虛畏寒證。

百會補陽，效果明顯。但百會亦可降陽，古人有「亢龍有悔」之說，在人身上，即是百會這個穴。因此，亢龍要降、要下。百會此穴配合足三里，或昆侖，就是這個意思，可以使亢陽下降。

此穴功可潛陽入陰，就可以治療陽不入陰之證。什麼病屬於陽不入陰呢？臨床所見如精神病（特別是狂證）、失眠、高血壓、中風等。治療這樣的病，百會是個要穴。我常用百會治療失眠，效果極好，即是從陽入陰，引浮陽潛入陰分，自然陽得休息而入眠。另外，我有一經驗穴，取名有悔，乃「亢龍有悔」之意。如陽升太過，上擾腦神則為狂癲失眠中風等症，此時當屬亢龍，為有悔。當潛陽入陰，故以此命名。其定位在後足跟部，當足跟後緣直下與足掌面交界處正中。其穴居足太陽經與少陰經之間，可引太陽入少陰，亦是從上而下，即是從陽入陰之義，用治陽不入陰之腦病有效。可針三分，或三稜針刺入放血一滴即可。

談到潛陽入陰這個功能，等同半夏。所謂半夏，即夏之半，夏過半則陽開始入陰。因此，半夏在這個功能上同百會一致。

百會穴是針灸臨床常用的穴位，有升提陽氣、祛風散邪的功效。《行針指要歌》中有這樣一句話：「或針風，先向風府百會中。」《醫宗金鑒》描述：「百會主治卒中風，兼治癲癇兒病驚，大腸下氣脫肛病，提補諸陽氣上升。」臨床如何應用百會穴呢？有人提供這樣的病例，請參考。

病例一：陳小姐，患紅斑性狼瘡一年，長期服用類固醇藥。近日前額部出現帶狀疱疹，基底皮膚紅腫，因為疼痛、反側難眠、納呆、睏倦乏力、舌淡紅苔薄白而乾、脈細數、兩便尚調、口乾渴，先用五味消毒飲加白花蛇舌草、半枝蓮、扛板歸。用燈心灸疱疹處，並在大椎處刺絡拔罐。治療三天，病情沒有任何改變。心想，患者長期患病服藥，正氣虧虛，故不能抗邪外出。囑患者家屬取紅蓖麻葉搗爛炒熱外敷百會。患者感覺有涼氣從皮疹外達。疼痛即時減輕。次日皮疹乾枯，消退。數日後病癒。

病例二：黃先生，建築工人。上夜班時因寒冷的夜風吹及面部。加之下半夜臥於冰冷的水泥地。次日右側面部麻木，嘴角向左歪斜。進食時食物滯留於患側。右側眼瞼不能閉合。先用大秦艽湯加牽正散，針地倉、頰車、四白、陽白、太陽、合谷、足三里。為主穴，治療七天無明顯好轉。於是，思考其病機。面癱多因衛陽不固，脈絡空虛，風寒或風熱之邪損傷面部筋脈，「至虛之處，便是容邪之地。」以致絡脈不和，氣血阻滯，肌肉縱緩不收而致。治療須升提陽氣，扶正祛邪，通經脈。故加灸百會。三天後患者痊癒。

第二節 針灸的優勢

從事針灸研究十數年，我一直在探索以針灸代替中藥治療雜病的優點與可行性，臨床上也因此用針灸方法治療多種疑難雜症，有不錯效果。可以說，針灸治病優點非常突出，遠勝於目前世界上流行的其他治療法。針灸是一大醫學體系，其理論精深，其針法微妙。若想取得非常好的臨床療效，針灸之術，不可不通，也不能不通。

速效

不論任何沉疴痼疾，多數患者在針灸後，即感覺症候減輕舒適。《黃帝內經》提到針灸療效：「效之信，若風之吹雲，明乎若見蒼天。」古人把針刺之後的療效比若風來吹雲一樣神速。其主要原因是針灸直接作用於穴位上，透過經絡傳導，外聯皮毛肢節，內繫五臟六腑，立即收到針到病輕的效果。

針灸治療急症有優勢，特別是症狀明顯的病症，如各種急性疼痛、高血壓、痙攣、炎症、哮喘發作等，都可以馬上取得效果。這是任何其他醫療方法無可比擬的。自兩千年前開始，針灸一直是急症的重要治療法。但近年來，人們不相信針灸、不知道針灸可以急救，反而因此耽誤患者病情，實在可惜。

什麼是急症呢？就是各種原因引起的突然的臟腑陰陽氣血失去平衡。針灸有平衡陰陽、調和氣血的作用，因此可以治療急症。越是症狀明顯，針灸越容易取得效果。我在臨床上治療過大量的急症病，包括各種疼痛，如腰痛、三叉神經痛、牙痛、頭痛、腮腺炎疼痛、帶狀疱疹疼痛、坐骨神經痛、胃痛、腹痛、頸痛等，都是針入痛止，甚至有患者說，還沒針完，痛就沒有了。再有急性哮喘發作，取三個耳穴，針入即止，絲毫不比西藥效果慢。小孩高燒，針一次，當晚退熱，這樣的病例不勝枚舉。高血壓危險期，血壓高到二〇〇以上，針入就能退下來，患者馬上就不頭暈了，對於預防中風非常有效。

方便

一針在手，立即解除病苦，不用買藥、煎煮等程序，是極為方便的治療法。特別是在救急的關鍵時刻，針灸的優勢非常明顯。如在缺少醫藥的山裡，我曾以針刺治癒急性腸梗阻的山民，挽救了他的生命。又如，中風突然發作的急性期，家庭成員在第一時間的針刺治療，可以搶救患者的生命，減少後遺症。

針灸擅長治療臨床上的各種病種。世界衛生組織認為針灸可以治療近三百種疾病，包括亞健康狀態、急性病、痛症、臟腑功能失調所引起的各種疑難雜症、神志病（精神病）等。也就是說，針灸不僅能治療機能性的疾病，對實質性臟器系統毀損亦有修復功能。也許有人不相信，針灸怎麼可能對實質性的臟腑器官毀損有治療作用呢？其實，針灸是通過經絡的氣機升降來治病的，而陽化氣，陰成形。陽氣得化，自然陰精可以成形，實質性的損傷自然得以修復，疾病得以治癒。以骨質疏鬆症來說，我治療了數十例患者，經過三個療程的針灸後，骨密度有所恢復，連西醫都不相信。再如，乳腺腫塊的患者經針灸治療後，腫塊完全消失。

千百年來，針灸在臨床上創造了數不清的醫學奇跡。還有什麼理由懷疑針灸呢？病人只在西醫治療無效時才想起針灸，為什麼不在早期就用針灸防患未然呢？

我在奧地利用針灸治療無數病症，效果明顯，提高了針灸在當地醫學界的地位。

這裡舉一則二〇〇四年春節旅遊時的病案。學過針灸的出門在外，別忘了帶幾根針灸針，會有大用，且能救人性命。

二〇〇四年初，我再遊湘東的桃源洞，住曉蘭農家樂，晨起已是九點多了，曉蘭的丈夫進門，說是一夜未曾入睡。訝問其故，說其妹夫昨天下午四點多打麻將時無故腹痛，繞臍疼痛，痛甚，不能食，盡吐胃之物及膽汁，服藥後未能取效，折騰了一晚上。曉蘭丈夫知道我懂醫，邀我為診。急搜背囊，只找到一根一寸長的針灸針，急忙趕去。見患者四十左右年紀，半臥床上，臉色蒼白，表情痛苦，周圍圍觀者近十人，滿滿一屋，議論紛紛。患者強起身以告病情，已痛十餘小時，服藥無效。大便不通，只是嘔吐。查其舌微紅，苔少白，脈弦緊。按臍周偏右側痛甚，然腹軟，無硬結，無板狀腹。當時即知道，這就是急腹症，但不像急性胃穿孔，可能是腸痙攣，或腸梗阻，或腸套疊。推中醫之理，是關格症，格症上不通，不能進食；關症下不通，不能大便。所謂天氣不降，地氣不升，內關外格，上下不通所致。六腑以通為順，腸氣不通，不通則痛。舌微紅，苔少白，病未化熱。其脈弦緊，為痛甚之脈。這種病最是緊急，若不能盡快地排除梗阻，氣滯血瘀稍久，瘀久化熱，則腸道血肉腐敗，必然出現全身高燒、腹痛拒按等腹膜炎徵象，病將轉危。

緣此，針以通腑為法，腑氣得通，則痛可止，病可癒。山村無中藥店，叫患者夫人取蘿蔔籽和生薑數片，煎水喝之，以溫中止嘔降氣通腸。因只有一支針，只得分先後取穴，先取朱氏頭皮針之胃區，邊按患區、邊運氣行提插手法。十餘分鐘，言稍輕。更取第二掌骨全息穴之胃穴，行重瀉法。再按足三里、上巨虛區有明顯壓痛，以針取之，先右側足三里，徐徐以撚轉瀉法，久之，患者逐漸眉目舒展。再行針，邊按臍區，曰痛已下移。再做良久手法，患者深呼一口氣，說不出的舒服暢快。不按腹部已經不感覺疼痛，唯按壓有微微痛感。蓋針足三里，此穴為胃之下合穴，瀉之，可通下腑鬱氣。又可促進小腸蠕動，由上而下，逐漸通開，故病痛自上而舒。又取上巨虛，同法施治。冀大腸得通，腑氣有降，天地之氣上下交通，病可獲安。兩小時後，患者笑著說，基本上好了。於是留針在左足三里穴上，叮囑半小時後可自行出針即可。

顧及患者體較弱，前患此病者數次，以前不似這次之重，又家居羅霄山上，下山治療極為不便。為留中藥處方，枳殼、香附、木香、陳皮、茯苓、白芍、甘草等，理氣通腸，舒肝止痛之輩。告之多購此方，今後凡再遇此痛，即以此方通之，如此可免腹痛之苦。並囑靜養，以粥微進，勿食油膩肉類。

因為我們要遊玩桃源洞其他景區，第二天便往山下走，住在患者妹夫所開之吊腳樓客棧。聽患者妹妹講前兩年，山上也有人患類似的病，腹痛難忍，等抬到山下，準備手術時，患者已經死亡。於是感謝我救了她姐夫的命。早晨我們準備下山時，家屬親自趕來，稱我為救命恩人，並一定要送野生蜂蜜三斤。後三日，回茶陵打電話再訪，未再發作。

記錄這個醫案，更感覺到針灸可以活人扶危，簡便廉驗，非現代醫學及中藥所及。從此以後，我每出門必身帶數支針灸針。

高明

針灸是中醫藥學的最高境界。若醫學能創造奇跡，首推針灸。針灸治病，關鍵是氣的通暢。而氣的升降出入（氣機）就是生命。針灸調整的就是氣機，也就是調整生命的狀態。這一點不但在理論上可以得到證實，在臨床上以針灸治療雜病，的確能體會到針灸的神奇。更明確地說，針灸治療的能力是西醫、中藥所無法比擬的。

應該說，一個好的醫療方法所必備的幾個條件，諸如無（或少）毒副作用、適於臨床各種病症、操作應用方便、安全、具有科學性、可重複、可普及推廣等，針灸都具備了。

自然

針灸是真正的自然療法。目前盛行的自然療法主張利用營養療法及天然動物、植物、礦物類來治病救人的學派，但仍然依賴身外之物，不若針灸利用體內自有的氣來治療疾病，是完全以人體生理機制為基礎的。身為患者，需要了解一些針灸的道理，幫助自己更快康復。

第三節 針藥結合是最佳治病組合

針灸與中藥的理論是完全一樣的，都是建立在經絡基礎上的自然醫學。然而，中藥用的是自然界的藥物來影響人體的氣血陰陽，而針灸靠的是針灸針通過經絡的刺激來影響體內的氣血陰陽。兩者若能互相結合，治療各種疑難雜病，將會發揮極大的作用。

十多年來，我一直在探索針藥結合的領域，成千上百的病例證明兩者結合是治病的最佳方法，其效果不僅不輸西醫，且超出許多。

以下舉個重症三叉神經痛的例子來看看針灸與中藥結合的臨床效果。

黃某，男，四十七歲，廣西民族學院教師，二〇〇二年開始出現右臉刺痛，西醫診斷為三叉神經痛。近三年來，經過針刺治療後，略有好轉，停針又復發。二〇〇五年四月二十六日疼痛發作，直到十一月二十三日來診，持續疼痛，痛苦難忍。影響睡眠，不能笑，張嘴即誘發疼痛，飲食困難。常服卡馬西平（Carbamazepine），副作用嚴重，已不勝其苦。透過熟人介紹來我門診。患者右側臉部微白，呈緊張面容，不敢笑。整個右臉疼痛，時有電激樣刺激，痛不可忍。每飲食時加重，局部不敢稍碰。無畏寒，大便不乾，一天一至兩次。舌淡胖紫，有齒印，脈沉軟無力，右尺明顯。

分析：久病三年，邪在太陰少陰，上擾於三陽，發為疼痛。其本在三陰，其標在三陽。急則治標，當以止痛為急，次則溫運少陰，以祛邪外出。以四逆湯合芍藥甘草湯加味。

製附片45克、白芍45克、炙甘草30克、白芥子15克、乾薑30克、生石膏30克、柴胡45克、麻黃10克。

煎附子、石膏半小時後，合諸藥。再煎一個半小時。

三劑。

配合針刺，以扶正祛邪為法。以董氏奇穴為法。對側下三皇、三重、靈骨、大白，同側中平、太沖、行間，針入即囑頻作吞嚥、咬牙動作，以順通局部經絡。針後即感覺輕鬆異常。

分析：患者舌脈呈現一派陽虛證象。四逆以溫運少陰，芍藥甘草湯重用白芍以緩急止痛。更加白芥子以祛皮裡膜外之痰濁；生石膏以清解陽明邪熱，因病位在陽明；柴胡以透解少陽鬱邪；麻黃解太陽，與上方合成麻黃附子甘草湯，溫少陰以解太陽之邪。

董氏奇穴以奇制勝，對於治療急性疼痛往往針入痛止，效果不輸於十二經穴。因此在臨床上我經常應用於急性病症。對於痛症應用最多，效果也較明顯。

十一月二十四日，二診。昨天針後非常舒服，回家服藥後疼痛有所緩解。服藥後手心、腳心汗出較多。舌仍淡胖，雙脈沉細，寸關俱沉。已經停用卡馬西平。

分析：藥已中病，汗從手心腳兒透出，是陽氣漸旺，有祛邪外出之象。此時萬萬不可見汗而減附子，恐正氣不能繼續增旺，則邪氣不易祛除。此時即仲景所謂之「知」，往往可增強附子用量。

對於汗出，可以這樣理解。其一，《傷寒論》之桂枝條下有：「若不汗，更服依前法。又不汗，後服小促其間，半日許令之服盡。若病重者，一日一夜服，周時觀之。服一劑盡，病證猶在者，更作服，若不汗出，乃服至二、三劑。」在治療太陽病中，仲景把汗出作為陽氣通暢的一個標誌。

其二，《金匱》有：「赤圓方：方中有烏頭（炮）二兩，細辛一兩，……先食，酒飲下三丸，日再夜一服。不知，稍增之，以知為度。」其中提到「以知為度」。什麼是「知」呢？我認為，「知」就是患者服藥後的感覺。可以是舌尖微麻，或是汗出，或是痛減，或是感覺通體舒服……所有這些，都是「知」。這個「知」就是度。掌握好這個度，治病時就會對於用藥有非常明確的感覺，也就不用提心吊膽了。特別是有時用藥較重，最有這個體會。

十一月二十五日，三診。原來局部伴有刺痛，已經明顯減輕。舌脈未見明顯變化，繼針。

十一月二十六日，四診。疼痛已經大減，可以順利飲食。疼痛範圍明顯縮小，現局限在耳前至地倉穴一線。舌胖已經減，僅略見齒印。脈略沉細。繼服上方五劑。

後兩診，舌淡胖已大減。此中焦虛寒之徵已退，減乾薑為15克。餘藥繼服四劑。患者已經可以微笑，不覺疼痛。精神大振。

十二月五日，五診。精神非常好。自述近三天沒有疼痛，且電激樣痛已經消失。可以順利飲食。臉部肌肉已不緊張，談笑自如。脈仍沉軟。續針如上法。

分析：邪氣已祛除大半，正氣正漸旺之中。此時當固腎氣，以求其本。上方加腎四味（枸杞子、酒泡菟絲子、鹽炒補骨脂、仙靈脾）各30克。囑再服數劑以鞏固根本。若不再疼痛，則不必來診。

病在少陰，呈現虛寒徵象，此時但固其根本，則腎氣充足，自然邪氣得出。治病到七八分即可，不必盡其十分，以恐藥重傷正。分析：

(1)前醫針刺此病，多取局部穴。這是錯誤的。凡三叉神經痛，切莫只針局部，因為這會刺激局部神經，導致疼痛加劇。醫者不可不識。且其邪氣正盛大於局部，需從遠端取穴以攻之。局部進針，擾動邪氣，則邪易亂竄，痛苦增加。

(2)治各種慢性疼痛，不可只求其標，當標本兼顧。久痛多可入絡，邪氣易於下陷三陰，致病情頑固。細思三陰諸徵象，可以找到邪之所在。

(3)祛邪要給邪以出路。何為邪之出路？邪之入路即其出路。因此，切切不可關門留邪，收澀止痛之品一定要少用或不用。開通邪出三陽之路，往往有藥入痛退的效果。

(4)三叉神經痛病位在臉側面，其所處多在三陽經，即太陽、陽明、少陽。除非能明確界定其所屬經絡，否則，不妨三陽皆治。我常用三藥：麻黃開太陽、生石膏清陽明、柴胡理少陽。配入治本之方，多收捷效。

(5)見大病不要當大病來治。什麼意思呢？就是盡量忘記西醫的診斷與病名。這樣才能真正從六經入手，尋求治病大法。否則，拘泥於西醫診斷，則不能正確理解邪之所在，何能癒病？

(6)六經辨證是治病大法，其法要高於臟腑辨證。這是我個人理解，與教科書所講不同。

古人說：「學醫不明經絡，開口動手便錯。」這說明古代名醫都懂針灸，且多應用於治療急症，取得相當不錯的療效。可惜當代中醫對中藥和針灸知識同樣豐富的實在太少！當今中醫的療效不理想，與此有很大的關係。其關鍵還是大學教育出了問題，學中醫的，不懂針灸；學針灸的，不懂中藥。

針灸學問浩瀚如海，雖一生鑽研，亦難盡得其奧妙。身為臨床醫生，我認為：臨床出真知。所以要勇於實踐、勇於探索。特別是對於初學者，一定不要輕易否定針灸、排斥針灸，先試試再說。對於急症重症患者，針灸醫生自己要有信心。不要受常規醫學思想影響，否則必難有大效。「言不可治者，未得其術也。」不要不相信針灸，不要只知道吊點滴消炎，醫生當如此，病家也當如此。

使用拋棄式針灸針的優點

自從針灸跨出國門以來，國外針灸醫師就全面採用拋棄式無菌針灸針，但在國內各醫院及門診，尚未廣泛推廣。這雖然降低了成本，但針灸針的反覆使用增加許多疾病通過體液傳染和皮膚接觸的機會，諸如肝炎、愛滋病的傳播，都影響了針灸的推廣使用。

我提倡並推廣使用拋棄式無菌針灸針，用完後丟棄。這樣能有效地杜絕各種傳染病通過針灸針傳播，針灸的安全性是完全可以保障的。此外，拋棄式針灸針比較銳利，進針時可以更有效地避免疼痛。

第四節 灸可補陽

當前社會生活壓力過大，時人多呈亞健康狀態；加上環境汙染嚴重，瘟疫不時爆發，防不勝防。而西醫隨疾病的普遍亦步亦趨式研究，抗生素的濫用，培育不少身經百戰的細菌、病毒，送走了SARS，又來了禽流感，人們快到了徒呼奈何的境地了……如何提升每個人的抗病能力和健康狀態，已顯得非常重要。在此提出重視灸法以防病養生的觀點。

灸是火灼，是熱，是陽。其實灸就是用外火補我們的內火，或者說得客觀一點，是調我們的內火。內火是什麼？不是邪火，是我們的真陽。這個真陽既有父母給的成分，也有後天從生活中獲取的，如吃飯、呼吸等。這個真陽要護住不散，則生命可以久長，而身體不病。凡真陽虛衰，則未見有不病的。因為真陽維繫著生命的真諦。《內經》有謂：「陽氣者，若天與日，失其所則折壽而不彰。故天運當以日光明。是故陽因而上，衛外者也。」人體的陽氣，就像天空中的太陽一樣，具有維持生命機能，保衛機體和抗禦外邪的作用。沒有了太陽，也就沒有了生命。

我們非常容易耗損自己的真陽，這就直接影響了壽命與健康。但我們有灸法，這是回陽助陽補陽的最好方法，用之得法，則可以補先天之不足，而達到長壽、保全不病的效果。

第五節　用灸養生

什麼時候用灸最好呢？從每個月來說，月初的八天最好。這八天其實就是陽之升的八天，從朔月至眉月，再到上弦月。我用先天八卦來解釋這個道理。

朔月，此時月相尚未出，但陽機已動，非為晦月之月終可比。彼為陽之終，此為陽之始。雖未明見，但其陽機則完全不同。此時可以坤卦配之，但為坤末，陽動之初。眉月，陽氣始升，月相將明，故以震卦配之。值此時，當助陽以促陽之升。上弦月，即農曆初八，月相半暗半明，陰陽相當，然其時月相雖明而猶虧，故以陰陽相搏之陰卦離卦配之。離卦從陰陽裡講，既是陰陽各半，也是陽之旺極之象，這是後天八卦的理解。因此，從坤到離，也就是少陽始升之時，這段時間裡，正好是農曆的初一到初八。初八之後，陽漸旺至先天八卦之乾卦，已不需再用灸助陽。月望之後，開始出現下弦月，陽氣開始下降，更不可用灸。但從陽明之法來思考，以下法、清法為常見。至晦則陽降極，以靜養為是。

《黃帝內經》有云：「春夏養陽，秋冬養陰。」養陽，就是養陽之升，旺；養陰，就是養陽之合，陽之藏。春夏養陽，陽升了，就是生命開始，或說，新的周期開始。這個周期可以理解為一天，也可以是一個月（農曆的）、一年，或是六十年，乃至於我們的一生。生命就是陽氣循環往復的運動形式。這個運動停了，生命就終結了。這個循環的發動機在哪裡呢？請想想，應該在陽升的那一瞬間。一旦陽升的運動開始了，生命也就開始了。是不是可以這樣理解，就如汽車點火了，運動才能開始。

古人說：「凡十一臟取決於膽。」膽佔了特殊的時間位置。氣血運行到膽的時間恰好是子時，是陽升的那一個瞬間。膽就如人體生命周期的發動機，按時啟動周期，即啟動生命周期。其餘的臟也罷、腑也罷，都是在膽啟動生命周期之後，才開始進行生命活動。

時值夏秋之交，一年之中唯此時節是灸關元的最好時機，無所謂多少壯，越多越好，這是長命百歲益壽延年的灸時機；傳統文獻中都是選在此時來灸關元穴，主要因為這是瘟疫好發的時節，既能強身健骨，又能預防禽流感。

秋天是保健用灸的好時節，希望大家把握時機，盡力所為。我的觀點是，秋天，天之陽氣開始下降，機體也應該順應這個自然的變化，使我們的陽氣隨之而降。這才是順應自然。而秋天所對應的是陽明。陽明講的就是合，是陽的降。也包括肺、大腸，包括胃家這個臟腑。因此，秋分時節可灸足三里以強壯脾胃、預防胃腸病。

「秋冬養陰。」我們要養陰，就是養陽之藏，是養少陰之君火。哪個穴位有這樣的功效呢？關元最好。因為這個穴位位於會陰與神闕之間，這是少陰元氣的領地，也是下丹田。灸關元穴可培腎固本，調氣回陽，使元氣充足，虛損可復，故能治虛勞百損，壯一身之氣，為歷代強壯保健的主穴。《景岳全書》說：「虛能受熱，所以補必兼溫。」因此，取關元灸之，就是養少陰潛藏之陽氣。

並且，冬至前後施灸關元可預防中風、感冒等多種疾病，並有助陽保健、延衰強壯的效果。自冬至之日自然界的陽氣開始復甦充盛，人體可順從自然界的陽升之氣，借助關元灸來強壯元陽。冬至的關元灸恰好滿足了「補必兼溫」的特點，達到溫壯元陽，從根本上提高人體的強身抗病能力的目的。

記住：灸後忌喝茶，至少一日。

若體質較弱，我的觀點是不僅入秋之後要灸，而且應該春天就開始用灸，或農曆每月初八用灸，以升提少陽之氣。另外，春分時節灸曲池還可以預防紅眼病。

當然，灸法可以扶陽，但不可濫用。什麼時候用灸法？灸哪裡？這才是問題的關鍵。否則不應時的用灸，則可能耗陽傷陰，或用錯穴位，則可能傷及五臟六腑。這不是隨便的說笑，臨床上要非常謹慎。這其中既有陽的循環往復的規律，又有五行生剋制化的道理，還有氣血運行的時間機制，不可不知。

自由人：有點不明白請指教，艾灸足三里不要說在皮膚上灸，就是懸灸也一會就出水泡，怎麼辦？一般每個穴位可灸多長時間？很想做，又不知怎樣做。

醫者佛：出水泡不用擔心。若用懸灸，一個穴位灸十五分鐘左右即可。對於久病患者，最好足三里、關元穴，能有灸瘡，可以永保健康。

自由人：平日對身體有些部位進行刮痧、拔罐，出痧後需要消耗陽氣，還是消耗的虛火？

醫者佛：拔罐太多會撥出陽氣的。當然有邪氣時，拔罐可以祛邪，當拔到一定的程度，再拔就會把正氣拔走，把人拔虛。我的朋友曾經找人拔罐治療肩痛，初拔有效，後來，越拔越虛，最後走路都沒有力氣了。所以拔罐應當適可而止，不可過度，如感覺越拔越虛則馬上停止。

鏗鏘玫瑰：請教董先生一個問題，針灸沒任何副作用嗎？若穴位偏了，會不會有不良影響？謝謝。

醫者佛：全身無處不氣穴。針錯了，會傷氣血。若該補的瀉了，該瀉的補了，你想想，這樣肯定會有害處。針灸最大的副作用就是濫針，導致氣血失常，疼痛還是小的。

上弦月：我以前看到小孩發燒只知道著急帶去醫院，後來了解到中醫經絡按摩的方法，就學著替小孩做經絡按摩治病保健。現在小孩生病的次數也少了。即使再感冒發燒，我沒給他服西藥，只是幫他推三關推六腑等，也就好起來了。不得不說中醫非常神奇。

醫者佛：小兒推拿非常見效。一般小孩發燒或腹瀉，推拿一次即可見大效。我曾經在奧地利治療一例五歲小孩，耳朵有蒙住感，西醫治療一直未效。囑咐助手為他推拿內八卦，第二次推拿時，患兒母親告知，小孩自述耳朵「轟」的一聲，突然打開。從此病癒，斯為神奇。

第六章 排病反應

治療疾病，不單單是治療患者提出的病，
而是依患者所反應出來的症狀，
全面地分析患者機體生病的本質，
進而從根本上修復機體，幫助恢復健康的身體。

第一節 排邪反應

在服用中藥及進行針灸治療的過程中，患者可能出現一些反應。特別是服補充陽氣的藥方時，當人體陽氣充足，會不斷輸向全身經絡、臟腑。但是各人經絡暢通程度不同，經絡內正邪相爭激化，元氣不斷衝擊病氣，病氣被驅逐出體外，這時將出現排出邪氣而恢復健康的反應。有時服用疏通氣血、排除阻滯的方子，也會出現明顯的排邪反應。以下列出數種情況，請患者要有定見，若是排邪反應，就必須配合醫生的治療，進而改善或修復病體。當病氣完全排出體外後，相應的症狀立即減輕或消失。若不是排邪反應，醫生千萬不要執著，對於藥物不良反應要有正確的認識，以便幫助患者及時改方或停藥。

排邪途徑各有不同

邪氣進入機體的部位不同、性質不同，疾病也不同，況且每個人的體質亦不同，因此，排出邪氣的途徑各式各樣。以下參考王正龍先生的觀點，再結合我的臨床觀察，得知病氣大致從幾個途徑排出。

一、四肢末端

兩手和兩足是全身肢體的最末端，也是最容易排出邪氣的地方。一般來說，邪氣的來路亦即邪氣的出路。邪氣多數從四肢、肌表向軀幹或內臟侵入。而排邪時，又會從來的路徑排出去。臨床觀察，侵入人體的病氣常呈冷風（風）、冷汗（寒）、黏汗（濕）等形式從手足的八邪、十宣、八風、氣端和勞宮、湧泉等穴位排出體外。排病反應時，經絡內可能產生移痛反應。移痛時，病氣所經過處，常伴有痛、痠、脹、麻、癢等感覺。

二、皮膚

陽氣活化後，人體自我調節，寒氣會由皮膚排出體外。皮膚排寒時，渾身冒冷汗；皮膚排濕時，大汗淋漓，甚至出黏汗。有人黏汗如膠水或黃油，色深、異臭、極黏。排汗時，應及時用乾毛巾擦拭，避免受風，切勿用冷水沖洗。有的人出疹子，這也是肝內的毒素及體內廢物排出來了。一般過敏性體質多見此類反應。我的體會是依疹子排出的部位，得以推算排邪的經絡，如足底湧泉穴處出疹子，是少陰經的毒邪排出；若是足背部，則是陽明經排毒的部位，其他部位皆如此。

有患者告訴我，晨起後自覺屋內比平時臭，豈不知這是機體陽氣充足，藉睡覺時把病邪通過皮膚排出的反應，表現為臭氣。當然，開開窗戶就行了。有患者服藥後臉部起小白粒，似疹子，但不癢。這是患者的衛氣本虛，不足以宣通水液排汗外出。中焦陽氣補充後，營衛足而祛除邪氣向上向外透出皮膚。

還有手腳的蛻皮反應。若病邪在身體上部，多通過雙手的蛻皮祛邪；若在下部，則往往通過雙腳的蛻皮排出邪氣。蛻皮時雙手雙腳如蛇蛻皮一樣，完整蛻出一層舊皮，模樣十分怪異，但蛻出後的新皮膚則光亮如鮮。李可老中醫也觀察到，有的患者會全身蛻出一層皮來，而大病隨之而癒，殊為神奇。

三、尿液

飲症患者，身有水腫。待任脈暢通後，水飲會從大小便中排出。水飲排出後，水腫即退。暑火也從尿中排出，暑火者，尿色極黃，排尿時會有尿道刺痛感，排尿後尿道刺痛感消失，此時應多飲溫開水，以助排毒。

四、消化道

不少患者服藥後會出現便祕或腹瀉，每天去幾次廁所，總覺排便不暢。或是便祕與腹瀉交替，但不會特別難受。繼續服藥，五、六天即通，便祕、腹瀉自然消失。這都是胃腸道反應。胃腸道的反應在整個疾病治療的過程中，具有至關重要的作用。因為胃腸道是多數病邪向體外排出的通道，體內廢物和毒素多數從大腸排出，因此反應極為複雜。腹瀉時，一天之中瀉三至十次（我有一位患者甚至一天大便十五次），大便色黑，或極臭，或如水樣，但沒有疲勞感，反而異常輕鬆。臨床常見太陰或少陰體質的陽虛患者服四逆湯後，出現腹瀉。這些都是邪氣自太陰排出的反應。

有的患者服藥後會出現腹中有氣體竄動、覺得脹滿、疼痛、放屁多、打嗝多，這是陽氣充足後，臟腑功能恢復，促進中焦宣暢氣機的功能，機體開始排出不暢之氣，這是好事。有過肝病、胃病的人多有這種反應，氣排完了，病就痊癒了。

若病邪在上焦部位，往往以嘔吐方式排邪。如肺癌患者服中藥後出現頻繁的嘔吐，吐出黏濁性痰液，這是正氣恢復後，努力把瘀滯在上焦的邪氣以嘔吐的方式排出體外。中醫本來就有汗吐下三種排邪方式，而吐法正是其中之一，也是非常重要的一種方式。

五、呼吸道

客於督脈及太陽經的寒氣，可能透過打噴嚏排出。若印堂受了風寒邪氣，則可能透過流涕排出。臨床常見患者出現乾咳或痰多，日夜不停；或忽然怕冷、怕風，不停地流鼻涕、鼻塞、打噴嚏，極像感冒。這是太陽經正氣在攻邪的反應。邪氣曾由太陽經進入體內，現在邪氣排出時又經過太陽經。此時可改服大劑四逆湯合麻黃湯，以增強療效。若伴隨有高燒，一般一至三天就會退燒，而且這種發燒多數只有上半身發熱，也可服用麻黃附子細辛湯，各30克，一、兩服即可燒退而邪出。這些都是機體努力排除風寒邪氣的反應。各種風寒所致的疾病，只有將風寒排出體外，疾病才能治癒。

經我臨床觀察，一般風寒邪氣的外排，多以感冒、噴嚏、流涕等方式排出，或從經絡的一些空位及四肢末梢排出，還有少數患者透過呼吸之氣及放屁排出。

常見的支氣管哮喘患者，經治療後，會出現無原因的感冒、噴嚏、流涕及呼吸之氣極為寒冷的現象，這就是呼吸道的排邪反應。

有些大病也可能透過咳嗽而癒。那是邪氣從三陰層次向外透發到太陽層面，發為一過性咳嗽。數天後病邪即退而健康恢復。

五音通五臟。五臟中的病氣可透過自發性呻喊，由喉、鼻排出體外。

六、經絡肌表

有時患者會出現周身肌肉、骨節劇烈疼痛，或者腹痛，甚至疼痛難忍；少數患者甚至有昏迷一、兩小時的情況。這是陽氣在經絡中運行，把潛伏的陰邪驅逐出來的反應。此時陽氣正在修復病灶，以全面恢復機體的正常機能。若身體有濕熱感，那也是經絡氣血運行暢通而旺盛的自然反應。

有些肌肉萎縮的患者，會反覆出現各處肌肉的疼痛，有時劇痛難忍，而且伴有嘔吐、口苦、發燒等情況。這些都是身體陽氣旺盛，修復病體，祛邪通過經絡肌表向外排出的表現。臨床常見患者先是肌肉劇烈疼痛數天，甚至一、兩個月，然後發現疼痛的肌肉已經不萎縮、不凹陷了。可以說，每一寸肌肉萎縮的修復都可能伴隨著疼痛。這種修復經絡的反應最是驚心動魄，需要醫生的定見與患者的信心。

再者，客於機體不同部位的邪氣，其排出時的穴位亦有所不同。如深伏於少陰經及心腎等處的病氣經心包經，由勞宮穴排出，會出現勞宮穴發涼、出疹子等情況。若勞宮穴關閉，病氣排泄受阻，留在心包經，則會致胃、心臟、頭部等部位不適。常見噁心、嘔吐、心區疼痛、頭痛、頭暈，嚴重者還會引起休克。這時要用針刺疏通心包經，患者也要自己按摩心包經諸穴及膻中、崑崙等穴以幫助排邪。少陰腎經的邪氣則往往在足底的湧泉，或是然谷與湧泉之間的部位發為紅疹，這時用麻黃附子細辛湯最是時候。而陽明經的邪氣也可能在商陽穴上排出，表現為商陽穴疼痛，或是出紅疹子。一般來說，全身的邪氣最後都將從太陽經排出。所以，臨床常見患者在排病過程出現足小趾的疼痛。這時就要加強排邪，千萬不可去治療小趾疼痛。

七、孔竅

孔竅是邪氣容易侵入的途徑，亦是邪氣排出的途徑之一。我們周身有不少孔竅，如眼、耳、鼻、口、下陰、肛門、尿道等。

治療後若忽然出現牙齒熱痛，或耳內疼痛，或流鼻血，或舌尖、嘴唇上火起泡，或喉嚨又乾又痛，或晨起時眼屎很多，或腹瀉，或耳內鼓蕩，或耳鳴等，都是陽氣通暢後，邪氣自孔竅排出的反應。腹瀉一般是六腑的邪氣排出的必經過程。耳朵是少陰腎臟的邪氣排出的途徑之一，有時會出現短暫的耳鳴，也是邪氣排出的反應，但一過而止。

婦女因寒邪過重而月經不調，或崩漏，或淋漓不止，服藥後可能停經一個月，次月即通，或月經提前幾天甚至十幾天，次月就會正常；排血量可能會多於往常，但不會像往常那樣疲倦；後幾個月會排出大血塊，經血呈醬油色。虛寒型不孕症患者可以因此而懷孕。卵巢囊腫會發生輕微破裂出血，而後痊癒並恢復正常。有時還會出現尿血、尿道炎和陰道炎等症狀。千萬不可見此症狀而當成病來治，那就辜負了醫生的一番努力了。

八、六經順序排邪反應

邪深伏厥陰時，若突然出現心慌、口渴、厭食，甚至出現噁心嘔吐現象，表示邪氣自厥陰轉出少陰、太陰，病根已經開始鬆動了。此時當加重藥量，或加服理中丸以扶太陰，或適當多喝點水。

邪氣的排出順序是自陰而陽。具體來說，自厥陰、少陰，而至太陰；自陽明、少陽而至太陽。太陰的排出途徑往往是陽明胃腸道，而太陽的排出途徑則是肌表。

但也有從少陰直接至太陽排出體外的。因為少陰與太陽互為表裡，兩者互根互轉。若是少陰陽氣不足之體質，一感邪氣則會經常自太陽直入少陰。如感冒吊點滴後猝死者，或從感冒、咳嗽變成心肌炎、急性腎炎的患者，都是少陰陽虛體質。其實，治腎炎就像治感冒，非常直接有效。急性腎炎往往三服藥可基本治癒。只要掌握邪之入路即邪之出路的道理，按六經辨證治療就會產生不可思議的療效，非西醫所能理解。

九、人體突出部位亦是排邪途徑

人身除軀幹外，其他部位都屬突出部位，如四肢、頭、鼻等。機體陽氣一旦充足，將從軀幹向突出部位輸送陽氣，邪氣則在這些部位被驅趕出體外。

如忽然頭痛難忍，或後頭痛、偏頭痛、頭頂痛、前額痛等，這是陽氣充足，祛邪於外，邪氣與人體本身的正氣相爭的自然反應。疼痛越是劇烈，則邪正相爭越是劇烈，越是需要繼續服藥，或加大劑量，以扶助陽氣，祛邪外出。

有時四肢會出現疹子、疼痛、麻木、瘙癢，這是邪氣不能立足於臟腑，向四肢部位逃竄的反應。

十、感情反應

排邪時可能產生自發性的哭、笑、呼喊、呻吟、歌唱和言語等感情反應。其反應的發生率很低。各種感情反應發生於不同的心理狀態。

哭：多數發生於受委屈、傷心、憂鬱的患者。受委屈後，欲哭不得，不曾發泄，大腦皮層相應區域緊張，臨床常見抑鬱症患者經針刺治療後，出現不能控制的哭泣，哭完覺得非常輕鬆。往往患者需要數次哭泣，才能完全舒解抑鬱的肝氣。

如一般女性患者經治療後，常出現不明原因的煩躁、悲傷、委屈欲哭等情況，數日後自然消失，疾病亦隨之顯著緩解或痊癒。這是鬱氣鬱滯患者經常出現的反應。包括子宮肌瘤、卵巢囊腫、乳腺增生等患者，都是由於肝氣先鬱，繼則氣滯痰凝所造成的。因此，扶助陽氣後，腫塊會慢慢縮小。

笑：多數發生於心氣不舒的患者。服中藥後，心氣充足，膻中穴開放，有時會哈哈大笑。

呼喊：多數發生於抑鬱症患者。邪氣排出時會自發地發出呼叫，可能與丹田內氣活動激烈，強烈地抒發鬱氣有關。

呻吟：多數發生於久病甚深、疲乏不堪的患者。服藥後患者陽氣開始祛邪，會自發地發出輕微的呻吟聲和哈欠。呻吟是氣歸丹田的表現形式，係丹田元氣虧損而自我調節所致。哈欠能幫助排除膈中病氣。哈欠後，胸腔壓、腹腔壓得到調整，有開胸順氣之功。

歌唱：發生率極低。患者陽氣充足的過程，伴隨昏睡，如入夢境。此時，偶有自發性歌唱發生。

十一、言語

發生率極低。患者先自發性轉動舌頭，相繼出聲。這是心氣充足後，心開竅於舌，心主言語功能的自然體現。

排病反應經歷時間因人而異。一般來說，病在經絡歷時最短，在六腑歷時稍長，在五臟歷時最久。排病反應亦與患者體質相關，陽盛體質最易排毒，陽虛體質最難排邪。另外，中醫處方的劑量亦會影響排邪的時間。通常在患者不虛的情況下，若方子劑量大，則排邪快些。例如治療感冒，若虛人外感，則當先扶正再祛邪，若患者平素不虛，則一、兩服藥即可排除邪氣。

邪氣性質決定排邪方式

自然界存有風寒暑濕熱燥火等不同性質的邪氣，不同的病患體質，其排出時的反應也不盡相同。

一、風邪

單純的風邪致病，多為感冒、頭痛、身痛、四肢痛等，其排邪包括打噴嚏、發燒、出汗、四肢痠痛癢麻脹等方式。但一般多是風邪夾著寒邪及濕邪等一起侵犯人體，發生疾病。其排邪方式亦因所夾邪氣性質的不同而有所不同。

二、寒邪

臟腑寒邪較重的患者，如四肢萎痺等，服藥後可能出現明顯的渾身怕冷，覺得病似加重，且有冷氣從身體裡向外透出的感覺。這是體內陽氣漸充、祛除陰邪於外的表現。

坐月子期間所患風寒痺症的婦女，經治療後，常常出現四肢末梢向外冒涼氣的感覺。此時陽氣得藥助而盛，邪氣欲退未退，暫時停在肺及肌膚、皮毛等部位。應加大扶陽藥劑量，把邪氣完全驅除。

三、濕邪

濕邪多膠滯於全身的經絡、上中下三焦，表現為肢體沉重，甚至水腫、畏寒、痰多等。排出時，濕邪移至手足，手足除有上述的痛、痠、麻、脹、癢等感覺外，還可能起水泡、發濕疹、蛻皮等。

還有一種情況，患者忽然眼瞼、臉部、小腿和腳面局部浮腫，乃至全身浮腫，甚至有排尿困難的情況，或全身出黏汗。這是因為陽氣盛了，濕邪從內排出於外，表現為太陽氣化不利的情況。此時正是攻邪治病的大好時機，千萬不可停藥。

四、火邪

患者常常出現不明原因的發熱發燒現象，也可能出現類似實火的反應，如忽然煩躁不安，或臉部發紅發熱。這些都屬於火毒所致的疾病，陽氣得到補充，血脈末梢被疏通，多以瘡、癢、腫痛、發燒、尿赤、肛門灼熱、腹瀉等方式排出。這是服藥的自然反應，不是補陽補多了，相反是陽氣還不足，當繼續服藥。這些反應一般兩、三天就會消失，這是機體免疫能力正在提高的表現。

有時火邪不是外來的，而是客於體內的寒氣鬱久而化成火熱邪氣，其排出的反應也與上類似。

五、痰邪

一般痰濕邪氣所致的疾病，多以咳痰、無誘因的尿頻、腹瀉、大量排汗等方式排出。這是脾腎陽氣得到補充，化開冰伏的陰邪，邪化為水自然排出體外，應繼續服藥至大便不黑不臭不瀉為止。切不可服止瀉藥，以免留邪於內。

六、瘀邪

因為瘀血內伏所致的疾病，在陽氣得到補充的情況下多以皮下瘀斑、便血、咳血、月經等排出。患瘀滯於經絡的血瘀證，患者會忽然腰部痠痛如折，或體表發麻，或脹、涼、熱、痠、重、癢，以及蟲爬、蟻走感，或出現患病部位不自主地跳動、抽搐。這是元氣運行旺盛，打通瘀滯經絡時的必然反應，也是陽氣祛邪透出機體肌膚時的反應，只需繼續服藥，邪氣徹底散出後，這些情況就會消除。

七、燥邪

燥邪為陽邪，其重者會影響心神，導致狂躁症，這類患者近於康復時可能出現手指乾裂。另外，像秋季的燥咳亦是燥邪所致，燥邪排出機體時往往會出現面紅、舌紅、小便黃、大便黑臭而稀等反應。

邪氣的性質也會影響排病反應的持續時間。風性輕，易動，極易排出；濕性黏，排出較慢；寒散入肌肉，又較濕慢；痰性滯，需體內津液溶化，排出最慢。

第二節　陽氣自我修復反應

病邪退了，陽氣自然會重新控制機體，恢復機體的活力。這時可能出現一些反應。通常是陽氣的自我修復反應，絕對不是病，千萬不可當成病來治，否則好不容易祛除的邪氣將再度回到體內。

如患者臉上出現紅色疹子、青春痘、口腔黏膜潰瘍、舌上長小泡，或在屁股、臉部等處長出大疙瘩，或全身及臉部出現片片紅斑、丘疹、水泡，伴異常痛癢，這些都是陽氣充足後自然上升的表現，無須擔心。繼續服藥約半個月後便會自然消失。

頭部陽氣宣通時，出現輕微眩暈，或走路不穩，就像在汽車上行走一樣，或頭內有輕微的轟轟聲，或有耳鳴、耳內鼓蕩感覺，陽氣升騰，陰邪正從耳竅逃竄。此時繼續服原來的扶陽藥三、五天，或改服當歸四逆合麻黃附子細辛湯三、五天。這種感覺很快就會消失，那時頭部的陽氣已經通暢無阻了。

患者會出現身體浮沉感，特別是在針灸治療時。患者或感覺如漂浮在空中，或感覺沉重之極，身體緊壓在床板上，這是針灸得氣，臟腑得到經絡氣血之濡潤，上下宣通的反應。

如肥胖者在治療後食欲亢進，體重繼續增加到一定程度後，方才降到正常的食欲及體重標準；而消瘦者在治療後出現食欲不振，體重繼續減輕到一定程度後，才恢復正常食欲，體重也逐漸增加到正常標準。這都與胃腸道自我修復時功能大幅度調整有關。

高血壓患者服藥後血壓暫時升高，糖尿病患者服藥後的尿糖、血糖值暫時升高，尿中泡沫增多。再如許多人因使用止痛劑，好幾年不曾發生胃痛，以為胃病已經痊癒，服中藥後病痛反而一再顯現。實際上，退病過程中以腸胃的反應最為快速。也就是說，經治療後疾病有短暫病情加重反應，這是疾病與人體陽氣交爭的掙扎現象，絕不會導致病情惡化，因此不必有所顧慮和懷疑。若治療過程中，自始至終都無這種反應，那麼，這個病恐怕不好治，或說難以真正治癒。

有時患者會出現幾年前（甚至幾十年前）的舊疾復發。如有骨折病史的在骨折部位重新出現疼痛；有胃病病史的，胃部症狀重新出現；曾患膽囊炎或闌尾炎的，又覺膽區、闌尾區疼痛；曾患痔瘡的，肛門出現血便等。可以說，曾經患過的疾病基本上都會復發。雖說復發，感受卻不會比以前犯病時強烈。這說明以前所患的疾病並未徹底痊癒，由於陽氣得到補充，機體開始進行整體調整時，又將其清理出來，最終是要將其消滅排除的。這種反應是一種良好的治療反應，對機體具有保護性，絕不會因為以前曾患過腦溢血而再次發作，也不會在骨折部位再次骨折。扶陽治療不單純是針對患者當前的疾病，而是同時對機體進行整體調治。患者在治療當前疾病的同時，原有的舊病老病也能調整治療。

失眠及嗜睡反應幾乎是每一個患者都能遇到的現象。患者服藥後失眠，甚至徹夜難眠，自覺體內陽氣蠢蠢欲動，但第二天精神反而格外好，且不覺疲乏睏倦。這是陽氣修復機體時的自然反應。大約三天即消失。之後，多年的失眠問題就自動治癒了。有時患者突然感覺非常困乏，渾身疲懶，特別睏，總要睡覺（且睡得很沉）。這樣的情況持續兩、三天，特別是久病或寒氣較重的患者，會沉睡幾天。醫生所用補陽藥劑量恰好符合病情時，往往會發生這樣的情況。經過幾天的困乏後會病情大減，患者轉而充滿活力，精神大振。這也是人體精氣神進行自身良性調整的一種表現。

若有生殖系統疾病，龜頭、陰蒂會有灼痛感。眼病患者，包括近視、遠視、散光及眼部炎症、眼瞼病變等，會短時出現複視，或眼睛乾燥、紅痛、眼癢難忍。肝病患者出現雙目紅腫羞明、頭暈目眩、下陰潮濕等現象。這些都是病灶局部氣血舒通的修復反應，是正氣充足、邪氣通過經絡管道逃竄的反應，是治療初步見效的反應。不要因癢而拚命揉眼睛或滴眼藥水。

婦女已經絕經的，突然出現月經來復現象。這是好事情。曾見西醫治療痛經，用藥物幫助患者提前絕經，說是月經停了，以後就不會痛了。然而，留得一天月經周期，就保持了一分生機。越晚絕經，其腎氣越旺。服藥後出現月經，表示患者本來應該有月經，卻因各種原因（多是誤用抗生素、苦寒中藥等傷了陽氣），而提前結束。現在扶陽後，身體的陽氣激發了出來，出現了新的生機。

服補陽藥還有一個口味問題。我曾以四逆湯加當歸四逆湯治過一例下肢關節炎的女性患者，初服藥時，效果非常明顯，腿痛消失，初診時沒有提供的症狀，如經常掉髮、臉色不紅潤等也都大為改善。但有一天患者反應：同樣的方子，怎麼味道完全不同，根本無法下嚥。囑停藥後，病就痊癒了。應該說，人體知道自己需要什麼、不需要什麼。大凡難以下嚥的藥可能都不適合於患者，口味讓患者喜歡的藥反而是對症的。

應用30克製附片久煎，服藥三、五次，大多情況下患者無明顯反應，或出現一過性舌麻，或症狀減輕，或略有變化。但有時患者會出現嚴重的手足麻木症狀，甚至伴有頭麻、舌麻等。此時，醫者或心中慌慌然，恐用藥失當；或擔心附子中毒而改投他方；或認為是補陽失當，證當滋陰云云。病家或不相信醫生而另找他醫。其實，服補陽藥後，患者機體陽氣得到補充，陽旺則開始祛陰於外，邪走四肢，則四肢出現麻木。這預示著正氣已盛、邪戀不退的情況。因此可繼續應用溫陽藥，扶足陽氣，祛邪退出機體。此時不可誤認為溫陽有誤，更改為滋陰方藥。如此，則陰邪復進入厥陰而更難祛之於外。或原方加當歸，更服數劑。借當歸通經之力，驅經絡之邪於外，則手足頑麻可去。或另服當歸四逆湯，以當歸四逆湯之溫通，把真陽運行於四肢末端，則麻木當除。另外可加吳茱萸、生薑等以溫運厥陰。

種種反應，都是體內陽氣發動，臟腑經脈裡的寒邪將要被驅逐出來的表現。這樣的情況不會持續太久，幾天後患者將感覺到病情好轉，痛苦減輕。因此，出現這樣的情況是好事情，應繼續按時服藥。

以上反應多表現為不舒服。但也有服藥後舒暢的反應，或自覺有涼氣自身體某處散出，或背後透出大粒冷汗，或藥後自覺肢體氣血通暢，或藥後牙石容易脫落，或是病情減輕等，都是有一種舒暢的感覺，這是陽氣祛除了邪氣，機體氣血通暢的反應。此時患者最容易產生徹底治癒的信心。

第三節 為何出現反應？

用了溫陽藥物，或針灸治療後，人體虛陽得到補充，陽氣自內鼓動，開始祛邪於外，出現正與邪相爭的狀態。正勝則病退，邪進則病進。但逢其正邪相爭之時，更服溫陽藥則陽進一分，病退一寸；停服溫陽藥則邪進一分，病情不減，都有可能。若正勝病退，此時所出現的症狀非常複雜，甚至有症狀加重、新病出現、舊病復發的情況。所有這些都關乎正邪之爭。因此，服了藥若無反應，病就不容易康復。有了排邪反應，就是佳兆，不必擔心。邪盡正復，而後才可以停藥、換藥。

其實，人體本身比大腦聰明，比我們更珍惜這個機體，有一種若不能健康就誓不罷休的傻勁，分分秒秒都為健康而努力，只是人類自身沒有意識到罷了。中醫是一種純自然的療法，能促進機體向正確的方向努力，以修復病灶，促進健康。但一般應用抗生素、荷爾蒙、各種點滴治病，多是把病邪壓到身體最深處的厥陰。表面看似病狀減輕，實則機體正氣減少，其對病邪的反應自然降低。這樣的治療僅僅是把邪氣壓到身體裡層，伏邪深居，久之就生出重病，如腫瘤、肝硬化、關節炎、腎炎、各種心臟病等，威脅生命。我的治療是通過恢復陽氣，把身體裡層的邪氣透出來，這是治本，是對機體的全面修復。我曾治過不少慢性病患者，服藥後主訴的病情好了，身體狀況隨之改善，自述更有精神、更年輕。這樣的治療既不會損傷機體的正氣，反而可以全面調整健康狀態，是真正的治本之法。因此，在治療過程中可能會暫時出現病情的加重，請千萬別擔心，不要因此放棄修復機體的大好機會。

許多人沒有服用任何扶陽藥物，也會在季節變動或久勞突逸時出現以上列舉的現象，這是自身陽氣鼓動、祛邪外出的表現，必須服用扶陽藥物扶助正氣祛邪外出。倘若服用清熱滋陰的藥物，只會適得其反。若治病過程出現類似中毒的情況，要及時諮詢醫生，不可自作主張服用滋膩藥物。在服藥期間，若出現一種或數種以上情況，體內就會減少一種病邪，醫生和患者都應感到高興才是。

以上所列，只是服用扶陽藥物可能出現的情況，因患者的病情不同，可能還有其他情況，無法一一列舉。不論出現什麼情況，必須依照患者的脈象來診斷，若屬於沉、弦、浮、細等表現陰寒陽虛的脈象，就屬於正常情況。懂得陰陽脈象和臟腑功能理論的有經驗醫生就能準確把握這一點。

有些醫生卻將這些情況歸結為診斷失誤、附子中毒、藥物過敏等，其實是不曉陰陽至理和製附片的特性。製附片的中毒反應，只是附子的熱量過度，而不是像砒霜那樣的毒性，也不會沉積在體內。若出現反應時，自己不明白是怎麼回事，請直接與醫生聯繫。千萬不要服用清熱滋陰或消炎、荷爾蒙之類的藥物，將寒邪斂回體內，或將患病的器官手術切除，否則後悔莫及。

第四節　如何看待排邪反應？

病邪不同、患者體質不同、病情輕重不同、治療法不同，因此即使是同樣的疾病，其痊癒的過程也可能不同。特別是大病、重病、危病，病情恢復的過程不會一帆風順，總有各式各樣的反應，甚至看上去好像是病情加重了。此時患者如何理解病情變化、醫生又如何堅持治療思路，這兩點十分重要。

這裡以三個常見的排邪反應——出疹、頭痛與鼻出血——為例，談談應該如何看待排邪反應。臨床所見的排邪反應非常複雜多變，甚至驚心動魄，這既考驗患者對醫生的信心，也考驗醫生自己的醫學定見。患者對產生的反應不滿而放棄治療，或醫生懷疑治療的思路而改弦易轍，如此功虧一簣的，臨床上比比皆是。

出疹

身上出紅疹。特別是針灸或服中藥之後，體內陽氣得到補充，開始排邪外出。這時往往出現局部或全身的紅疹，甚至奇癢難忍。這種疹子與一般病邪引起的疹子不同。因為它不是由於接觸刺激物，或食用易致敏的東西所引起，而是得到正確的治療後才出現的正常反應，這是病邪正在排出，是祛邪反應。臨床觀察發現，曾經長期服西藥的患者很容易出疹，這絕對不是中藥或針灸的過敏反應，而是將積累的各種毒素排出體外。因此出疹不是病加重，而是減輕；不是服錯藥，而是服對藥。

此時千萬不可見疹治疹，用清涼瀉下諸法，否則會把好不容易排出的邪氣又壓進去了。最好繼續服原來的中藥，或繼續針灸。必要的話，也可以另服藥方。我常用桂枝湯加三七，效果十分明顯，數天之後疹子即可慢慢消退。但也有出疹一、兩個月的情況，只要堅持正確的治療，有一天會完全治好的。

以後繼續治療，患者可能再出一批疹子。若病情比較重，或在體內累積大量的西藥之毒，則可能會出好幾批紅疹，但伴隨著疹子的出現，疾病必然會越來越輕，患者也將感覺越來越輕鬆。

頭痛、鼻出血

頭痛或鼻出血也常常在服補陽劑或針灸時出現。這是陽氣上充，通開鼻竅或頭竅的反應。此時陽氣上溢，逼陰邪向外逃逸。這時就可能出現明顯的頭痛，甚至痛如錘擊、如裂開、如椎刺等，總之是痛不可忍。還有一種可能是以前就有頭痛，後來慢慢地消失了，患者以為是頭痛病痊癒了，其實是因為錯誤的治療導致邪氣充盛，壓住正氣，正氣產生不了抵抗力。頭雖然不痛了，但病根還在。而且患者一定伴有精神不振、頭時暈重、聽力下降、耳鳴、眼神變差、腦中轟響、記憶力減退等症狀，都是陰濁滯於頭竅的表現。陽氣充足後，祛邪於上，正邪交爭，則會產生抵抗反應，表現為頭痛。

此時可以減少開陽藥的用量，或增加潛陽抑陰之品。我喜歡加生龍骨、生牡蠣以收斂浮陽，並重用川芎以通陽開竅，或用細辛引陽氣從少陰外走太陽。此時不可以見頭痛而用川芎茶調散等香燥動血之劑，也不可濫用寒涼抑陽之方。針灸止頭痛效果極好，可刺合谷、曲池，或配合刺絡放血法。

鼻竅內的血管內通腦血管，是腦血管連通體表最為浮淺的部位。因此，這也是緩解腦血管壓力的關鍵部位。對於急性中風、眼內暴痛、腦內壓迅速升高的患者，最簡單有效的方法莫過於趕緊刺破鼻腔內的血管，使腦內血管的壓力鬆解。古人常用蘆葦尖，或竹簽作為工具，現在可用三寸長針灸針，伸到鼻腔的最內面輕輕刺幾下，再一低頭，血就流出來了。試想，若氣血烘烘奔騰於上，則可能導致腦血管破裂。若腦血管破裂出血之前，趕緊把鼻腔內的血管刺破出血，緩解氣血上沖的壓力，就能預防中風的發生、並可減輕中風後遺症。所以，千萬別小看這一方法，古人的學問很大，不能不佩服。

高血壓引起的中風是有原因的，如腦內血管硬化、血壓暴高等，其本質多是長期服用寒涼傷陽藥物，使腎陽虧於下，而相火灼於上。所以健康人若大怒，氣血沖上，一般是不會中風的。只有三陰體質者才會中風，這種體質若平時鼻竅陰濁蒙閉，陽氣不溫，經正確治療後，陰濁被化掉了，陽氣上溢，修復病灶，則可能會把瘀滯的血絡開通，表現為鼻出血。因此，鼻出血是鼻竅通暢的表現，千萬不可見鼻出血而大用清熱涼血藥物。

臨床治療垂危患者時，需要回陽開竅，若昏迷的患者服中藥後未見症狀恢復，卻出現了鼻出血。此為好現象，是陽氣把頭竅溫通，濁陰隨血而化去，緊接著患者必然很快甦醒。

對於服中藥後突然鼻出血的患者，若初期血色暗黑，或有血塊，一般不需要止血，可繼續服原來的方子，以幫助排邪。若血出較多，而且血色轉為鮮紅，則需要配合止血藥。我一般在原來的方子上加三七、山茱萸、煅龍骨、煅牡蠣諸藥，以活血止血。

再有秋天氣候乾燥，鼻腔也乾燥，往往會出現鼻血。這是燥熱傷絡的表現，又與以上所論不同。此時當用清燥救肺湯以治其燥之本，兼以涼血止血諸方配合。

總之，遇到病情變化時，醫生一定要有定見。平時要有扎實的中醫理論基礎，此時見症而分析，必然會有正確的見解。總之，醫生要治病，就要辨證分析患者的陽氣與陰邪的狀態，知道六經的層次，這樣才會見症而不迷惑。

當病情開始變化時，可能變好，也可能變壞。至於是症狀加重抑或排邪反應，就需要醫生仔細分析陽氣的功效，了解機體陽氣充足後如何抗邪、病邪會從哪個途徑排出、有哪些反應等。中醫治病就如打仗一樣，也需要「知己知彼」才能做到「百戰不殆」。

如果排邪反應過大，患者往往不喜歡。但也有個別患者因久苦於病痛，出現強烈的反應時，以病將痊癒的美好前景來自我安慰。怎樣才能又治病，又減少排邪反應呢？有無配合的治療法呢？我認為，可以配合針灸。特別是患者出現明顯的排邪反應時，既要繼續治病，又可用針灸幫助消除這些不適反應。因為針灸有調和陰陽、調節氣血平衡、疏通經絡的作用，這些作用正好可以消除排邪反應。臨床上我用針灸與中藥配合治療重病，恢復過程十分順利，患者也樂於堅持治療。至於用針或用灸、取什麼穴位，都要依各個患者的病情變化及排邪反應的不同而調整，沒有固定模式。總之，提供這樣一個資訊，希望可以幫助患者認定醫理，快樂地接受治療。

第五節　何謂「瞑眩反應」？

古人云：「藥不瞑眩，厥疾弗瘳。」中醫治病與西醫最大不同點在於中醫治療會產生瞑眩反應，而瞑眩反應正是人體陽氣調動修復機體的必要過程。而從中醫的角度看，西醫治療是一種損傷，是傷害正氣的治療，不容易產生瞑眩反應。

那麼，什麼是瞑眩反應呢？

瞑眩反應是一個很大的範疇，指人的體質或健康能不能轉好（如虛寒性體質變為健康），或人體在排出毒素（如西藥、食物中殘留的農藥、人工添加物、飼料中的荷爾蒙、抗生素、人體產生的廢棄物）時身體的反應，亦稱排毒反應或好轉反應。瞑眩反應不光是表現在顏面或身體，甚至口中出現蕁麻疹，其他表現如浮腫、大便次數增多、腹痛、腹瀉、發燒、耳鳴、血壓變化、骨筋痠脹疼痛等症狀。藥後症劇者，往往是藥力生效，外邪內透之故。因此出現這種反應者都不要擔心，它不是副作用，短時間後就會自然減輕和消失。瞑眩反應是醫生與患者都應該努力追求的。

一般服中藥或針灸都可能出現瞑眩反應（有時服用保健品也會）。這代表機體的陽氣正在努力工作，為健康而奮鬥。這個反應有其特殊性。

一般來說，瞑眩反應只發生在有病的臟腑，有時連我們自己都不知道，已有臟腑功能發生病變或功能障礙，會在不知不覺中恢復。

這種瞑眩反應大多是暫時的。當反應告一段落時，身體自然好轉，整個人因而輕鬆起來。這時睡眠品質顯著提升、心肺功能增強、免疫力強、感冒減少、臉色紅潤、精神旺盛、生理時鐘變得有規律。

另外，瞑眩反應可能多次出現，直到陽氣完全修復病體為止。

產生瞑眩反應的時間不一定。輕病患者服藥一、兩天後就會出現瞑眩反應，這是中藥發揮效果的前兆。但也因人而異，不是每個人都會出現，依各人體內邪氣多寡及邪伏位置而不同。有人甚至直接產生治療效果，並無瞑眩反應。但多數患者服中藥十數天至三個月內會有瞑眩反應。一般來說，越是邪氣重而正氣虛的體質，越容易出現這種反應。

陰寒性體質（又稱過敏體質）比較容易感受外邪而生病。長期食用陰寒性食物，如香蕉、牛奶、冰淇淋、生冷食物等，是產生這種體質的主要原因之一。有幸的是，正氣沒有完全傷害，在中藥的幫助下，這種體質還可以產生排邪反應。若正氣完全耗傷了，其過敏性體質也好像自動康復了，而事實上是邪氣已經入臟入腑，正氣完全失去抵抗能力。這時就很難再產生排邪反應了。

現代，我們體內的化學物質越積越多，諸如藥品殘留、農藥殘留、酒精、人工添加物、飼料中的荷爾蒙、抗生素、環境汙染等，都會導致機體陽氣下降。而經過服用中藥扶助陽氣後，機體就會產生排毒反應。這些反應都是毒素排出體外時的必然現象。因此，若想排出體內累積的各種毒素，一方面要扶陽，調動機體的自然抵抗力，另一方面要準備出現各種排邪反應。

越來越多的「三高」（血糖高、血壓高、血脂高）患者。服中藥後也會出現排邪反應。基本表現是血糖升高、血壓升高、血脂升高，若患者相信自己的醫生，就不要總是量血壓、量血糖、量血脂，而要專心接受治療。否則一旦產生懷疑，開始服用西藥，前面好不容易補起來的陽氣又被消滅，就前功盡棄了。臨床上每每見到這樣的患者，聽風就是雨，聽西醫一番話，馬上跟著走，反而嫌中醫給他產生排邪反應，讓他不舒服。

以前有過內傷或骨關節損傷的患者，服藥後可能產生瞑眩反應。表現為受傷部位的疼痛、癢麻痠重脹等感覺。要繼續服藥到反應消失為止，則機體的陽氣會徹底清除原來所積累的瘀血，並更新組織，內傷會不治自癒。

有人問，能不能降低瞑眩反應的不舒服或縮短反應時間呢？我認為一定程度內是可以的。但條件是正氣正在修復病體，你只能幫助正氣盡快趕出病邪，千萬不能幫助病邪把正氣消滅掉。否則，瞑眩反應減少，但病邪也進去了。若想治好病，就不要光想著減少反應。越想減少反應，越是要努力培養正氣，越是要注意忌口與飲食節制。如不吃油炸、醃製、刺激性食物，以及少吃肉等。

第六節　附子中毒反應

附子應用不當，容易引起中毒反應。附子的中毒反應，以程度輕重依次表現為：嘴唇舌尖發麻、頭暈、肘關節以下發麻、胸口發麻、發悶、心跳加快、小腹發麻、膝關節以下發麻、視物發白。若出現以上情況，只需用溫水沖服兩小匙蜂蜜，數分鐘至三小時之內即可化解。

如何區別這種手足麻木是附子中毒還是陽氣欲復？我的體會是，看患者手足麻木感出現的時間。若是服藥半小時左右出現，多為中毒反應，此時稍服蜂蜜一、兩小匙即可。或服防風、赤小豆、蟬蛻，也可參考。服後麻木當減，或即時消失。若患者手足麻木的時間非常長，持續一個多小時，甚至達半天以上，服蜂蜜不減，這是陽盛與邪爭之象，此時不可停藥，當進而使陽更盛。伴有口舌及唇麻、頭暈、胸部麻木等，都可作如是觀。

另外，如何看待附子之麻木？我認為這是古人所謂之「瞑眩反應」，即仲景所謂之「知」。仲景在赤圓丸條下有「不知，更服」之語，這個「不知」，即沒有出現麻木症狀，或症狀沒有緩解，或沒有加重的表現。這些都是「不知」，都要更服。所以，臨症如不假思索，畏而退縮，即錯失治療良機，邪進一步，病似減而實更入厥陰。這就是伏邪之所由來，也是伏邪之所由治之處了。

再者，服附子要不要加蜂蜜？有人認為不可以加蜂蜜，因為蜂蜜制約附子之陽，反而有礙附子溫通陽氣之力。我的體會是隨意加點，不要太多，一、兩小匙即可。配合蜂蜜既可滋養脾胃，甘以潤之，又可防附子過燥而傷陰，且可以制約附子之毒。

患者必須注意，若自己服四逆湯、附子湯或真武湯等補陽方子，不可一直服下去。當脈象由微細、沉弦或沉緊變為沉而無力時，說明寒邪已去，扶陽的程度已經達到。此時必須改方，小火生氣，以固其根本。此時萬萬不可任意濫服，需要由有經驗的醫生來辨證調理處方。

若患者的確出現明顯的附子中毒，則當及時求醫治療。這裡我提供幾個解附子毒的中藥方子，必要時要及時服用。

一般來說，能解附子毒的中藥包括甘草、蜂蜜、綠豆、防風等。解附子毒處方有以下幾個，遇到緊急情況，任選其一。李可解毒湯：

生大黃30克、防風30克、黑豆30克、甘草30克、蜂蜜150克，煎湯送服生綠豆粉30克。

竹葉60克，水煎兩次，合在一起，濃縮成200毫升，放涼服下。

生薑15克、甘草15克、金銀花15克，水煎兩次，合在一起，每六小時服一次。兩次服完。

有人用此方搶救生川草烏中毒，十二小時完全恢復。

若是中毒輕症，直接沖服蜂蜜水亦可，一般半小時左右即解。

經上方處理後，患者要及時注意休息，可暫停服原來的中藥方子。有什麼症狀變化，要先與醫生諮詢，不可任意濫服中藥。

網友：中藥有效，為什麼還是那麼苦？什麼時候會出現排邪反應呢？

醫者佛：當然，良藥苦口利於病。不同的人對藥物的反應不同，而且體質也不一樣。關鍵是藥若對症，不管服多少，總有一天會出現排毒反應。這時醫生要有定見，患者也要有定見。否則，邪氣又被壓回體內了。

Yangyang：這幾天，我兒子流鼻血次數突然增多（小時候三天兩頭的流鼻血），這是邪氣侵入孔竅，正常的排毒反應吧。

醫者佛：還是要檢查看是不是鼻腔內有問題。若服藥後突然流鼻血，那就是好事了。值得祝賀。特別是垂危的患者，若扶陽後鼻子出血，是陽氣宣通的表現。患者會轉危為安。其臉色也將伴隨著從蒼白轉為紅潤。另外，瘀血流出來總比鬱在裡頭好。不能強止鼻血，離經之血，若不能排出，會鬱在體內，化熱為病。關鍵要找到病因才是。

貓宅主人：我上回服藥的反應是手腳的指縫間長疱，每天醒來時最癢，抓後就變成立體的水疱，發展到後來是疱上疱，好像癩蛤蟆，癢起來可真教人抓狂啊，恨不得把手給剁了。後來好了以後，長過疱的地方皮膚都蛻掉重長了，當年的冬天手腳也不像往年那麼冷了。

醫者佛：哈哈，排出毒素，一身輕鬆。那是濕邪從四肢末端排出來了。我妹妹曾經是從大腿部位長出密密麻麻的疹子，數天後疹子消失了，多年的膝痛即自動消失了。不少有伏邪的患者通過出疹子來排邪氣，一般來說，如有瞑眩反應，效果必好。而且這種反應一般是一過性的，多是在服藥數小時後出現。不用擔心，這是在排毒呢，並且可以改變原來的三陰體質。

自由人：服過補陽藥之後，出現渾身自下而上像有小蟲在爬的感覺，說難受不是難受，說舒服不是舒服的感覺，應該也是排病反應吧？左手大拇指外側起水疱，是否說明肺經在排毒？這時病人應該怎樣做？

醫者佛：是陽氣在經絡中通暢的反應。肺經的水邪排出了體外。病人應該繼續服藥，不需猶豫。另外，灸法對你非常合適，有益於扶助陽氣。

第七章 飲食禁忌

現代生活水準提高，我們可以食用的東西越來越多，有了口福，但是否健康呢？

古有「病從口入」的告誡，現在看來，極有道理。試看當前各種多發的慢性病，如高血壓、糖尿病、心臟病、腫瘤等，哪個與飲食無關呢？

第一節 怎麼吃才健康？

當今社會，各種腫瘤、心腦血管病、糖尿病層出不窮，熟人間少有未曾患此病者。分析其原因，一方面是環境汙染，另外一方面就是飲食的汙染。

汙染的飲食

(1)凡養豬、養雞者，往往用各種荷爾蒙、抗生素及化學飼料來餵養，好讓豬、雞生長快速，獲得暴利。養豬養雞者都知道自己養的東西有毒，不能吃，卻賣到市場上讓別人吃。

(2)牛奶屬寒涼類陰性食物，易致過敏體質，其本質就是陽氣虛衰。繼而使人體正氣虧損而容易患各種慢性病。牛奶本來是給小牛犢喝的，人怎麼可以喝？凡各種過敏病患，諸如皮膚病、哮喘、感冒者，皆當忌喝牛奶。

(3)各種施打農藥的蔬菜瓜果，再怎麼洗泡，也必然會吃下部分有機磷、重金屬等毒素，得不償失。

(4)各種使用保熟、催熟、膨大、保鮮劑的瓜果。如香蕉、蘋果、黃瓜、番茄、西瓜等，與其吃毒，何如不吃。

(5)工業生產或小作坊生產的各種食品、飲料，其中多有添加劑，如色素、防腐劑等，瓶裝、罐裝飲料皆如此。麵包麵食為了好看，使用硫磺、膨大劑等。腐竹等加工品必用毒藥，方能有好賣相。

(6)醃製物是陰性食物，容易聚陰成形，化成腫瘤。油炸食品、燒烤肉類皆可刺激相火上炎，易於致癌，況且，燒烤的肉本身不一定安全。泡麵屬油炸食品，且有添加劑，最好不吃。

(7)基因改造的各種食品、油類皆不得入口，將來可能的惡果目前還沒能看出來；調和油亦是商家為了擴大利潤而採取的措施，在好油裡摻差油。

⑻路邊攤的用油絕對不衛生。即使大飯店，亦有用油不衛生的問題。更不提其豬肉、蔬菜本身的汙染問題。

⑼為提高利潤，滷肉的製作過程要用到不少毒藥，甚至把變質的肉處理得非常可口。絕對不能吃。

⑽俗云：「一方水土養一方人。」非當令及非當地的蔬菜、瓜果根本不養人，反而會傷人。目前所謂的無公害蔬菜多數要用到劇毒農藥。

⑾北京烤鴨、南京桂花鴨、德州手扒雞等食品，其雞鴨皆屬工業生產，本身即含毒素。肯德基、麥當勞是西方的垃圾食品，容易造成小孩過度發育、大人內分泌失調，最終導致疾病。

⑿中國的江河湖泊已經全部被汙染，因此，淡水河鮮已經不可吃。且為了提高魚蝦的產量，會用到工業飼料、抗生素、荷爾蒙等。

⒀工業包裝的食品多含有色素、防腐劑或其他添加劑等，因此要吃就吃新鮮的、自然的、非工業生產的東西。

⒁中醫有吃什麼補什麼的觀點。但現在動物內臟已經不可吃。動物飼料及其他各種毒素全部集中在肝、腎及腸等部位（特別是肝腎）。且不說其膽固醇含量非常高。鵝肝是一道高檔的菜色，豈不知那是被飼料養成的脂肪肝，又大又肥，味道真的很好嗎？

總之，對於商家來說，一切為了利潤。因此，鴨農用藥餵鴨以生產紅心鴨蛋；魚販為了海魚不招蒼蠅而施打劇毒農藥再賣；農民用劇毒農藥來種大蒜……其他食物莫不如此，讓人不知道可以吃什麼。

健康的飲食

平常我們所患之慢性病，除小部分源於外感邪氣及情志因素外，多數來自於飲食之不節不禁。那麼，我們現在吃什麼健康呢？我認為以下幾類東西在可吃之列。

(1)深海的魚，尚未完全汙染。
(2)土雞、土豬等吃糧食長大的動物肉，尚屬健康肉品。
(3)不打農藥的蔬菜、瓜果，如荔枝、龍眼、芒果、南瓜、冬瓜、菠菜、茼蒿、韭菜等。冬天的大白菜亦屬健康。
(4)長在地下的蔬菜，如地瓜、馬鈴薯、花生、芋頭、蘿蔔、山藥等。
(5)小時候吃什麼長大的，就繼續吃什麼，這才是最養人的。小時候沒有吃過的東西，永遠不要吃。嘗鮮是要付出代價的。
(6)到哪個地方，就吃當地土產品。

第二節　改變陰寒體質的飲食

首先，我們可以認為，當前中國人的體質大都是虛寒性體質。而這種體質是導致各種慢性病，包括腫瘤、心血管病、糖尿病的主因。體質虛寒的本質是陽氣的內在不足，陽不足則陰邪因而客之。久之，邪氣一層一層壓進三陰層次，轉化成各種慢性病。

因此，治療當前的各種病症，先把陽氣補好再說，這是根本。離此，別無他法。光是通經活絡，不扶陽氣，結果是通了又滯，永遠無法從根本上好轉。

除了找好的中醫治療之外，食療是改變虛寒性體質的重要方法。若能重視食療，體質一定能改變。擁有健康的體質，能降低患各種慢性病的風險。

陽氣足了，機體的抵抗力自然就增強了。陽氣不足，會直接造成機體衰退和抗病能力低下，先是感冒、哮喘、氣管炎等舊病復發，久之，再發生各種慢病、重病了。

既然如此，應該多吃什麼呢？要吃既健康又可改變體質的食物，這是最基礎的要求。另外，還要好吃。當歸羊肉生薑湯，是醫聖張仲景給我們留下的有效方子。味道不錯，而且可以補陽氣。作法：

羊肉100克、當歸10克、生薑15克。

將羊肉洗淨切碎與當歸、生薑同燉。熟爛後去當歸、薑，食肉飲湯。每次一服，經常食用，可讓身體暖和。

這個方子特別適合於各種虛寒性體質的人群。比如常見的手足冰涼、畏寒、精神不振、臉色蒼白，亦用於女性陽氣不足引起的痛經，見於腹中冷痛、按之痛減、月經量少、精神疲乏。

這個方子是標準的補陽滋陰好方子，合於「形不足者溫之以氣，精不足者補之以味」的道理。

沒有什麼比健康更重要，而健康的身體不在於大魚大肉，也不在於魚翅燕窩，就在於平常之中。便宜的、平常的、簡單的，往往是最好的。以下我們要說說蘿蔔、生薑、地瓜這三種好吃、養胃又扶陽的好食材。

蘿蔔

民間諺語：「冬吃蘿蔔夏吃薑，不勞醫生開藥方；蘿蔔上了街，藥鋪不用開。」非常生動地說明蘿蔔的醫療作用。它有順氣消食、止咳化痰、除燥生津、散瘀解毒、清涼止渴、利大便等功效，還有順應身體適應自然變化的妙用。簡單地說，自然界是春夏陽氣上升而生發，而秋冬陽氣下降而收藏。人體亦應順應自然界的規律，才能健康不病。

感謝自然無時無刻不在幫助我們，讓我們得以在不同季節、不同地區有不同食物滋養身體，常保健康。蘿蔔就是自然在冬季裡生產出來幫助人們適應自然變化的寶物。

秋冬季節，陽氣是要收要藏的。蘿蔔正好幫助我們把身體的陽氣收起來、藏起來。而且，蘿蔔長在地裡，農藥害不著，是超級健康的食品。

我的老家山東威海以前冬季沒有那麼多蘋果。晚上農民要做不少活兒，睏了、累了，就切塊蘿蔔當水果，提提神。這是很健康的習慣。

按照陽氣在每天的變化規律，早晨陽氣像春天一樣升發，下午到晚上是陽氣收藏的時間，這時要幫助陽氣往下收，因此，蘿蔔就該這個時候吃。

蘿蔔還可以用來治療一些小病。用白蘿蔔煎湯，治傷風感冒；用蘿蔔、生薑、蜂蜜，水煎服，治咳嗽、哮喘；煤氣中毒頭暈、噁心，服白蘿蔔汁；用白蘿蔔汁和藕汁混合服下，治吐血、便血，既簡便又有效。

有人會問：晚上適宜吃蘿蔔，那早晨吃什麼呢？吃生薑。

生薑

生薑可溫中止嘔、解表散寒。在中國，生薑是重要的調味品，為廚房必備之物。在奧地利，我們賓館的餐廳廚房裡經常找不到生薑，因為老外不理解生薑的作用，也不會使用生薑。然而，我們要保護陽氣，就離不開生薑。生薑又是一味常用中藥，多數方子裡幾乎都用到它。

生薑首載於《神農本草經》，書中將其列為上品，有去臭氣、通神明之效。醫聖張仲景治療汗後筋脈失養導致渾身疼痛的桂枝新加湯用生薑60克，治療諸肢節疼痛、身體魁羸、腳腫如脫的桂枝芍藥知母湯用生薑75克。此兩方為治療疼痛的代表性方劑，方中生薑用量均比較大，可見張仲景當時已經把生薑作為溫經散寒止痛的一味主藥。明代李時珍在《本草綱目》中言其生用發散，熟用和中，解食野禽中毒成喉痺；浸汁點赤眼，搗汁和黃明膠熬貼風濕痛。

古人說：「早上吃薑，勝過參湯；晚上吃薑，賽過砒霜。」意思是說，在早上吃有益，晚上吃則有害。但是這種說法比較適合北方人。什麼意思呢？

生薑是升散陽氣的東西，這對於人體陽氣需要升散時非常好，但對於機體陽氣需要收藏時則起相反作用。早晨，自然界陽氣升發，人體的陽氣亦順自然而升發，此時服生薑，可使人體順天而動，當然有益健康。另外，早晨的胃氣有待開發，吃點薑可以健脾溫胃。並且生薑中的揮發油可加快血液循環、興奮神經，使全身變得溫暖。在冬天的早晨適當吃點薑，還可驅散寒冷，預防感冒。

中醫強調人要順應自然，要順天地之氣機而動靜。早晨太陽升起，該動則動，下午太陽落山，陽氣收藏，該靜就靜。而晚上若吃生薑，就導致人體的陽氣逆著天地而升發，這不利於陽氣在晚上的收藏，因此，吃了有害健康。晚上陽氣收斂、陰氣外盛，應該多吃滋陰、下氣、消食的食物，以利於夜間休息，如蘿蔔就是不錯的選擇。生薑的辛溫發散作用會影響人們夜間的正常休息，且晚上進食還很容易產生內熱，日久出現「上火」的症狀。

當然事情得分開說，若生病了（特別是感冒），有邪氣侵入機體，晚上吃生薑也有利於幫助機體排出邪氣。這又是好事了。

重用生薑可以治療肩周炎。舉個病例，風寒外襲、久病體虛型肩周炎患者可服此方。

生薑100克、桑枝50克、透骨草20克、鹿角膠20克、桂枝30克。水煎服。

幾服藥就會產生不錯的效果。

一、生薑的吃法

(1)晨起含薑片：晨起後，先飲一杯開水，然後將生薑刮去皮，切成薄片，取四至五片汆燙，再將薑片放入嘴裡含十至三十分鐘，咀嚼。經常食用，對預防感冒大有裨益。

(2)生薑大棗湯：早晨取大棗十個、生薑五片、紅糖適量，煎湯代茶飲，每日一次，適合冬季手腳發涼的人食用。

(3)生薑粥：生薑片10克、大棗五至十枚，大米150至200克。先把米、大棗和生薑倒進鍋裡，煮沸後改用文火，煮的時間應長一些。可以治療風寒感冒。生薑是性溫的，對治療風寒感冒效果非常好。

(4)生薑紅糖雞蛋湯：生薑6克、紅糖20克、紅皮雞蛋兩個。把紅皮雞蛋打開倒入碗內攪勻，在鍋內倒入500克水煮沸，將雞蛋倒入攪勻，再把薑和紅糖一併放入鍋內以文火煮五分鐘，溫涼後服用。溫中、補氣、活血。用於產婦體虛補益。

二、生薑保健方

生薑可用於保健，常見的保健方有：

(1)鮮生薑半斤，切碎，搗出汁，將薑及汁（汁不宜榨太多）裝入紗布袋，敷於患處，臨睡前敷上，每次敷七至十小時。數天可使肩周炎明顯好轉。

(2)年過六十歲的老人，用製附片10克、生薑10克、炙甘草10克，水煎服。經常服用可恢復元氣，保持健康無病。

總之，若想保持健康，就要多吃生薑。堅持每天做菜時，以生薑作調料，而不是用過多的鹽、油，更不要用味精。用生薑就足夠了，菜既好吃，又健康，何樂不為？

地瓜

山東人所說的地瓜，就是紅薯，四川人稱紅苕、北京人稱白薯。地瓜不僅是健康食品，還是祛病的良藥。

《本草綱目》記載它有四個功能：一是有益氣力補虛乏的作用，二是健脾胃，三是強腎陰，四是益於通便。「地瓜蒸、切、曬、收，充作糧食，稱作薯糧，使人長壽少疾。」《本草綱目拾遺》說，地瓜能補中、和血、暖胃、肥五臟。《金薯傳習錄》說它有六種藥用價值：治痢疾和瀉泄；治酒積和熱瀉；治濕熱和黃疸；治遺精和白濁；治血虛和月經失調；治小孩疳積。《陸川本草》說，地瓜能生津止渴，治熱病口渴。當代《中華本草》說：「其味甘，性平。歸脾、腎經，補中和血、益氣生津、寬腸胃、通便祕。主治脾虛水腫、瘡瘍腫毒、腸燥便祕。」

所以，從中醫角度講，地瓜有藥食同源的功效。地瓜一般要在霜降前收穫，否則會凍壞。在霜降這個時候收穫的果實，大多儲藏了夏天旺盛的陽氣，經秋天的涼降，收藏到了果實裡。因此，常吃地瓜可以補陽。

地瓜的營養價值很高，代替主食的時候，同樣份量的地瓜和白米飯相比，營養素含量高好幾倍。除了患有胃潰瘍、多酸性慢性胃炎、胃動力不好的人要少吃地瓜外，其他任何人均可食用，有益無害。

地瓜能降血脂、降血糖、降血壓，雖然稍甜，但糖尿病患者照樣可食，而無副作用。況且，地瓜還能抗癌。以前農村生活以地瓜為主食，人們的腫瘤發病率極低，反觀現在，飲食豐盛，腫瘤患者卻增多了，高血壓、糖尿病、心腦血管病也越來越多，患者除了找醫生治療，為什麼不從飲食上著手呢？

女孩常吃地瓜減肥，因為它溫潤通便，有助身體排出多餘的能量。

地瓜的味道甜美，百吃不厭，是天然的綠色食品。無論煮、烤、蒸，都一定要熟透，才能充分發揮功效。以下介紹兩個地瓜保健方：

⑴地瓜、糯米、芡實。把1/2糯米、1/4甘薯、1/4芡實同時煮成粥即可。這個粥可以扶助陽氣，促進腎臟的氣化功能，以減少夜尿。

⑵地瓜300克、蘋果300克、蜂蜜50克。將地瓜和蘋果分別洗淨、去皮、切碎，放入鍋內，加入少許

水，以微火慢煮，煮至熟透後再加蜂蜜即成。香甜鮮美，是可口的美食。斷奶後的嬰兒亦可經常服用。

在寒冷的冬天，暖呼呼的烤地瓜，醇厚香甜，又享受又健康，何樂不為？

第三節 多食鹽對健康不利

鹽是鹹的，鹹入腎。因此，鹽進入體內後，走腎臟。鹽是人類飲食最重要的調味品，也是我們身體的組成部分。

從中醫來說，腎中的精氣是父母遺傳下來的生命物質，化生為元氣，支持我們的健康與生活。腎中的精氣是一定的，決定著我們的壽命。也就是說。若這個「精化氣」的閥門開得小一些，壽命就可以長久一些；開得大一些，就過早耗盡腎中精氣，生命之花可能提前凋謝。問題是如何才能關小這個閥門？

按照科學的解釋，我們每天都離不開鹽。鹽讓細胞進行新陳代謝，讓我們有力氣，充滿活力。但從中醫的角度來看，鹽鹹而寒，是瀉腎的。也就是說，鹽並不補腎。

直接地說，鹽可以打開我們腎精的閥門。若太多，就會增大這個閥門。我們完全不食鹽不行，但多食鹽卻沒有好處。中國人都知道要補腎、都知道腎虛會導致大病，卻不知道忌鹽，實在是千慮一失。我一再強調要扶陽，保健要扶陽，治病也要扶陽，而扶陽就是忌食寒涼性食物，鹽即是其中之一。

顯然，得了腎病，一定要忌鹽。可惜多數人都不懂得這個道理，結果腎病變得纏綿難癒了。

劉力紅博士在《思考中醫》提到一則事例，很有啟發意義。他說：「一次，廖老給我講蛇傷的治療，在舊社會，有些江湖郎中治療蛇傷往往都會留一手，這一手的方法很巧妙，讓你根本沒有辦法察覺。郎中給你治蛇傷，很快就把蛇毒治住了，讓你沒有生命危險，很多症狀也消除了，可就是有一點，傷口老不好，隔上一段時間傷口又腐爛，你又得到郎中那兒買些藥，管上兩三個月，就這樣拖上一年半載，甚至更長的時間。在江湖上，這叫郎中釣患者、患者養郎中的招數。但是，這個竅門被廖老從父輩那裡探知了。竅門就在忌鹽，若讓患者忌鹽幾天，再吃上幾劑解毒、生肌的藥，傷口很快就長好，而且不再腐爛。就這麼一點奧妙，可要是你不知道，你會被折騰得夠嗆。聽過廖老的這席話後，我就在琢磨，這不就是《內經》的東西嗎？《素問・金匱真言論》上說：『北方黑色，入通於腎，開竅於二陰，藏精於腎，故病在溪，其味鹹，其類水，其畜豕，其穀豆。其應四時，上為辰星，是以知病之在骨也。其音羽，其數六，其臭腐。』腎家的臭是腐，所以，凡屬腐爛一類性質的病變都與腎相關。腎病需要忌鹽，『多食鹽則傷腎』，這既是《內經》的教證，也是普通老百姓都知道的常識。蛇傷引起的傷口腐爛，忌鹽幾天，再服幾劑普通的中藥，傷口便從此癒合，這是一個多麼神祕而又極其簡單的事實。」

問題是我們應該如何食鹽？食多少鹽？食什麼鹽？

我們的細胞含有鹽分，身體需要一定的鹽分。但太多了不行。我們出汗時，汗是鹹的，表示裡面含有鹽。有人認為，出汗排出了大量的鹽，所以要補充鹽分才行。但是不是可以反過來這樣思考呢？我們身體並不需要這麼多的鹽，於是藉小便及出汗的時候，把多餘鹽分排出體外，以保持體內的鹽分平衡。西醫認為鹽是多食多排，少食少排，不食不排。這個觀點足以證明，體內並不需要太多的鹽。我們若能少食鹽，甚至不食鹽，讓小便與汗液中逐漸沒有鹹味，表示體內的鹽分基本上平衡了。這才是一種健康的平衡。這時，腎精化氣的閥門一定是開到最小了。

鹽在自然界的生物圈內循環，這個鹽是有活力的，是從自然界的鹽礦及海水中吸收鹽分。我們食用的動植物都含有一定鹽分。這些鹽分基本上足以維持我們的生命。試看，除了人類，其他的動物是不是一定要加點鹽才吃飯呢？肉食性的老虎沒有，草食性的牛也沒有，但不影響牠們的生命與生活。為什麼現代人類一定要加點鹽才吃飯呢？我認為關鍵是習慣，最近兩、三千年來，人類發現食物加鹽後的味道更好，如此而已。

再說選食什麼鹽的問題。現在的鹽是工業生產、提純的鹽，其實就是化工原料 NaCl。雖然說加了碘，但對人類來說，鹽不應該是這樣來的。只有通過脾胃消化道吸收的鹽，才是我們真正需要的鹽分。直接加入的外來鹽分，對於健康與生理活動沒有實際用處，結果還是通過尿液與汗腺排出體外。鹽分如此，其他任何生命物質莫不如此，如胰島素、雌性荷爾蒙、蛋白質、維生素等，雖然短時可以通過外來直接補充，久之，必然引起生命機能的全面崩潰。人體本身有自我保持平衡的能力，這個平衡就是通過吸收自然界食物中的營養物質來維持，不需要我們干涉，越是干涉、越會壞事、越會造成機體不平衡，致使疾病發生。

若實在要吃鹽，強烈建議選用未經提純的自然大粒鹽，更自然、更健康、更能激發我們的生命。明白這個道理，是不是該在生活中少用精製食鹽呢？如果生病了，特別是與腎臟相關的疾病，如腎炎、尿毒症、腎衰、腎結石等，還包括其他中醫腎虧所引起的疾病，如惡瘡、紅斑性狼瘡、結節性紅斑、各種血液病、愛滋病等，以及影響腎臟的慢性病，如各種腫瘤、高血壓、糖尿病等，都應該忌鹽。否則，病必然會持久不癒。

即使天下有名醫，治病的也不全是醫生，健康還是把握在病人的手中。臨床上有一種人，平時不保健，生病時就全權委託醫生治病。還說：「要醫生幹什麼？不就是為我治病嗎？」這樣的病人，反而很難治癒。做醫生難，做病人也難。醫生要努力提高技術，那病人呢？

第四節　食蔥保健康

北方人喜歡大蔥，特別是生食大蔥，但南方人見了往往認為不可思議。南方人喜歡小蔥，有點香味，美其名曰香蔥，但北方人又瞧不上眼。到底應該如何看待蔥呢？為什麼南北對待蔥有如此不同呢？我們都知道，蔥是調味品。用蔥來爆鍋，可以滿鍋生香。大江南北都可以見到蔥，其種類極多，但都是辣的，有的還有些香味或甜味。

從中醫角度來說，大蔥是一味中藥，主要食用白色的根莖部分。大蔥味辛，性微溫，入肺、胃二經，具有發表通陽、利肺發汗、溫中理氣、通乳止血、定痛療傷、解毒調味的作用。《本草經疏》說：「蔥，辛能發散，能解肌，能通上下陽氣，故外來怫鬱諸症，悉皆主之。」《神農本草經》謂蔥白：「主傷寒，寒熱，出汗，中風，面目腫。」《本草從新》：「發汗解肌，通上下陽氣，仲景白通湯、通脈四逆湯並加之以通脈回陽。若面赤格陽於上者，尤須用之。」

臨床上大蔥主要用於風寒感冒、陰寒腹痛、痢疾泄瀉，腹部疼痛、關節炎、便祕、蟲積內阻、乳汁不通、兩便不利等症。但用於中藥時，多喜歡用老蔥的蔥白，其皮白而厚實，香味大，每年在霜降以後上市，臨床效果更好。

北方食大蔥是因為天氣寒冷，皮膚毛孔容易閉塞，而大蔥可以開發毛孔，透汗外出。南方天氣炎熱，毛孔自然開著，小香蔥調調味道也就行了。無論大蔥或小蔥，都有藥效，臨床上以大蔥為好。

大蔥的妙處

大蔥的藥效極多，尤以通陽化氣最有用。多食大蔥有以下好處：

一、減肥、降血脂、降血糖

大蔥溫通陽氣，促進陽氣的氣化作用，於是沉積在皮下的痰濁瘀積將慢慢被氣化掉。現代醫學認為，經常食蔥能減少膽固醇在血管壁上的堆積。國外醫學家觀察發現，經常食蔥較不易患膽固醇疾病。說到這裡，肥胖者有福了，經常食蔥有助消除多餘脂肪，配合運動和中藥扶陽，效果更好。血糖升高主要由於中下焦陽氣不足，食蔥可扶助中陽，所以大蔥還能治療糖尿病。

二、治療感冒

大蔥溫運中陽，發汗解表，對感冒有極好的療效，而且能預防春季呼吸道傳染病。人一旦出現打噴嚏、流眼淚、流鼻涕等症狀，取蔥白咀嚼至出汗即可除病。晉代葛洪即有蔥豉湯，用大蔥與豆豉兩味中藥以治療風寒外感，後世更進一步發揮此方功效，創出活人蔥豉湯、蔥豉桔梗湯等方，對治療感冒有了更好的效果。

(1)蔥豉湯：

大蔥白四支（帶根鬚更好）、淡豆豉30克、生薑十片、黃酒30毫升。將蔥白、淡豆豉及生薑加水500毫升入煎，煎沸再入黃酒一二滾沸即可。

此湯具有發散風寒，理氣和中的功效，適用於外感風寒、惡寒發熱、頭痛、鼻塞、咳嗽等病症。

(2)神仙粥：

大蔥白四支、高粱米100克、生薑十片、白糖適量、食醋少許。先將高粱米與生薑一起煮至米熟，再加蔥白、白糖煮十餘分鐘，然後倒入食醋稍煮即成。

此粥具有解表散寒、和胃補中的功效。適用於風寒感冒、頭痛鼻塞、身熱無汗、面目浮腫、消化不良等病症。無論風寒或風熱感冒，此粥都可用，而且一用即靈，因此名曰神仙粥。這比麻黃湯、桂枝湯平穩安全，是居家常備的神方。依我的經驗，沒有高粱米，用大米或小米代替亦可，不必拘泥。

三、溫通頭部氣血，降血壓

若人體某處出現陰邪阻滯，以致陽氣上下不通，頭部缺少氣血，必然促使血管收縮以向上提供更多的氣血，導致高血壓病。而大蔥可以溫通陽氣，消除體內的陰邪積滯，還可以降血壓、有助防止血壓升高所致的頭暈，使大腦保持靈活。

治療腎炎的方子：

蘑菇100克、大蔥白四支，同煮至蘑菇熟透。

食取蘑菇與湯，溫通腎陽，是腎炎的有效食療方。因為蘑菇入少陰腎經，大蔥入太陽膀胱經，大蔥與蘑菇同食可溫通少陰以開太陽，頗有麻黃附子甘草湯之效。常服此食療方還可預防老年癡呆。各種蘑菇（無毒的）皆可。

四、溫中補虛

蔥性溫而能通陽，因此，無論三陰體質或三陽體質，凡見陽氣不通，都可食蔥治病。如患有貧血、低血壓的人多食蔥，對身體康復很有效；眼睛容易疲勞及患有失眠、神經衰弱的人，多食蔥能使精力充沛。蔥還能健脾開胃，增進食欲，並且能清除胃腸汙垢和濁氣。

(1)和胃補虛的食療方：

蔥白五支、大棗二十枚，切開。同煮至大棗稍爛，加白糖適量。

這個方子和胃安神，可治療心氣虛弱所致的失眠多夢、胸中煩悶、體虛乏力、健忘、食欲不振、消化不良等病症。

(2)治療胃脘寒痛的方子：

大蔥白二十支（帶根鬚更好）、新鮮橘皮200克（無農藥的）、小米兩把、白酒30毫升，加適量水，同煮至米熟。

此方喝湯即可，能快速溫胃止痛。

五、通陽以救陰寒重症

醫聖張仲景在《傷寒雜病論》中治療陰寒內盛的少陰病，就喜歡用附子配合炙甘草、大蔥白以溫陽化陰。或治療厥陰病的四肢厥冷，用通脈四逆湯加蔥白以回陽通經。還可以治療臉色紅潤的戴陽證。也就是說，大蔥可以救命。

臨床每見陽虛諸證。患者四肢不溫、畏寒明顯，而反見臉色潮紅，這是陽浮於外，要急用大蔥入藥配合附子以通脈回陽，引陽歸根。具體以醫生處方為好，因為附子有毒性，患者若濫用，恐傷身體。

因人而食蔥

以上說了這麼多，好像什麼人都可以食蔥，但一般來說，腦力勞動者應該多吃。患有心血管疾病的人，因體弱怕冷，容易感冒，更要多吃。蔥是入氣分、不入血分，因此，食蔥後沒有像辣椒有排便辣痛的反應，多食蔥也不會讓人大便難受。

凡事有利也有弊，也有人不適合食蔥。一般來說，因為蔥辛而略辣，入胃溫中而偏散，刺激胃腸，故對於胃腸道疾病特別是潰瘍病患，要煮熟吃，且不要空腹吃；蔥開表發汗，有腋臭的人在夏季應慎食；表虛多汗者也應忌食；蔥屬耗氣之物，氣虛者以少食為好。過多食用蔥還會傷目氣，損傷視力。

另外，非常重要的一條，蔥與蜂蜜相反相剋，兩者同食會引起腹部劇痛。

食蔥的方法

每天食用蔥，對身體有益。蔥可生食，也當涼拌小菜，或當作調料，多用於葷、腥、膻及其他有異味的菜肴、湯羹中，對無異味的菜肴、湯羹則起增味增香作用。為了預防食蔥後的口臭，煮熟再吃。不過，山東有大蔥醮麵醬的吃法，是難得的美味，一定要生吃才行。南方人來了山東，不妨嘗一下。

食蔥要抓時機，農曆正月生長出來的蔥，不僅是調味的香料，更是特殊的補品。此時是蔥一年中營養物質最豐富，也是最嫩、最香、最好吃的時候。相應的，這時人體內部也發生著微妙的變化，因為立春之時，天地間的陽氣開始升發，人體到了除陳布新的時候。此時的大蔥正好適應了天地陽氣上升之性，其溫通作用更強。所以在這個季節裡食蔥可以宣通陽氣，開表散邪，促進深藏的陽氣向上向外升發。經過一個漫長的冬天，往往容易出現貧血、低血壓、四肢寒冷、抑鬱、神經衰弱等症狀，這時多食蔥，將陽氣通行到四肢百骸，祛退陰邪，恢復生機。蔥能提高人的消化功能，能把人體胃腸一年積下的汙垢、邪氣清除出去，對於這些病症效果明顯。沒有病的人多食蔥，不僅可以預防冬春季呼吸道傳染病，而且能強健體質。

注意：蔥與麻黃都可發表，但蔥莖粗似臟腑之間管道，故多溫運臟腑而通陽；而麻黃管細，像毛孔，故多走皮毛而主開表利水。

與辣椒比較，蔥味辛而入氣，走中上焦；辣椒味辣而入血，走中下焦；蔥溫中解表，通陽化氣，辣椒燥濕動血，溫陽迫血。兩者都是調味品，但蔥適合人群廣，適於世界各地，辣椒適合人群窄，只宜於潮濕之地。

第五節　牛奶是好東西嗎？

牛奶是好東西，牛奶補鈣，牛奶讓小孩聰明。媒體廣告都這麼說。真的嗎？

牛奶是給小牛犢子喝的，小牛喝了可以健康，但我們不是小牛，我們喝了，就會生病。

從中醫的角度來看，牛奶是陰寒性食物。陽化氣，陰成形。陰寒性的東西容易導致氣血流行不暢，促進有形的包塊的形成。人要有生命力，要多食陽性的食物，如生薑、蘿蔔等，而要少食陰性食物。況且，當前人們的陽氣普遍不足，更要注意不吃陰寒性食物。為什麼心血管病、糖尿病、腫瘤的發病率這麼高？這全是陰性病，是因為攝食過多陰寒性食物，而少食陽性溫性食物。

陰性食物會慢慢改變人體的體質，使人體變成陰性體質。陰性體質最容易罹患癌症。糖尿病、心血管病也是陰性體質所造成的。至於水腫、怕冷、乏力、關節痛等，全是陰性體徵。這樣的疾病多得很，請想一想是什麼原因呢？

從西醫的角度來看，牛奶會在人體內製造大量黏液，而後在腸胃之間形成一層障礙，影響營養的通過；這種黏液也會累積在肺部，導致呼吸器官的毛病，包括支氣管炎和氣喘病，也就是中醫所說的痰證。痰證是陰病，是造成腫瘤的基礎。牛奶還有大量脂肪，是心臟病的元凶。

牛奶會使人變胖。不要以為這是好事，中醫認為：「十個胖子九個虛。」牛奶慢慢消耗人體陽氣，使脾胃運化功能變虛變弱，這是牛奶導致肥胖的根本原因。胖子要補充陽氣，千萬不可以用瀉法，否則越瀉越虛、越虛越胖，反而產生更多的疾病。

牛奶是導致過敏體質的關鍵食物之一。什麼是過敏體質？就是對於自然界輕微的刺激即發生反應，產生疾病的的體質。如有人對灰塵過敏，有人對冷空氣過敏，有人對花草過敏，還有人對異味過敏等，其實，本質上都是陽氣虛弱。陽氣虛了，人體抵抗邪氣的能力就下降了。這時各種本來不能致病的刺激，將導致疾病發生。但過敏是好事，是人體的抵抗反應，這至少說明人體還有一定的抵抗力。若過敏的人後來不過敏了，就表示人體已經不會自動抵抗邪氣了。

西醫已經發現，長期飲用牛奶會導致各種慢性或間歇性腹瀉、腫脹、胃腸脹氣、腹部疼痛、哮喘、濕疹、皮疹、慢性鼻竇炎、扁桃腺炎、大腸潰瘍、腸功能紊亂、過度亢奮、抑鬱不舒、偏頭痛、關節炎及骨質疏鬆症和老年性白內障等疾病。若是嬰兒的話，牛奶可導致胃腸出血，從而引發貧血症。所有這些，全是牛奶傷了人體陽氣所致。若出現這種情況，一定要停止飲用牛奶，並找好的中醫扶助陽氣，慢慢改變體質，這些疾病就消失了。

大家都相信，飲用牛奶可以補鈣。事實恰恰相反，喝牛奶越多的人，越是缺鈣！因為高蛋白攝取造成鈣質從身體內大量流失了！舉例來說，挪威是世界上牛乳製品消耗量最大的國家，同時也是骨質疏鬆症罹患率最高的國家。相較而言，非洲班圖人的乳製品攝取量較少，他們卻很少缺鈣。

事實上，人體不能很好地吸收牛奶中的鈣質，而這些牛奶中所含的鈣質會囤積在骨關節或動脈內壁上，從而導致關節炎或引起動脈硬化。說到底，還是導致了陰寒性疾病。這樣的病，要用附子來治。

牛奶是怎麼來的？

我們知道，人之所以有乳汁，是因為媽媽懷孕了，為了哺育嬰兒，身體產生變化，分泌出乳汁。平時，正常的婦女只有月經，沒有乳汁。因此，廠商為了促進奶牛產奶，必須讓奶牛懷孕。怎麼辦呢？就是讓奶牛服生長荷爾蒙，以便產更多的奶。但這種荷爾蒙會導致奶牛患乳腺炎。如此真相大白，我們喝的牛奶，有不少是從患有乳腺炎的奶牛所擠出來的！為了小孩健康，婦女坐月子期間會盡量保持身體健康，而且絕對不服西藥，以便於產生健康的乳汁來餵養嬰兒。而我們卻飲用以生病奶牛的奶製成的奶粉，用來餵養比自己生命重要的小孩！

若想健康，我建議還是喝豆漿。豆漿既有牛奶一樣的營養，又不傷人體陽氣，而且不會導致各種疾病的發生。豆漿還可以預防乳癌，何樂而不為呢？因為豆類是陽性食物，黃豆可以把上浮的相火收到腎裡面去，這本身就非常適合當前快節奏社會所導致的虛火上浮。黃豆更可以補腎，誰不想讓自己的腎氣充足呢？

第六節　食物的偏性

中藥有四氣五味，以及寒熱溫涼藥性的不同。四氣是升降浮沉，五味是酸苦甘辛鹹（淡味表示沒有味道）。每一種中藥都是氣、味與藥性的組合體，如麻黃辛溫主升、石膏甘寒主降。也有的中藥是複合多種氣味與藥性，如五味子五味俱全，溫而或升或降。能作為中藥的東西非常廣博，動物的、植物的、礦物的，都能入藥。食物也是廣義的中藥，因此，食物也有四氣五味的偏性。生病時醫生往往會要求患者注意忌口，其理論依據即在於此。

現代醫學講究食物的營養成分，中醫卻講究食物的性味。其實「醫食同源，藥食同行」，兩者都講究才能起到祛病、健康的目的。一般來說，凡體質偏熱者忌食溫熱性食物，以免火上澆油，而宜食寒涼性食物，以便熱症寒治。凡體質虛寒者，忌食寒涼性食物。可進食溫熱性食物，以溫散寒。目前體質類型多偏虛寒型，因此，忌食寒涼食物顯得特別重要。

食物基本上由四類組成，即穀、果、畜、菜。中醫認為，真正的食物是這四者的匹配，其中每一類又暗含五方和五時，這樣就大大擴展了食物的性味。凸顯了食物和而不偏的性質。這裡我大致列出常見食物的偏性，以供大家服藥時參考。

我們先分析四氣。中醫講左升右降，肝主升而肺主降。心火上為浮，腎水下為沉。因此，四氣就是中藥與臟腑相聯繫的四個方向的引導作用。

四氣以升降為主。按中醫理論，人體正常情況下，氣機是左升右降的。這樣氣機循環往復，平衡無病。若左邊的升機出了問題，將導致升氣不足。若右邊的降機出了問題，一樣會導致降氣不夠，如此都是疾病。中醫的治療就從左升右降入手，效果非常明顯。因此，中醫理論非常重視人體氣機的左升與右降，浮沉不過是升與降之極。升極就是浮，降極即是沉。

升與肝膽相應，應東方，主木氣升發。因此，凡是辛味的，或是溫性的，多有升散的屬性。比如芫荽，南方叫香菜，就是升散的食物。其他辛辣食物都是如此，如大蔥、韭菜、大蒜、芥末、辣椒等。再如魚蝦出於東海之濱，升發之氣偏盛，對患有各種皮膚病的人來說就是典型的發物，一定要忌口。但若是陽氣升發不足，或邪氣外閉肌表時，就一定要吃這一類型的食物，以幫助升發陽氣、祛邪外出。再如北方的小麥，性甘溫，因為它是經冬的，所以性溫偏陽，可以潤肌膚，厚腸胃，溫補陽氣，但也易於導致胃腸不降而壅滯氣機。

降與肺、胃、大腸等臟腑相應，應西方，主金氣下降。因此，凡是酸味的，或是涼性的，多有沉降的屬性。如石膏涼降可以降陽明之熱，以石膏做的豆腐自然就具有涼降的屬性。感冒為什麼忌食豆腐？因為豆腐的涼降不利於溫升開表。再如南方的大米，性甘平微涼，因為長在水田裡，性偏陰涼，固然可以開胃清煩渴，但久食也會傷陽氣。

中醫認為五臟各有所喜。五味入五臟的規律：酸入肝走筋，辛入肺走氣，苦入心走血，鹹入腎走骨，甘入脾走肉。所以，中醫認為：病在筋，無食酸；病在氣，無食辛；病在骨，無食鹹；病在血，無食苦；病在肉，無食甘。這裡講的病在筋、在氣、在骨、在血、在肉，是指與此相關臟腑的各種疾病。

病在筋，是指患筋、肌腱等方面的疾病，或是患肝病就要忌食酸味。因為酸走筋，入肝。酸性是主收斂的，太收斂則肝氣不能升發，所以，患肝病就要少吃些酸類的東西，如含醋、酸的水果、酸菜、酸筍等都屬此類。孕婦往往喜歡吃酸，因為懷孕後胎兒陽氣升發，酸可入肝而養肝陰，促進孕婦肝的疏泄作用。若肝病陰不足，需要酸澀收斂肝血，以助陽氣升發。這時適當吃酸則有治療作用。

病在氣，是指患氣虛等與氣相關的病，或有肺氣不足的病，就要忌食辛辣。因為辛走氣，辛味食物主開主散。肺氣不足，就不能太過開散以耗傷肺氣。如各種蔥、薑、蒜等。當然，若外邪客肺，肺氣不能宣降，宜食辛辣以發散風寒。請從兩方面來理解這些道理，不能膠柱鼓瑟，不知變通。

病在骨，指各種與骨相關的疾病，像骨癌、骨折、骨科手術等，或如各種腎病，都應該忌鹽。鹹味的東西可以調動腎內所藏的先天元氣，一、兩次可以鼓舞元氣，強壯身體。若長期無節制地食鹹，將耗傷元氣，導致元氣不足。對於慢性病來說，最忌食鹽太重。具體道理，請參看〈多食鹽對健康不利〉一節，相信會有深入的理解。鹹的東西不僅是食鹽，還包括魚、海產品及各種加鹽的食物。現在大家都喜歡吃味重而辣的東西，這是脾胃虛弱的表現，實際上都是在調元氣。所以，吃麻、辣、燙的東西，就可以把元氣調上來，讓人顯得很有精神。但長期這種吃法，將消耗掉寶貴的元氣。所以，建議大家在無病時當注意養元氣，少消耗。

病在血，指出血及各種血液病，包括各種心臟病，都要忌食苦味。因為苦味食物入血入心，屬陰。除苦瓜外，還有食物燒焦後也是苦味的。夏天要多食苦瓜，目的就是清心火，這是從四季陰陽平衡與食補的角度來說的。若病在心的上面，就要少食苦，以防心血過於收斂，不利於心血疏泄。

病在肉，指肌肉方面的疾病，也包括脾病。大凡喜愛甜食的人，一定是脾虛。若病在脾胃，就不要過食甘類的東西，以防滋膩礙脾，影響脾氣的升清作用。甜食不僅包括糖塊，還有巧克力、小餅乾、蛋糕、甘蔗、甜菜等。若脾虛而疲乏，四肢無力，就像我們工作久了非常勞累，這時就要適量食用甘甜的東西，補充脾氣，恢復精神。但若天天食甜，久了就會傷脾，導致脾虛為病。嗜甜而發胖的人，都是脾虛之後，陽氣不通而陰濁積聚。

以上分析五味的醫療作用，請舉一反三，靈活掌握。遇到其他的食物，自行分析，這樣一通而百能，依不同的病情與身體狀況，自然能正確判斷如何飲食才算是健康了。

生病服中藥時，不僅要參考食物的偏性，還要考慮食物的其他作用。因此，建議病人多參考服中藥的忌口內容。

另外，當前的食物還有一個嚴重的問題。現在（特別是都市）各種食物原料都以化肥和農藥培養，其性之寒熱較天然產品差得多，而且大多是工業加工後的混合品，所以食物中含有荷爾蒙、抗生素、化肥、農藥及工業原料等成分，這些可能會影響食物的固有性味。但平時飲食可不必拘泥食物的性味。

第七節　老年人的飲食健康

每個人都有生老病死。什麼是老？就是人體陽氣狀態的下降與衰弱。年輕與衰老，其本質的不同，就在於陽氣的盛與衰。因此，從生理上講，老年人陽氣偏虛。升發之氣不足，潛降之氣亦不足。

升發之氣不足，則陽氣不能上充腦髓肌膚，人會慢慢地衰老，並失去活力。而潛降之氣不足，則排毒降濁功能下降，不能完全把體內的代謝物排出去。因此，老年人表現為陽氣不足及排毒不暢。排不出濁氣，就會產生高血脂。氣血阻滯不通，就會產生高血壓。陽氣不足，就會產生糖尿病。至於腫瘤、中風、關節炎等，都是陰寒性疾病，其本質都是陽的不足、不通。

所以，老年人的任何飲食都必須適合以下要求：

一、多食溫性升發食物

溫性升發食物能助長陽氣，恢復體內的青春活力。如可以溫陽、溫通、溫潤的食物等。蔥、薑、蒜是溫陽的，助升發的，可以經常食用。韭菜是溫陽的，各種香料多是溫性的，也可以經常食用。地瓜是溫潤的，多吃最好。羊肉、狗肉可以助陽，可以適當食用。蘿蔔是溫通的，可以多吃。

二、少食陰寒性食物

陰寒性食物會加重體內的氣血瘀滯。因此，凡靜的、生痰的、生濕的、致瘀的、陰寒的食物，宜少食或不食。

蘑菇生長在陰濕環境，充滿陰性，要少食。豆腐是陰性的鹵濕點出來，也是陰寒之物。大魚大肉，都是容易生痰生濕的東西，特別是痰多之人，千萬要少吃。醃製物是陰性的，易生腫瘤。豬頭肉和螃蟹是非常陰寒的東西，陽虛患者千萬不能吃。海牡蠣是純陰之物，吃了容易腹瀉，那是因為傷了脾陽。

第八節　不同中藥的忌口

部分食品與中藥相沖，有抵減藥效的副作用，所以，食用這類食品將降低治病的效率，甚至影響康復的進程。

人參、黨參，忌食蘿蔔、綠豆。因為這兩類的藥性、藥效相反，會抵消其作用。

珍珠母、棗仁、貝母、半夏，忌飲茶，因為茶葉中的鞣質與之反應而降低藥效。

滋補品如人參、黃耆、首烏、鹿茸、地黃等，忌飲茶，忌食水果、海帶等鹼性食物。

其他諸如：地黃、何首烏忌蔥、蒜、蘿蔔；甘草忌鏈魚；白朮忌大蒜、桃、李；甘草、黃連、桔梗、烏梅忌豬肉；茯苓忌醋；蜂蜜忌生蔥；荊芥忌魚、蝦、蟹、驢肉；薄荷忌魚、蟹、鱉肉；地龍忌豆腐；麥冬、沙參忌鯽魚。

第九節　服藥應忌辣椒

不少人喜歡吃辣。中國吃辣最厲害的三個省分，一個辣不怕，一個不怕辣，一個怕不辣。辣椒到底對健康有沒有好處？請慢慢地看我分析。

歷史以來，為什麼湖南、四川及貴州三個省分的人都喜歡吃辣椒？這三個地區偏於濕重，人居其間，濕邪易於侵犯人體，導致濕滯之病。辣椒有燥血祛濕之功，夏季天氣潮熱而濕盛，多吃辣椒可以增加人體陽氣，以燥濕清熱；冬天寒濕較甚，辣椒溫陽燥濕，對於健康十分有好處。因此，在這種環境下生活的人開始吃辣椒以保健養生。

現在的情況有了變化。我們不再居住於潮濕的土地上，而是住在高樓大廈裡。整座城市都被水泥密封起來，濕氣不再是致病因素。而且有了空調設備，寒濕之氣相對減少許多。在這樣的環境裡，還有必要吃辣椒嗎？

從中醫的角度，辣椒色紅，性熱，有小毒，入血分。具有燥血、動血、迫血三個特點。因此，凡是血症，包括各種出血（咳血、吐血、尿血、便血、鼻血）、月經過多、皮下瘀血等，都要忌食辣椒。辣椒性燥，所以體內有燥氣的人，如乾咳、皮膚乾燥、乾燥症候群等病，或秋天燥氣盛的時候，都不能過食辣椒。

肺喜潤而惡燥。所以，凡是肺系統的疾病，包括肺結核、肺炎、咳嗽、哮喘、氣管炎、鼻炎、肺腫瘤等，都要忌食辣椒。

中醫認為，汗血同源，精血同源。凡是汗多傷津或精傷之人，都不可吃辣椒。氣為血之帥，血為氣之母。氣虛會導致血澀、血瘀、血虛、血凝而不暢。此時不可過於耗血，而辣椒在忌口之列。

各種瘡瘍腫毒皆屬血病，應禁食辣椒，恐血動而病不易癒。如各種皮膚的瘡腫、痔瘡等。熱性病及各種皮膚病（如牛皮癬、皮炎、濕疹、蕁疹、皮膚脫屑），都要忌食辣椒。若食，恐生熱發毒，加重病情。

凡此種種，皆當忌食辣椒，但也不能以偏概全。辣椒溫陽作用極強，往往陰寒內盛之人，稍食辣椒可以溫通陽氣，周身舒泰。因為辣椒偏陽，亦傷陰血，因此，配合滋陰寒涼之類食物頗有好處。如肉類屬血肉有情之品，可以滋養陰精，配合辣椒，則滋而不膩，補而不滯。寒性食物搭配辣椒也可以祛寒、滋補。冬季天寒而潮濕，稍食辣椒頗有禦寒之功。人居於潮濕之地，或下雨太多而天氣極潮，這才正是吃辣椒的時候。

凡事有限度，不宜多食辣椒。因為辣椒入血分，走腸道，會刺激腸壁，加重腸的排泄負擔。許多人都有這樣的經驗，一次吃太多的辣椒，當時嘴上是爽了，但第二天的屁股可不爽，排出大便又熱又辣，十分痛苦。

辣的東西還有蔥白、大蒜、生薑，都可入藥。溫的東西有胡椒、花椒、肉桂、丁香、小茴香等，也都是藥材。但一直以來，極少用辣椒入藥，因為辣椒辣而不辛，其入血而動血，熱而有毒，太過溫燥。

（注意：以上所論辣椒是指尖而辣的那種，大而綠的水果辣椒不在此列。）

第十節　感冒的忌口

所謂忌口，專指病中的飲食禁忌。因為食物與藥物一樣，都具有偏性，所以生病服藥就要注意忌口，這樣才能好得快。

首先飲食要適量。感冒之後，往往食欲減退，發熱時更為突出。此時陽氣聚於太陽，奮起抗邪。相反，太陰的陽氣則顯不足，若硬是多進食，常會出現腹脹、腹痛等消化不良的表現，增加胃腸負擔，不利於機體集中力量抗禦外邪，有可能延緩感冒的痊癒，甚至加重病情。因此，感冒患者以少食為佳。

再者，感冒時應忌食。感冒初期。若是感受的風寒之邪，正服解表散寒藥時，則當禁食生冷、油膩之物，若是溫熱之邪，初期正在清解階段，亦當忌食生冷之物。一旦熱邪不去，導致壯熱，繼而口渴、煩躁、大便祕結，此時反需水果相助，可頻服梨汁、橘汁、西瓜汁、粳米湯、綠豆湯等，切忌過食生冷、油膩之品。

以上為原則問題。具體來說，感冒期間，避免進食或忌多食鴨肉、豬肉、羊肉、狗肉、甲魚、蚌、醋、柿、豆腐等食品。因為感冒是外感之病，治療應以疏散解表為主。而鴨肉性質偏涼、滋膩蜜滯，容易滑腸斂邪；豬肉肥膩，助濕生痰，動風蘊濕；羊肉甘溫助熱，偏於溫中暖下，且有斂邪之弊；狗肉亦性溫熱，容易助熱生火，故為熱證所忌；甲魚甘潤滋膩，有斂邪之弊；蚌，又名河蚌，性質寒泄，有滋陰涼潤之力，多食有礙表邪疏散；醋，味酸收斂，食後容易滯氣留寇；柿子性質寒澀而斂滯，多食容易斂邪；豆腐引邪入裡，易致邪不易祛出。所以，上述食物均為感冒的忌口，誤食或多食往往不利於外邪疏散，有時甚至會加重病情，需要特別注意。

第八章 服藥注意事項

我們日常的飲食都有五行不同屬性，嚴格來說，也都是藥。如綠豆性涼，生薑性溫，香蕉性寒，茴香性熱，哪一種不是日常所食用？所以，服藥時就要注意勿犯禁忌。若藥食相合，則相得益彰；藥食相剋，則前功盡棄，甚至病情惡化。

第一節　煎藥服藥的學問與方法

中藥湯劑品質的優劣直接關係到臨床的治療效果，因此為了提高湯劑的療效，煎藥服藥都有一定的講究。煎藥與服藥的方法掌握得好，可以幫助提高療效。反之，則可能影響中藥的效果。明朝醫藥學家李時珍說：「凡湯藥雖品物專精，修治如法，而煎煮者，魯莽造次，水火不良，火候失度，則藥亦無功。」清代醫學家徐靈胎也說：「煎藥之法最宜深講，藥之效與不效，全在於此。」為了提高湯劑的療效，必須重視中藥的煎煮。怎樣才能煎煮好中藥呢？有許多問題值得研究。

煎藥的火候

煎煮時要注意火候，未煮沸前可用猛火，水開後就要用小火，同時應注意加蓋煎煮，以防藥物中揮發性成分逸出。煎煮中藥的時間也因藥性而有所不同，如解表藥不能久煎，通常煮沸後十五分鐘即可；味厚滋養的補益藥，煎煮的時間宜長，煮沸後要再用文火煎煮一小時左右，以使藥中的有效成分溶於水中。另外，一些毒性較大的藥物經慢火久煎後，可以減低或消除其毒性，如附子、生半夏等，煎煮的時間也要稍長一些。藥煎好後要趁熱將藥汁濾出。

煎藥的方法

一、先煎

先煎的目的是為了增加藥物的溶解度，降低藥物的毒性，充分發揮療效。以下藥物需要先煎：

(1)礦石類。貝殼類、角甲類藥物，因質地堅硬，有效成分不易煎出，必須先煎。如生石膏、寒水石、赤石脂、磁石、紫石英、代赭石、海浮石、花蕊石、自然銅、牡蠣、石決明、珍珠母、海蛤殼、瓦楞子、龜板、鱉甲、穿山甲、龍骨、龍齒、鱉甲、水牛角等，打碎後先煎三十分鐘。

(2)有毒的藥物。如生川烏、生草烏、生附子等，至少先煎一小時；而製附片要先煎半小時。先煎、久煎能達到減毒或去毒的目的。烏頭類藥物，因含有烏頭鹼而有毒，久煎可使烏頭鹼分解為次烏頭鹼，進而分解為烏頭原鹼。其毒性只及原來的兩千分之一。附子久煎不僅能降低毒性，還能增強其強心作用。

(3)某些植物藥。如天竺黃、火麻仁，只有先煎才有效。石斛內含內酯類生物鹼，只有久煎的水解產物才起作用。

二、後下

後下的目的是為了減少揮發油的損耗，有效成分可免於分解破壞。以下藥物要後下：

(1)氣味芳香，含揮發油多的藥物。如薄荷、藿香、木香、豆蔻、砂仁、草豆蔻、檀香、降香、沉香、青蒿、玫瑰花等均應後下，一般在中藥湯劑煎好前約五至十分鐘入藥即可。細辛亦要後下，以煎煮時間不超過半小時為宜。

(2)不宜久煎的藥物。如鈎藤、杏仁、大黃、番瀉葉等，應後下。鈎藤含鈎藤鹼，煎二十分鐘以上，其降壓成分會被破壞。杏仁含苦杏仁苷，久煎能水解一部分，產生氫氨酸而隨水蒸氣逸散，減弱止咳作用。對於炮製不透的杏仁，由於酶的作用，水解得更迅速。大黃取其瀉下作用，因大黃苷瀉下效果比苷元強，故不宜久煎。一般在煎好前十至十五分鐘入煎。

三、包煎

以下藥物類宜用包煎。

(1)花粉類藥物，如各種花粉、蒲黃；藥物細粉，如六一散、黛蛤散等均應包煎。這些藥物雖體積小，但總表面積大，顆粒的流水性強，表面張力大，水不充分接觸而浮於水面，故須用紗布包好與其他藥物入砂鍋中同煎。

(2)含澱粉、黏液質較多的藥物，如秫米、浮小麥、車前子，在煎煮過程中易黏鍋糊化、焦化，故須包煎。

(3)有絨毛的藥物，如旋覆花等，採取包煎以免因絨毛脫落混入湯液中刺激咽喉，引起咳嗽。

(4)醫生設計的藥粉（數種中藥共研的粉末）需要包煎。

四、烊化沖入

對於膠類或糖類，黏性大，如阿膠、龜板膠、鹿角膠、龜鹿二仙膠、雞血藤膠、蜂蜜、飴糖等，宜加適量開水溶化後，沖入湯液中或入湯液中烊化服用。若混煎，會導致藥液的黏性大，影響其他成分的溶出，膠亦受一定損失。

五、煎湯代水

體積龐大吸水量較大的藥物，如絲瓜絡、灶心土、金錢草、糯稻根等，宜先與水煎煮，將所得的藥汁去渣後再煎他藥。

六、溶化

如芒硝、玄明粉等亦可溶化沖入湯劑中應用。

七、另煎後兌入

貴重藥物，如人參、西洋參、鹿茸等，均可以另煎，其汁液兌入煎好的湯劑中服用。

八、生汁兌入

鮮生地汁、生藕節、梨汁、韭菜汁、薑汁、白茅根汁、竹瀝等不宜入煎，可兌入煮好的湯劑中服用。

九、合藥沖服

某些貴重藥物有效成分不在水中溶解，或加熱後某些有效成分易分解，如人參粉、牛黃粉、羚羊粉、三七粉、麝香粉、全蝎粉、肉桂粉、甘遂粉等，將藥末合於已煎好的煎劑中，攪拌後服。

十、去渣加蜜煎

為便於患者服用，監製藥物的毒性，延長藥物的療效，常用去渣加蜜煎。個別患者服用烏頭藥物出現胃中不適的副作用時，用去渣加蜜煎的方法，常能消除。

十一、自備中藥

為方便患者便宜購藥，也便於應用一些鮮品中藥，有時醫生會要求患者自備一些中藥。如生薑（老薑，而不用嫩薑）切片入煎。大蔥白，去菜市場或超市購買北方大蔥，去綠葉部分，保留根鬚入煎，可入脾胃，溫中散寒，止嘔化痰。大棗，一般取紅棗，肥大者良，用刀切開入煎，可健運脾氣，與生薑配伍調和營衛。蜂蜜，有時與附子一起直接入煎，既可解附子之毒，又可緩急止痛，還可溫運脾胃。血餘炭，可取自己的頭髮用火燒焦，研成粉末，沖服，不入煎，可止血。另外還可能用到鮮品草藥，如大薊、小薊、夜交藤、白茅根、蒲公英等，都可先用清水洗淨後入煎。鮮品中藥用量多大於乾品用量。

煎藥器具

鐵鍋、銅鍋、錫鍋不宜煎煮中藥，鋁鍋、瓷杯、燒杯、砂鍋及不鏽鋼鍋可依不同情況選擇使用。

目前應用得最廣泛的中藥煎煮器，是性質穩定、價格低廉的陶器砂鍋。因陶器砂鍋煎藥能避免在煎煮過程與藥物發生化學變化。陶器砂鍋煎出的湯劑品質好，砂鍋傳熱性均勻、緩和、價格低廉，自古沿用至今。

用鐵鍋煎藥，雖傳熱快，但其化學性質不穩定，易氧化，並在煎煮時與中藥所含多種成分發生化學反應，如與鞣質生成鞣酸鐵，使湯液的色澤加深，與黃酮成分生成難溶性絡合物，與有機酸生成鹽類等，均影響中藥療效。實踐證明，採用鐵鍋煎熬的湯液色澤不佳，如訶子、蘇木、地榆等所含的酚羥基化合物易與鐵起化學變化，產生深紫色、墨綠或黑色沉澱。有的經過長時間的煎煮，給藥液帶入鐵鏽味，甚至引起患者噁心和嘔吐。

銅器和錫鍋均可煎出微量的銅及錫離子。用銅、錫器具煎藥時將發生的化學反應尚難估計，因此不宜採用。

現在一般以不鏽鋼鍋煎藥，非常方便實用。而且傳熱較快、省燃料。若是用柴火煮藥，則砂鍋更方便使用。

煎藥用火

傳統是用柴火煮藥的，但現代都市沒有這個條件，變通為用電或天然氣也可以。現在發明許多用電的煎藥器具，十分方便實用，也可以節省煎藥的工夫，可以採用。

煎藥的加熱方式，要求是從下而上自然加熱。所以禁用微波爐煮藥。這種加熱方式不是自然界固有的，會導致中藥的生物活性成分遭受破壞。包括藥液的加熱溫服，也不能用微波爐。其實，平時生活中大家最好少用微波爐。一則微波對人是不是健康暫時還不知道；二則這種加熱方式破壞食物的活性成分，食物只剩塞飽肚子的作用而已；三則微波加熱的食物含燥性，易產生內燥，動火傷氣，不利健康。

煎藥溶媒

煎藥常用的溶媒主要是水，其次是酒和醋。

一、水

價廉易得，可溶解中藥材的生物鹼類、糖苷類、有機酸、鞣質、蛋白質、糖類、多糖類（果膠、黏液質、蔗糖、澱粉等）和無機鹽等。水對中藥材的細胞穿透力強，是煎煮中藥的常用溶媒。漢代張仲景選擇的煎藥用水主要有泉水（即山泉之水，取其下熱利尿，使熱從小便排出的功效，如百合知母湯用泉水煎煮）、井花水（即早晨第一次汲取的井泉水，中醫認為此水味甘平無毒，有安神、鎮靜、清熱、助陰等作用）、甘瀾水（即揚灑千遍的水，中醫認為此水具有輕揚之性，可引藥上行）、漿水（即用包菜或芹菜等蔬菜作原料，在沸水裡汆燙後，加酵母發酵而成的水液，中醫認為此水甘酸、微溫，有調中引氣，開胃止渴，解煩去睡，調理臟腑，利小便的功效）。

李時珍選擇雨水作為煎藥用水，宜煎發散及補中益氣之藥。連陰雨水，宜煎去脾胃濕邪的藥物。露水，宜煎潤肺的藥物。臘雪，冬天所下的雪謂臘雪，臘雪水是指冬天的雪水，宜煎治傷寒、被火燙傷的藥物。李時珍所用的為天然蒸餾水，比普通的泉水、河水、井水的硬度小，更純淨，能減少對藥物有效成分的影響。

但要注意，忌用熱水煎煮中藥。若直接用熱水煎煮，中藥表層的澱粉、蛋白質等成分突然受熱而糊化或凝固，妨礙澱粉、蛋白質本身的浸出，也阻礙中藥材內部其他有效成分的浸出。

都市的生活用水，多是自來水，既非天水類（雨霧雪水）亦非地水類（江湖河水），而是經過化學處理的水。為了消毒，自來水必然含有餘氯，而水質較差的地區，餘氯含量更大。氯是較強的氧化劑，同許多有機物可發生氧化作用。涼開水經煮沸，餘氯已揮發，就避免了餘氯對有效成分的破壞。同時，在水的加熱過程，生水中鈣和鎂的重碳酸鹽分解沉澱，降低了水中鈣、鎂離子的含量，從而減少藥材中有效成分與鈣鎂離子結合沉澱的機會，使藥汁中有效成分濃度提高。所以煎煮中藥以涼開水為好。

二、酒

酒為許多中草藥的優良溶媒，可製成各色各樣之酊劑。酒有溫通經絡、調和氣血的作用，故治風濕骨痛的藥大多數做成藥酒。某些中草藥的有效成分易在酒中提取。如將抗皮膚真菌的中藥酒、醋和水浸液進行實驗，黃連、沒藥、白芍、白頭翁等的酒浸或水浸液均有較強的抗菌作用。

三、醋

醋收斂清熱，可促使動物藥的鈣磷成分易於溶解，又能促進人的食欲。如黃耆芍藥桂枝苦酒湯，用醋煎煮，能加強該方清營中鬱熱的作用。動物藥如龜板、鱉甲用醋炮製後，就容易將其內含的有效成分煎出。某些因胃酸缺乏的消化不良患者，在相應的方藥內加用稀釋的醋煎煮，就可提高臨床療效。但除非醫生處方用醋，患者生病服中藥時，不要自己服醋，且要忌醋。

煎煮次數

一般以煎煮兩次為宜。

煎藥是藥物中成分溶出的過程，因為生藥浸入水溶液後，藥物本身吸收了一部分水，藥物中所含的生物鹼鹽類、糖苷類、有機酸及有機酸鹽類、糖類、鞣質、蛋白質、色素、酶類等多種成分幾乎都溶於水中，樹脂與脂肪油雖不溶於水，但與其他成分一起，亦能部分溶解，因此造成藥材內外濃度差，有效成分從組織內向外滲出，當藥材內外濃度相等，即處於平衡狀態時，溶出停止。因溶出是一個動態平衡，若生藥內部有效成分與其中浸液的比值，等於生藥外部有效成分與外部浸液的比值，此時藥物成分就不能全部溶出，必須濾去藥液再加入溶媒水，使其重新建立濃度差，只有這樣才有利於藥材的成分繼續溶出。

實驗證明，湯劑煎煮兩次能煎出所含成分的八〇至九〇％，故一服藥需要煎煮兩次或三次最好。但治療小兒病的藥方及感冒藥方，一般只煎一次即可，這樣藥力猛而收效亦快。

煎煮時間

應依藥物和疾病的性質、有效成分溶出的難易和用藥情況而定。一般來講，頭煎以沸騰開始計算需二十至二十五分鐘，二煎十五至二十分鐘。解表藥頭煎煮十至十五分鐘，二煎煮十分鐘。滋補藥頭煎煮六十至九十分鐘，二煎煮三十至六十分鐘，有先煎藥需先煎三十分鐘，後下藥應在最後五至十分鐘入鍋。補陽藥頭煎煮九十至一百二十分鐘，二煎煮六十至九十分鐘。

煎前冷水泡藥

煎煮前應將藥物浸泡濕潤，因為植物性中藥多數為乾品，有一定的體積、厚度。煎煮前用冷水在室溫下浸泡，目的是使中藥濕潤變軟，細胞膨脹，使有效成分首先溶解在藥材組織中，產生滲透壓，有效成分便滲透擴散到藥材組織細胞外部的水中。同時可在加熱煎煮時避免藥材組織所含的蛋白質凝固，澱粉糊化，使有效成分不易滲出。

浸泡時間要依藥材性質而定，一般對藥、葉、莖等類藥材為主的複方藥劑，可浸泡二十至三十分鐘，以根、根莖、種子、果實等類為主的藥材，可浸泡六十分鐘。但浸泡時間不宜過久，以免引起藥物酶解和黴敗。

煎藥加水量

煎藥的加水量是一個很重要的問題，水量多少，直接影響湯劑的品質。藥多水少，會造成「煮不透，煎不盡」。有效成分浸出不完全，稍一蒸發藥汁即乾涸，藥物有效成分可因局部高熱而被破壞；藥少水多，雖能增加有效成分的溶出量，但湯藥液量過大，不宜病人服用。

中藥材質地不同，其吸水量有顯著差別，一般為藥物重量的五至十倍，個別的如膨大海可達二十倍，因此，煎藥用水量，要依藥物的用量及質地而定。重量相同的藥物，質地輕鬆其容積必大，吸水量多；質地堅實，其容積必小，吸水量亦少。煎煮花、葉、全草及其質地輕鬆的藥物，其用水量大於一般用水量。煎煮礦物、貝殼及其他質地堅實的藥物，其用水量應小於一般用水量。

傳統經驗，將飲片置煎鍋內，加水至超過藥物表面三至五公分為度，第二次煎可超過藥渣表面一至兩公分。這是一種行之方便、亦易掌握的加水方法。

警惕假煮沸現象

煮沸是製備中藥湯劑的基本要求，而溫度達到一〇〇℃是煮沸的標準。但有的藥液在未達一〇〇℃時就開始「沸騰」了，這是因為藥物中所含化學成分在一定條件下所產生的一種理化現象。如皂苷等化學成分，在較低的溫度下，就能產生大量泡沫。湯劑中如配伍有紫菀、款冬花、遠志、沙參、田七、牛膝、甘草、桔梗等藥物，它們在煎煮過程中也易產生此種現象。判斷藥液真正煮沸的標準是溫度，而不是人們常識裡那種產生泡沫的表面現象。未煮沸的藥液，其藥物中的有效成分沒有完全浸出，在臨床上不能達到預期效果，而且會引起其他問題，因此在煎煮中應加以注意。

煎液量

煎液量應依每服總藥量而定。一般是煎液的量越多則煎出率越高。但藥液量受服用量所限，因此需要確定一個合理界限。從實驗數據確定，當煎液量為一：四時，兩次煎液可以得到七〇至八〇％的煎出率，如將此液量再濃縮成一：二時，即可便於患者服用。一般五碗水煎出一碗即可。補陽中藥可能需要更多的水，而解表中藥可少加水，稍煮即可。

湯劑煎得以後，應立即濾取藥汁，不宜久置鍋中，以防含膠質過多的藥液，遇冷產生膠凝，增加過濾困難，同時亦易酸敗。在濾取藥液時，可加壓過濾，盡量減少藥渣中殘留量，以保持療效。

煎液的保存

中藥煎好後，所煎藥液在一般條件下能保存多長的時間呢？通常溫度越高，腐敗越快，在氣溫較高的季節裡，室溫在二五℃以上，湯劑保存不應超過兩天期限，若採取冷藏條件，保存兩至四天無腐敗現象。不同方劑即使在同一條件下，其腐敗程度差異也較大，若藥液內含有澱粉、蛋白質、糖類等成分較多，則腐敗甚速。所以湯藥煎好後，在一天內服完為好。

服藥時間與方法

口服，是臨床使用中藥的主要給藥途徑。口服給藥的效果，除受到劑型因素的影響外，還與服藥的時間、服藥的多少及服藥的冷熱等方法有關。

清晨空腹時，因胃及十二指腸內均無食物，所服藥物可避免與食物混合，能迅速入腸中充分發揮藥效。峻下逐水藥晨起空腹時服用，不僅利於藥物迅速入腸發揮作用，且可避免晚間影響睡眠。

飯前，胃中亦空虛。驅蟲藥、攻下藥及其他治療胃腸道疾病的藥物，宜飯前服用。因飯前服用，有利於藥物的消化吸收，故多數藥都宜飯前服用。

飯後，胃中存有較多食物，藥物與食物混和，會減輕其對胃腸的刺激，故對胃腸道有刺激性的中藥宜飯後服。消食藥亦宜飯後及時服用，以利充分發揮藥效。應用附子的中藥，一般亦以飯後服用為好。無論飯前或飯後服，服藥與進食都應間隔一小時，以免影響藥物與食物的消化吸收與藥效的發揮。

此外，為了使藥物能充分發揮作用，有的藥還應在特定的時間服用：如安神藥用於治失眠，宜在睡前三十分鐘至一小時服藥；緩下劑亦宜睡前服用，以便翌日清晨排便；澀精止遺藥也應在睡前給藥；截瘧藥應在瘧疾發作前兩小時服藥；急性病則不拘時限。

瀉下藥宜空腹服，補陽藥宜飯後三十分鐘至一小時服。另外還可以依上中下三焦的不同病變服藥，如治上焦藥（橫膈以上）宜飯後服，治下焦藥（肚臍以下）宜飯前服，治中焦藥（脾胃）宜在兩頓飯中間服。

醫生也可能要求患者在某個特定時間服藥。如上午九點半服健脾中藥，晚上七點半服補腎中藥等。

服藥次數

中藥服法直接影響藥物療效，藥物在體內發揮作用必須達到有效血藥濃度。服藥合理可使體內保持均衡、持續穩定的血藥深度，有利於疾病的治療。

正確服法是：一劑中藥，頭煎、二煎兩次煎液混合後，再依病情分次服用，一天通常服兩至三次。病緩服兩次；病重、病急則隔四小時左右服藥一次，晝夜不停，使藥力持續，利於頓挫病勢。小孩服藥以小口頻服為好。小孩服藥後病情若有變化，應馬上停藥，先諮詢醫生。

按中藥的功能來說，一般解表藥一天服三次，滋補藥一天服兩次（早晚）。

另外，醫生可能會按時辰要求患者服藥，次數則不在以上所限。

服藥多少

病人每次服用量約在一五〇至三〇〇毫升之間，小孩酌減。

在應用發汗、瀉下等藥時，若藥力較強，要注意病人個體差異，以得汗、瀉下為度，適可而止，不必盡劑，以免汗下太過，損傷正氣。

嘔吐患者服藥宜小量頻服。小量，藥物對胃的刺激小，不致藥入即吐；頻服，才能確保服藥量。

服藥冷熱

臨床用藥時，服藥的冷熱應具體分析，區別對待。一般湯藥多宜溫服。如治寒證用熱藥，宜於熱服。特別是辛溫發汗解表藥用於外感風寒表實證，不僅藥宜熱服，服藥後需溫覆取汗。

至於治熱病所用寒藥，如熱在胃腸，患者欲冷飲者可涼服，如熱在其他臟腑，患者不欲冷飲者，寒藥仍以溫服為宜。另外，用從治法時，也有熱藥涼服，或涼藥熱服者。

急症亡陽時如服回陽藥，常出現格拒（藥入即吐），此時可以冷服。

此外，對於丸、散等固體藥劑。除特別規定外，一般都宜用溫開水送服。

第二節　服補陽藥生活禁忌

何為補陽藥？凡處方中含有製附片、製川烏、製草烏、生附子、生草烏、生川烏、乾薑、生薑、肉桂、桂枝、巴戟天、鹿角膠、肉蓯蓉、吳茱萸、花椒、高良薑、仙靈脾、仙茅、小茴香等即是。凡服此類處方，皆需注意以下幾點，以提高藥效，及早康復。

(1)服藥期間，絕對禁止房事。痊癒後，最好保持一個月一至兩次的頻率，尤其在冬三月。若服藥期間仍有房事者，服藥無效，且病情易反覆或惡化。因為腎是先天之本，主藏精。將人身比作樹，腎就是樹根。本來病屬腎陽不足，根本已經虧虛，服藥目的就是把根本扶起來。如果不知節精，則腎越虛而病至不起。

(2)三分治，七分養。諸病莫不如此。在服藥過程不得操勞過度、勞心煩神。按時的充足睡眠，以靜養心。白天可以適當運動，但不宜過於勞累。晚上十一點前一定要上床睡覺，養成習慣，配合治療，病情會很快康復，否則藥效必差或服藥無效。

(3)盡量避免多下水和接觸冷水。建議戴手套做家務。女性在月經期間更要注意保暖。冬季洗澡不要太勤，以三、五天一次為好，嚴禁冷水澡。洗澡時水要夠熱，洗的時間要夠長，讓全身皮膚發紅，當然最好再搓得皮膚暖和起來。女性患者最好不要在晚上七點以後洗頭，且確實以吹風機吹乾。女性在月經期間洗頭洗澡的頻率更要注意。建議患者冬季在臨睡前泡腳，以腳轉紅且熱為度，這有利於疾病的康復。

(4)現代醫學治療慢性病，要求病人長期服用西藥，這不是真正的治病。因此可在服用中藥的基礎上停服西藥。但需醫生指導，依服中藥的療程來控制。請勿盲目停用西藥。若突然停服降壓藥或降血糖藥，可能導致血壓、血糖升高，引起不適。但在服用中藥過程中，若出現血糖、血壓略見上升，那是治療反應，不應擔心害怕，當繼續服藥。

(5)使用荷爾蒙的患者，要在陽氣逐漸恢復的情況下慢慢減用荷爾蒙。另外，不可在服中藥時搭配大量服用各種維生素。

第三節　服中藥飲食禁忌

食物有陰陽五行屬性，其或益於康復，或不利於健康，因此需忌口。不忌口者效果必差。一般服中藥或針灸治療期間要忌生冷、辛辣、油膩、煎炸及發物。凡冰、香蕉、木瓜、芹菜、葡萄、綠豆、竹筍、酸菜、西瓜、空心菜、花生米、鯊魚、蝦、蟹、鴨肉、鰲、鴨蛋、母豬肉、牛肉、雞肉、辣椒、蠔、香油、芝麻、苦瓜等食物，經常吃的，可以照常吃，不經常吃的，在診療期間應請暫忌。在飲料方面，主要忌酒、咖啡、酒釀、茶等。服補陽藥的忌口尤為特別，以期得到更好的療效。

(1)服藥期間忌大寒大涼飲食，如冰啤酒、冰淇淋；夏天不得喝冷飲；絕對禁食剛從冰箱拿出來的食物；避免飲用綠茶、花茶、綠豆湯及市面上銷售的各種涼茶，但可飲烏龍茶、普洱茶及各種發酵類茶。一邊補陽、一邊消耗陽氣，得不償失。

(2)禁食醃製物，如榨菜、酸菜、豆腐乳、鹹蛋、鹹魚等。這都是陰寒性食物，影響中藥陽氣。

(3)禁食冷性肉類食品，如螃蟹、豬頭肉等。這些是陰寒的食物，與補陽藥相反。肉類可吃些豬肉、羊肉。另外，有患者在服藥期間因偶吃牛肉、牛奶而復發，需多注意。狗肉、牛肉、牛奶都是發物，且牛奶性寒。

(4)禁食酸菜等酸性食品。這些東西既是醃製物，又會瀉肝。

(5)忌食辣椒、燒烤、油煎炸、烘烤及油膩等食物。這些東西既影響消化功能，又是致癌之物。

(6)禁食生冷水果。除了龍眼、荔枝、芒果、無花果和榴槤外，其他水果多為寒性（尤其是西瓜、柿子、柚子、楊桃、香蕉），應盡量少吃。待病情好轉後，可適當吃些蘋果，宜切片後以熱水浸泡片刻再吃，且不可過多。水果性寒涼，會影響藥效。

⑺忌食各種海物、海鮮產品。鹹水中的東西，都是陰性的。特別是蠣子、蛤類，更是陰寒無比，有人食後腹瀉，就是因為傷了脾陽。

⑻淡水有鱗的魚類可以吃，如草魚、鰱魚等，但忌食鯽魚和鯉魚，這兩種魚是發物。禁食淡水無鱗的魚，如鯰魚、黃鱔等陰性食物。

⑼忌食帶翅膀的禽及鳥類，如雞、鴨、鴿、鵝等，特別是不能吃公雞肉。雞蛋可以少吃，但不能吃皮蛋。帶翅膀的東西都屬木，生風，會導致體內的肝風內動，公雞尤其要緊。蛋類也有此類生風的特點。皮蛋為醃製物，屬於陰寒性質。

⑽菌類也要少吃。生長於濕暗潮濕之處，必屬陰性食物。

⑾忌生食或未熟肉類，如生魚片、生海鮮、生泥螺、低於八成熟牛排、未熟白切肉、未熟羊肉、醉蝦、醉蟹、不熟的蝸牛或田螺、黃泥螺等。這些都會影響消化功能，且多含陰性毒素。

⑿避免飲酒。既傷肝又致膽火上炎。且酒可助濕，膠著黏滯，影響人體元氣運行。

⒀避免食用以下食物：綠豆、海帶、豆腐、豆花、蓮藕、芥菜、野菜、胡蘿蔔、涼薯、扁豆、南瓜、蒟蒻、花椰菜等。這些多屬涼性食物。蔬菜要吃自然的才健康。而且要選用當季、當地、溫性的。反季非本地寒涼性質的也不可多吃。

⒁服補陽中藥之前忌甜食，如豆沙餅、小餅乾、各種麵餅等。其他諸如含鹼麵食亦需禁用，否則將會中和扶陽藥的功效。

以上注意事項是服中藥期間要忌口的，若病情好轉或停藥或醫生有交代的另當別論。需長期服中藥，可適當視輕忌口，以防影響食欲。

有患者問：服藥期間能吃什麼？我認為可吃些清淡的素食。一方面清淡飲食不影響胃腸功能，既可養元氣，又維持藥液的吸收消化；另一方面素食能提供身體一個清靜無葷的環境，有益於病情康復。另外，素食還可以減少許多無謂的欲望，有益無害。

Yangyang：你給我開的藥方裡有15克製附片，合計煎了兩個半小時，喝時還嘴麻，藥也實在難以下嚥，我只好一口氣喝完馬上漱口。

醫者佛：附子的加工工藝不同，其保存的有效成分與毒性亦不同。藥太麻口，就加蜜，再覺得麻，就入鍋加點水，再煎煮一會兒，以不太麻口為度。

上弦月：我看有些中醫的網站上說給脾虛的小孩煎中藥不能加蜂蜜，改用白糖或冰糖，這是否正確？還有加冰糖、紅糖是不是也要看藥來選擇，如果是，應該怎麼對應呢？

醫者佛：我認為可以加蜂蜜，當然，用冰糖更好。一般方子都可加糖、加蜜，沒有嚴格的要求。但有大蔥的方子千萬別加蜜，否則會引起中毒。

結語　學習中醫的祕訣

學醫之道，貴能有所自得。欲求自得，必先有所悟。悟而生智，從此中醫醫理一通百通。試看當前國內中醫界，有終身學醫而不悟者，則一生行醫，渾渾噩噩，一直沒有明白醫理。如此看病，療效必差，更不要談對於中醫的信心了。此輩學醫，誤人誤己，虛度一生，良可悲哉。

要之，要通醫理，必先有所悟。而自悟之道，源自讀書。中醫是一門傳統學問，非讀書不能得其真諦。因此，想學好中醫，先要下工夫去讀書。學問是沒有速成的。學醫亦如此，非熟讀強記，精思體悟不能得其真意。又非轉益多師，切問近思，無以收功。或問學醫有何祕訣？我認為，學醫只有兩個祕訣，一個是工夫，一個是智悟，除此之外，別無良法妙方。

切實的工夫

天下事沒有不需要下工夫而能成功的，學醫亦如此。記得有一句荀子談勸學的話：「駑馬十駕，功在不捨。」意思是說，若別人能一天做到，我就花十天的工夫，別人需要十天，我就用百天的努力。若真能堅持，即使是笨人也能達到學問的極致。要學醫，就要做大醫，而做大醫有如一件工程，需要嚴謹的態度和堅持不懈的意志。以下有三個步驟可循，學醫之人若能依此循序漸進，自然能有所成。

一、積累醫學知識與經驗

每個人初學醫時都要學會積累，只有日積月累，才能聚少成多，積薄成厚。中醫知識包羅萬象，既有天文地理方面的知識，也有人情世故的學問，更有星算諸子的學說，還包括內外婦兒針灸各科經驗，這些都需要慢慢地掌握。因此，不積無以廣大，不學無以成醫，每天都要學一點兒，堅持不懈，積累自多。孔子說：「日知其所亡，月無忘其所能」、「溫故而知新」，都是積累學問的基本法門。

積累的過程是一個博學的過程，也是一個痛苦的過程，尤其是對於初學醫的人來說。望著如山的知識、成堆的醫書，恐怕有畏難的感覺。天下的病並不好治，也並非每個學醫的人都能治好大病重病，想當大醫，想掌握生死人肉白骨的本事，就得有定力、有信心，不急不躁，不矜不伐，持之以恆，必有所獲。凡是大醫，都是在一天一天的積累過程中堅持下來的。每位歷史上的名醫，沒有誰不經過此積累的階段。所謂「寶劍鋒從磨礪出，梅花香自苦寒來」，就是指這個階段的積累是成功的基礎。

二、循序漸進

中醫知識浩如煙海，非循序漸進不可。要積累哪些知識呢？我認為首先是先秦四書五經及諸子百家的學說，這是中國古代文化的基礎，也是中醫的基礎。陰陽五行臟腑經絡就是在這個基礎之上發展起來的，醫德與氣質也是這個文化之上建立起來的，這是學醫的首要路徑，捨此別無他途。所謂「秀才學醫，籠中捉雞」，就是真實的寫照。在文化背景上再進一步鑽研醫理醫法，古今兩千年來有成百上千的醫書，約之先讀《黃帝內經》、《傷寒論》、《難經》、《金匱要略》及《神農本草經》等經典以求本，再讀明清諸家以明其源流即可。另外，還包括西醫及易理術數、文化歷史等，都需要涉獵。這樣由點而面，由易入難，由今及古，由約而博，漸而入醫道之門。總之，沉於斯術，浸之越久，積累越多，將來的成就也將越大。

中醫的學習過程一般先基礎後臨床，先簡後繁，先易後難。先學中醫基礎理論時，要完全搞通，方可學中醫診斷學及中藥學。對於每一本書來說，要先掌握每一章的精義，漸而到下一章。就是說，要有一定的順序，量力而學，堅持不懈。前面的沒有學好，就不要急著學後面的。一本書沒有掌握好，就不要急著學下一本。這樣層次清楚，一步一步，漸而匯通，亦不會學得亂七八糟，漫無邊際。

三、熟而生巧

學醫需要精熟，走馬觀花式的學習，或浮光掠影式的讀書，不可能學到中醫精華的。若守不住「精熟」這兩個字，即使泛覽千卷，才一掩卷，便茫然無所得。因此，唯有精熟方能通其意旨，得其義理，悟其巧妙。所以古人學醫，無不注重精讀熟記，誠如蘇東坡所說：「故書不厭百回讀，熟讀深思子自知。」

讀醫書不是看小說，需要反覆琢磨。特別是讀《黃帝內經》，讀一遍有一遍的體會，讀十遍時的體會與讀一遍一定有不同，及至讀百遍，又必然會有新的體會。我大學的一位老師說過，《黃帝內經》要一年讀一遍，臨床做到老，就要讀到老。因為隨著臨床進步，每讀一遍都有新的體會。我相信此言，臨床之餘，讀書不怠，的確深有所感。

醫理之精熟不僅是背誦而已，還要經常沉潛體味，反覆熟演。使古代名醫的話就像是自己說出來的一樣，即使是恍然夢寐之中，亦會自然流出，這樣才叫真正的精熟。其實真正需要如此精熟的中醫經典也不在多少，以樹立中醫根基的經典為主，數十百段《黃帝內經》及《傷寒論》即可。到了這個境界，涵誦熟久，人書合一，習與性成，自然為我所用，則臨床上應用無窮，受益匪淺，辨證處方如有神助。

學醫說容易也並不容易，要成大醫，必須切切實實地下工夫。若真能做到以上三條，算是入了醫之門，否則，難免根基不牢，流於濫疏。至於有些人拿著幾個所謂的祖傳方子當成寶貝，或大學一畢業就忙於吃喝玩樂，而不思讀書學習，根本是醫之蠹蟲，斯輩何足談醫。

疑而生悟

讀書僅僅是學習中醫的第一步，其目的在於對於醫理的自悟。自悟的感覺就像是擊石出火，豁然貫通，頓悟無餘，理事無礙，明體達用。到了這個境界，才算是有所收穫。這種收穫不是學到了知識，是真正的醫我融為一體。因此，前面下了這麼多的工夫，要有悟才算是有收穫。否則，這些工夫還是在量變的階段，醫術終究隔了一層。

自悟是自己的感覺，不是老師教的。正如前賢論做學問一樣，其「悟入之法，恆在於片言之義，人所不經意之處，此則會心各有不同，父師不能以喻之子弟者也。」自悟也不是天生出來的，需要極深厚的功夫底子。只有下過苦功學醫的人，心中有所疑問、滯塞，才可能在某一時刻、某個機緣下頓悟，從此醫理貫通，而達到化境。而且頓悟有大有小，伴隨著大的頓悟的往往是數不清的小悟。這樣大大小小，反覆自悟，醫理於是越來越透徹，而臨證對病，心中澄清，醫理無礙，這種透徹的感覺用言語實在無法形容。要達此境界，亦有門徑可循。

一、提出問題

這是自悟的第一步，一定要有所疑問。醫者疑也。古人云：「凡事疑則思，而三思，是思愈屢易計愈工，醫猶是也。」小疑有小悟，大疑有大悟，不管大小，都需要先疑。疑則求，求則知，知而明，則疑釋籌高。存疑是破疑之本，必須用心讀書方能找到疑問。醫書精深，非淺嘗者所能體會。若只是粗略翻一翻醫書，一目十行，不務精思，根本找不到疑問。疾病複雜，千變萬化，醫理亦變化萬千，左右逢源。兩千年來醫書各有所述，各有所旨，讀後怎能無疑。若真無疑，是根本沒有理會得到，是不用心的表現。

歷史上每一位醫家都有其醫學思想，而且各有傳承，各有不同。是不是每位醫家的每條醫理都正確呢？我認為讀醫書當學會思考，不輕易相信任何人。讀書時認真思辨，考慮其所述理法方藥是否合理、有沒有確實的證據，這樣就會有問題，就是存疑。我的經驗，在初讀某某醫家著作時，先從有疑問的地方入手思考，再從沒有疑問的地方思考，這樣深入一層之後，自然對其醫學思想又有所理解。或能得其偏其失，或能得其理之所以然所未然，這都是領悟。

二、解決問題

自悟的第二步就是要解決疑問。光是存疑還不夠，還要能用心解決問題。疑貴在思，在求。因為問題有大有小，有難有易，因此解決問題的時間也有長短的不同。解決疑問的過程，就是促進自悟的過程。對於中醫問題來說，解決的方法，或者參合各家觀點，以窮其理證；或者臨床實驗，以證其真實；或者窮心深思，以明其旨歸。其實就是通過自己問難，促進思考。這種思考，必然伴隨著進步，越是思考，越是進步。大疑大進，小疑小進。

解決問題的過程往往是比較痛苦但也快樂的過程，心中因疑惑而存滯，極是想一通為快。但醫理往往比較複雜，並非一看即解。因此需要一段時間來解決，有時甚至要數年的時間。但心中存著疑問，不停地讀書臨證。隨著問題的逐漸解決，心中的鬱塞慢慢地透亮起來，這種感覺非沉迷於此中者不能體會。某一天豁然而解，即如醍醐灌頂，上下透徹，簡直就想手之舞之足之蹈之。其快樂如此也。所以古人有云：「熟讀而精靈自啟，思深而神鬼可通。」

三、疑而得悟

學醫的目的是心悟。悟就是豁然貫通的感覺，是對醫理了無凝滯，是臨證的清明曉徹。悟是自己的心悟，與他人無關。禪宗有「頓悟」之說，我認為與醫之自悟同出一轍。一旦心悟，一了百了，洞徹無餘。悟有大小、有淺深，隨著醫理困惑的不斷被解決，醫法圓通，領悟由此而生。幾經領悟之後，頓然明白，出現圓融明徹的頓悟境界。頓悟的境界看似不可思議，其實歷史上每一位臨床大家都無一不經過此境界。醫聖張仲景醫理通曉，自創六經辨證，必然是頓悟之人。即使如明清的醫家，醫學理論貫通無礙，亦需要數次的頓悟方能達此境界。

悟有門徑，必由疑而生悟。因此，疑問是覺悟之機樞。醫理深精，旁通百家，要成名醫，必要一番覺悟，方能得一番長進，否則別無他法。真正的名醫在其到達極高的境界前，往往需要數次大的頓悟。

我學醫十數年，總覺心中有所滯塞，未能徹底貫穿所學。隨著不停讀書、不停思考、不停臨證，漸而由疑而解，由惑而明，前幾年始能得一大悟，自覺心中明白，忽然貫通。此種舒服的感覺，直如黑夜中忽然見白天，上下左右光明一片。但悟後仍有所困惑，繼而再思考，再解惑，漸漸地又有所鬱塞，所以我正期待著再次的頓悟。

學醫必勤奮聰敏之人，亦需掌握方法。否則學醫十數年，不識門徑，荒廢經典，濫讀後世醫書，就如同膠柱鼓瑟，必然無功而返。此時縱使再是勤奮用功，亦有可能「死在句下」，一生無悟。師者之傳道授業解惑，於此顯得十分重要，必先通門徑方可。

總之，博學篤志，切問近思。學醫的人，先用點功夫在先秦諸子，必是有效的法門。然後，志於求醫，捨心忘己，切切實實下工夫，數年之後，因疑而悟，漸疑漸悟，漸悟漸進，自然能成一代名醫。再者，醫者操人生死之術，不可不謹慎，不得馬虎輕率，要之，先把性格磨礪得扎扎實實，再來學醫吧。學醫不比其他，得要嚴謹的態度，這又是在下工夫之外的要求。

後記

中華兩千餘年來，醫家世代相繼而古聖之絕學不廢，賴有前賢之書以承之者也。醫著充棟，莫可勝數，孰可得之全而讀之盡焉？且《黃帝內經》之始，實賅群言，為醫之祖。後世仲景繼而發揚之，《傷寒論》一出，則方乃大備，直如日月在天而後世莫不景仰而繼之也。再之後，醫學源流雜亂紛承，方書眾多，注家或亂注經旨，或偶得一義，皆未能盡傳仲景餘蘊。要之，千餘年來，總以孫思邈得其真趣，而能超乎古今，餘者，多取末義也。

吾輩學醫者，苟能從《經》而下，溯《論》而學，庶幾能得醫之真諦。或直從後世諸書入手，則往往荒廢時光而得之者少哉，何如能通醫經大義？故余曰：學仲景者，先難而後易也。學後世者，先易而後難也。其志於漸趨醫之聖道者，非從經典而不可得也。而執著於後世諸方，欲登至境，終是竹籃打水，徒興望月之歎，其可悲也哉。

然或詰之曰：既如此，何為而作此數方以迷茫來者焉？余答曰：非也，余意尚不在此。夫醫書方藥，如汗牛充棟，繁如群星，有一病而列數十萬者，有一方而治數病者，學者苟無醫學根底，按而用之，反多貽誤也。余此數方，只為臨證方便而設，非以之代替辨證論治之精髓也。且醫有所本，方有所出，藥有所效，皆需臨證思之，豈可因其方藥而廢其理法者乎？若執於余之數方，則是緒余之輩，必不能為大醫也。既如此，何必為醫者哉！

余意，凡為醫者，當捨卻身家之趣向，只為生民計而進取也。苟不能盡心盡意於斯道，執數方以求良效，則其味於斯道遠兮，此輩何足與談醫也哉。

余之志向在醫之至道，自知任重道遠，惶惶乎覺生命之短，其如毫髮燼於烈火，其如薄冰逝於太陽。故數載以來，荒疏人脈，不務雜學，竭盡心智，只為醫計。觀世人孜孜者但求名利，汲汲者謀求速成。往不見人事中通，來不見天祕周璇。怠於享樂，徒有其表，君火浮上，真精暗耗，焉有不普世皆上盛下衰之人乎？且更見其為醫者亦如此類，則醫道不昌，仁術淹沒，進不能申親情之義，退不能救貧賤之厄，中不能將養其壽，其可悲也哉。而眾生危疾因此而殆於此輩者，又何可勝數哉。

學醫之人，皆當細思仲景之序。奈何但見其文，不思其意，學仲景學，廢仲景意。醫者必當以大醫而自勉，不求技藝精湛如扁鵲仲景者，不可為醫，不求濟利蒼生但求錢財名聲者，醫中之賊也。但見斯輩執執於名利，慌慌於交遊，欲求醫術而心有不謙，想問聖道而德有不全。以此輩為人間司命，天下樹蔭，則生民之命亦殆乎殆哉。

故余曰：不為醫尚可，若真精心於醫道者，則當定心立志，視世欲如糞土，隔交遊比邪風。靜而數載以奠功基，學而有思以廣經義，不可只務速成，不可只求名利，不可只羨小術，皆如捨本求末也。當兢兢業業，精勤不倦，執於醫道，旁通善功。餘數年用心，庶幾乎得無憾斯言也。

天以道以化分陰陽，地以德以承類萬物，吾輩學醫者，當究心於天地之道德，讀古聖諸賢達者著作醫書之意，稟陰陽水火五行生成之數，法日月星辰運氣變化之情，脈萬物生靈氣血上下之變，則瞬息萬動，一塵宇宙，心有定見而智慧自見。以此為醫，精微分別而術在其中矣。

故如吾輩者，求醫之士，有造詣，有內涵，有修養，有立場，善於思考而不想當然，精於判斷而不盲從；胸中有天地，心底承乾坤。其心也靜，如鏡之靜；其意者高，如日之高。如此立身於醫林，蓋斯世之福也哉。

願與同道互勉之。

董洪濤於南嶺左江之畔，時戊子歲在季春

國家圖書館出版品預行編目

選擇中醫 / 董洪濤著 . -- 初版 . -- 臺北市 : 積木文化出版 : 家庭傳媒城邦分公司發行 , 民 101.06
面 ; 公分

ISBN 978-986-6595-75-2(平裝)

1. 中醫

413 101007889

選擇中醫【對生命與健康的深入觀察】

作　　者／董洪濤
特約編輯／吳佩霜
副 主 編／洪淑暖

發 行 人／凃玉雲
總 編 輯／王秀婷
版　　權／徐昉驊
行銷業務／黃明雪、林佳穎

出　　版／積木文化
台北市104中山區民生東路二段141號5樓
電話：(02)25007696　傳真：(02)25001953
官方部落格：http://www.cubepress.com.tw
讀者服務信箱：service_cube@hmg.com.tw
發　　行／英屬蓋曼群島商家庭傳媒股份有限公司
城邦分公司　台北市民生東路二段141號11樓
讀者服務專線：(02)25007718-9　24小時傳真專線：(02)25001990-1
服務時間：週一至週五上午09:30-12:00、下午13:30-17:00
郵撥：19863813　戶名：書虫股份有限公司
網址：城邦讀書花園　www.cite.com.tw
香港發行所／城邦（香港）出版集團有限公司
香港灣仔駱克道193號東超商業中心1樓
電話：852-25086231　傳真：852-25789337　電子信箱：hkcite@biznetvigator.com
馬新發行所／城邦（馬新）出版集團
Cite (M) Sdn Bhd
41, Jalan Radin Anum, Bandar Baru Sri Petaling,
57000 Kuala Lumpur, Malaysia.
電話：(603) 90578822　傳真：(603) 90576622

封面設計／許瑞玲
內頁排版／優克居有限公司
數位印刷／凱林彩印股份有限公司

城邦讀書花園
www.cite.com.tw

2012年6月5日　初版一刷
2022年3月25日　初版四刷（數位印刷版）
售　　價／360元
ISBN 978-986-6595-75-2（紙本／電子版）

Printed in Taiwan.